D1683831

Traditionelle Chinesische Innere Medizin

Traditionelle Chinesische Innere Medizin

Chinesische Arzneimitteltherapie und Akupunktur
bei internistischen Krankheitsbildern

von
Xie Zhufan und Liao Jiazhen

Übersetzung aus dem Englischen
von Stefan Hager

Verlag für Ganzheitliche Medizin Dr. Erich Wühr GmbH
Kötzting / Bayer. Wald

Die Deutsche Bibliothek - CIP-Einheitsaufnahme

Xie, Zhufan:
Traditionelle chinesische innere Medizin : chinesische Arzneimitteltherapie und Akupunktur bei internistischen Krankheitsbildern / von Xie Zhufan und Liao Jiazhen. Übers. aus dem Engl. von Stefan Hager. - Kötzting / Bayer. Wald : Verl. für Ganzheitliche Medizin Wühr, 1996
ISBN 3-927344-08-7
NE: Liao, Jiazhen:

Haftung: Sämtliche Angaben in diesem Buch sind nach bestem wissenschaftlichen Können der Autoren gemacht. Eine Gewähr übernehmen der Verlag und die Autoren nicht, insbesondere die Behandlung betreffend. Es bleibt in der alleinigen Verantwortung des Lesers, diese Angaben einer eigenen Prüfung zu unterziehen. Wenn er die Methoden, die in diesem Buch beschrieben sind, an Patienten anwenden will, so tut er dies auf eigene Verantwortung und Haftung.

ISBN 3-927344-08-7

© der deutschsprachigen Ausgabe
1996 Verlag für Ganzheitliche Medizin Dr. Erich Wühr GmbH
D-93444 Kötzting / Bayer. Wald

© der englischsprachigen Ausgabe
1993 Foreign Languages Press, Beijing

Alle Rechte vorbehalten, insbesondere die des Nachdrucks und der Übersetzung. Ohne schriftliche Genehmigung des Verlages ist es auch nicht gestattet, dieses urheberrechtlich geschützte Werk oder Teile daraus in einem fotomechanischen oder sonstigen Reproduktionsverfahren zu vervielfältigen und zu verbreiten.

Layout und Satz: Satz & Grafik Ritter, D-92711 Parkstein

Druck: Spintler Druck und Verlag GmbH, D-92637 Weiden

INHALTSVERZEICHNIS

Teil 1

Kapitel 1	Die Theorie von Yin und Yang		9
Kapitel 2	Struktur und Funktionen des menschlichen Körpers		13
Kapitel 3	Materielle Basis der Lebensfunktionen des Körpers		21
Kapitel 4	Ätiologie und Pathogenese		25
Kapitel 5	Hauptkriterien der Differentialdiagnose der Syndrome		33
Kapitel 6	Diagnose und Behandlung entsprechend der pathologischen Veränderungen der inneren Organe (Zang-Fu)		39

Teil 2

Kapitel 7	Erkältungskrankheiten		75
Kapitel 8	Chronische Bronchitis		81
Kapitel 9	Bronchialasthma		89
Kapitel 10	Gastritis		97
Kapitel 11	Peptisches Ulkus		105
Kapitel 12	Cholezystitis und Cholelithiasis		113
Kapitel 13	Colitis ulcerosa		119
Kapitel 14	Akute Pankreatitis		123
Kapitel 15	Virus-Hepatitis		127
Kapitel 16	Aplastische Anämie		133
Kapitel 17	Leukämie		137
Kapitel 18	Idiopathische thrombozytopenische Purpura		141
Kapitel 19	Diabetes mellitus		145
Kapitel 20	Hyperthyreose		149
Kapitel 21	Krebs		153
Kapitel 22	Arterielle Hypertonie		163
Kapitel 23	Virus-Myokarditis		169
Kapitel 24	Koronare Herzkrankheit		173
Kapitel 25	Herzinsuffizienz		177
Kapitel 26	Schock		185
Kapitel 27	Primäre Glomerulopathien		193
Kapitel 28	Chronische Niereninsuffizienz		209
Kapitel 29	Harnwegsinfektionen		215
Anhang	Ausgewählte Rezepturen und Fertigarzneien		219

Teil 1

Kapitel 1

Die Theorie von Yin und Yang

Yin und Yang waren und sind zwei topographische Begriffe, die angewandt werden, um die schattige sowie die sonnige Seite eines Hügels zu beschreiben. Dies kann durch die Beschreibung der chinesischen Schriftzeichen 陰 (Yin) und 陽 (Yang) in der modernen Schrift oder 陰 (Yin) und 陽 (Yang) im alten kalligraphischen Stil, der noch heute auf Siegeln angewandt wird, illustriert werden. Sowohl 阝 als auch 阜 bezeichnen einen Berg; 日 oder ☉ sind Symbole für die Sonne, während 云 oder 丂 Piktogramme für eine Wolke sind. 昜 ist zusammengesetzt aus dem Horizont und dem Sonnenschein 勿. 僉 ist ein phonetisches Symbol, das den Klang von „Yin" anzeigt. Auf diese Weise ist es nicht schwer, die ursprüngliche Bedeutung dieser zwei Schriftzeichen zu verstehen.

Da alles unter der Sonne zwei Seiten hat, eine sonnige und eine schattige, können durch Erweiterung der Bedeutung von Yin und Yang die zwei Gegensätze eines Objekts oder eines Phänomens beschrieben werden. Die Theorie von Yin und Yang der alten chinesischen Philosophie wurde angewandt, um Wandlungen in der Natur zu erklären. Entsprechend dieser Theorie enthalten alle Dinge und Phänomene im Universum zwei entgegengesetzte Aspekte, Yin und Yang, die in Gegensatz zueinander stehen und gleichzeitig voneinander abhängen. So repräsentiert diese Theorie das Gesetz der Einheit und der Gegensätze. In ihrer Beziehung zur Medizin kann ihr Hauptinhalt in den folgenden Punkten zusammengefaßt werden.

I. Der Gegensatz von Yin und Yang

Als erstes bezeichnen Yin und Yang die grundlegenden Eigenschaften zweier Gegensätze. Die häufigsten Anwendungen von Yin und Yang in ihrer Anwendung auf die Traditionelle Chinesische Medizin (TCM) sind in Tabelle 1 aufgeführt.

Tabelle 1: Klassifizierung der Eigenschaften von Objekten oder Phänomenen entsprechend der Yin-Yang-Theorie

	Yin	Yang
Raum	innen-unten	außen-oben
Masse-Energie	substantiell	funktionell
Gewicht	schwer	leicht
Temperatur	kühl oder kalt	warm oder heiß
Helligkeit	dunkel	hell
Zustand	ruhig, absteigend, gehemmt	bewegt, aufsteigend, erregt
Geschwindigkeit	langsam	schnell

Zum Beispiel werden die Energieleitbahnen, die medial an den Extremitäten verlaufen, Yin-Meridiane genannt, während die an den Extremitäten lateral laufenden Energieleitbahnen Yang-Meridiane genannt werden. Unter den pathogenen Faktoren sind Kälte und Nässe dem Yin zugeordnet, während Trockenheit und Hitze dem Yang zugeordnet werden. Eine dunkelgelbe Verfärbung der Haut und Augen, die chronisch voranschreitet und von Kälte-Symptomen begleitet ist, wird als Yin-Gelbsucht bezeichnet, während eine hellgelbe Haut und Augenverfärbung mit plötzlichem Beginn und Begleitung von Fieber und Hitze-Symptomen einer Yang-Gelbsucht entspricht.

Obwohl Yin und Yang einige Informationen über die Dinge geben, die sie beschreiben, handelt es sich um eine sehr allgemeine Zuordnung. Eine detailliertere Klassifizierung der pathogenen Faktoren wie Wind, Kälte, Nässe, Trockenheit, Hitze und Feuer ist für die klinische Anwendung geeigneter als die grobe Gruppierung in Yin- und Yang-Faktoren. Daher wird die Anwendung der Begriffe Yin und Yang als spezifische Zuordnung in diesem Buch soweit wie möglich vermieden. Unter den verschiedenen Gegensatzpaaren sind der strukturelle oder materielle Aspekt des menschlichen Körpers, der dem Yin zugeordnet ist, und der funktionelle Aspekt, der dem Yang zugeordnet ist, ein Gegensatzpaar, das in der Physiologie und Pathologie von höchster Bedeutung ist.

Ebenso wie in der englischen Sprache einige Adjektive als Subjektive angewandt werden können, können Yin und Yang in ähnlicher Weise verwendet werden. Wenn wir z. B. von Nieren-Yin sprechen, beziehen wir uns direkt auf die strukturellen Substanzen der Nieren, besonders die in den Nieren gespeicherte Essenz; und wenn wir vom Nieren-Yang sprechen, beziehen wir uns auf ihre Funktionen. Daher können die Begriffe Yin und Yang nicht vollständig durch andere Begriffe ersetzt werden. Sie werden daher in neueren Schriften der TCM sowie in diesem Buch häufig angewandt.

Diese Diskussion ist nur auf die Terminologie begrenzt. Als eine philosophische Theorie der Gegensätzlichkeit durchdringt das Konzept von Yin und Yang die gesamte TCM.

II. Gegenseitige Abhängigkeit von Yin und Yang

Obwohl Yin und Yang im Gegensatz zueinander stehen, sind sie auch voneinander abhängig.

Weder Yin noch Yang können isoliert existieren; ohne seinen gegensätzlichen Aspekt verliert jeder von beiden Begriffen die Bedingung seiner Existenz. Zum Beispiel gäbe es kein „Oben" ohne „Unten" – ohne „Helligkeit" gäbe es keine „Dunkelheit" – ohne „Bewegung" bestünde keine „Ruhe" – ohne „Erregung" gäbe es keine „Hemmung". Alle diese Gegensätze existieren nur zusammen wie die beiden Seiten einer Münze.

Die Anwendung der gegenseitigen Abhängigkeit von Yin und Yang in der Medizin kann in der Beziehung zwischen den Körpergrundsubstanzen (Yin) und den Körperfunktionen (Yang) beschrieben werden. Das Substantielle ist die Grundlage für die Funktion, während die Funktion eine Reflexion der Existenz des Substantiellen ist, so wie die bewegende Kraft für die Entstehung des Substantiellen. Nur bei ausreichender substantieller Grundlage können die Funktionen des menschlichen Körpers und seiner Teilsysteme intakt sein. Nur wenn die Funktionen der Teilsysteme intakt sind, können sie anhaltend Körpersubstanzen produzieren. Die Koordination und das harmonische Gleichgewicht zwischen Substanz und

Funktion, zwischen Yin und Yang, sind die lebenswichtige Garantie aller physiologischen Vorgänge.

Die gegenseitige Abhängigkeit von Yin und Yang wird auch angewandt, um pathologische Veränderungen zu beschreiben. Da Yin und Yang hinsichtlich ihrer Existenz voneinander abhängen, behindert eine Schädigung des Yin die Erzeugung des Yang, die Schädigung des Yang behindert die Erzeugung des Yin. Zum Beispiel kann eine anhaltende Schädigung der Verdauungsfunktion zu einer Unterernährung und Anämie führen – ein Yin-Mangel, der durch die Schädigung des Yang verursacht wird. Akuter ausgeprägter Blutverlust kann zu einer Verschlechterung der peripheren Durchblutung führen – Schädigung des Yang infolge von Yin-Mangel.

III. Das relative Zunehmen und Abnehmen von Yin und Yang

Die Gegensätze in allen Dingen und Phänomenen sind in ständiger Bewegung, das Wachstum in einem Bereich führt zur Abnahme im anderen Bereich. Das Fortschreiten eines Anteils ist gekennzeichnet durch Rückgang des anderen. Die Gegensätze erhalten durch dieses dynamische Gleichgewicht einen normalen Entwicklungsprozeß. In der Natur ist der Wechsel der Jahreszeiten das beste Beispiel: Vom Frühjahr zum Sommer wird das Wetter immer wärmer – Abnahme des Yin mit gleichzeitiger Zunahme des Yang; vom Herbst zum Winter wird das Wetter immer kälter – Abnahme des Yang mit gleichzeitiger Zunahme des Yin.

Dieses Konzept des Ab- und Zunehmens von Yin und Yang wird ebenso in der Medizin angewandt, um physiologische Abläufe und pathologische Veränderungen zu erklären. Man geht davon aus, daß das Leben eines Menschen ein physiologischer Prozeß anhaltender Bewegung und Wechsel ist, die sich in dem normalen Ab- und Zunehmen von Yin und Yang widerspiegeln. Zum Beispiel verbrauchen funktionelle Prozesse (Yang) nährende Körperflüssigkeiten (Ying) – Abnahme von Yin mit Zunahme von Yang. Die Bildung und Speicherung von nährenden Körperflüssigkeiten verbraucht funktionelle Energie – Zunahme von Yin durch Abnahme von Yang.

Unter normalen Bedingungen spielt sich das Ab- und Zunehmen von Yin und Yang in gewissen Grenzen ab, die das dynamische Gleichgewicht physiologischer Prozesse darstellen. Ist das relative Gleichgewicht von Yin und Yang aufgehoben, tritt Krankheit auf. Vier allgemeine Muster des Ungleichgewichts zwischen Yin und Yang dienen als grundlegende pathogene Mechanismen unterschiedlicher Erkrankungen. Es handelt sich dabei um

1) Yin-Fülle mit relativem Yang-Mangel;
2) Yang-Fülle mit relativem Yin-Mangel;
3) Yin-Mangel mit relativer Yang-Fülle;
4) Yang-Mangel mit relativer Yin-Fülle.

Andererseits gibt es auch Muster wie kombinierten Yin- und Yang-Mangel, kombinierte Yin- und Yang-Fülle und andere komplizierte Kombinationen.

Kapitel 2

Struktur und Funktionen des menschlichen Körpers

Bezüglich des Konzepts der Struktur des menschlichen Körpers unterscheidet sich die TCM, geformt durch Philosophie und eingeschränkt durch die historischen Bedingungen der Naturwissenschaften, deutlich vom Konzept der modernen Westlichen Medizin. Eines der hervorragendsten Kennzeichen der TCM-Theorie ist die Sichtweise des menschlichen Körpers als integrale Einheit. Alle Körperteile, einschließlich der Organe und Gewebe, werden in Bezug zum ganzen Körper und ihrer engen Beziehungen zueinander betrachtet. Jedoch werden individuelle Körperteile als krank definiert, insbesondere vom Standpunkt der modernen Anatomie. Diese Vorgehensweise macht die TCM zu einem einzigartigen System, das zeitweise phantastisch erscheint und sich immer einer leichten Verständlichkeit entzieht. Es ist zu bemerken, daß die Traditionelle Chinesische Medizin während ihrer langen historischen Entwicklung große Fortschritte gemacht hat, während bezüglich der Vorstellung von der Struktur des menschlichen Körpers nur geringe Modifikationen auftraten.

Tatsächlich bauen die meisten traditionellen Theorien und Prinzipien nicht auf der Anatomie, sondern auf funktionellen Wirkungen physiologischer und pathologischer Art auf und beziehen sich besonders stark auf die Beobachtung therapeutischer Wirkungen. Es ist ebenso zu betonen, daß das gesamte traditionelle physiologische und pathophysiologische Wissen nicht durch Laboruntersuchungen an isolierten Organen und Organsystemen entdeckt wurde, sondern durch die klinischen Beobachtungen der Heilkundigen, die den menschlichen Körper als organische Einheit betrachteten.

In der TCM sind die inneren Organe die Kernstrukturen der Funktionen des menschlichen Körpers. Ein inneres Organ im Sinne der TCM, auch entsprechend der Transliteration Zang-Fu genannt, entspricht eher einem zugeordneten System physiologischer Funktionen als einer anatomischen Einheit. Es gibt fünf Zang-Organe: Herz, Leber, Milz, Lunge und Nieren. Und es gibt sechs Fu-Organe: Dünndarm, Gallenblase, Magen, Dickdarm, Blase und Dreifacher Erwärmer[1]. Allgemein gesagt handelt es sich bei den Zang-Organen um die parenchymatösen inneren Organe, bei den Fu-Organen um die Hohlorgane, die hauptsächlich als Passageorgane für Nahrung und Flüssigkeit sowie zur Ausscheidung dienen.

Zwischen den Zang- und Fu-Organen bestehen physiologische, strukturelle und funktionelle Verbindungen. Jedes Zang-Organ ist mit einem speziellen Fu-Organ verbunden. Sie teilen Funktionen und sind durch Energieleitbahnen verbunden, z. B. Herz und Dünndarm, Leber und Gallenblase, Milz und Magen, Lunge und Dickdarm und Nieren und Harnblase.

I. Die Zang-Organe

1. Das Herz

Das Herz, in der Thoraxhöhle (Oberer Erwärmer) gelegen und durch das Perikard geschützt, kontrolliert das Blut und beherbergt den Geist.

(1) *Kontrolle des Blutes und der Blutgefäße*. Der Schlag des Herzens bewirkt die Blutzirkulation in den Blutgefäßen zur Ernährung des ganzen Körpers. Dieses Konzept ist dem der Westlichen Medizin ähnlich.

(2) *Beherbergung des Geistes*. Das Herz regiert die geistige Aktivität, den Geist, das Bewußtsein, das Gedächtnis, das Denken und den Schlaf. Dieses Konzept erscheint vollkommen unterschiedlich zum Standpunkt des modernen Westens, jedoch finden sich ohne weiteres semantische Ähnlichkeiten in der Englischen Sprache. Zum Beispiel bedeutet "by heart" soviel wie auswendig oder aus dem Gedächtnis; "to lose heart" bedeutet entmutigt zu sein; "to take heart" bedeutet zuversichtlich zu sein. Das Wort "heart" kann also im Umgangsenglisch auch geistige Abläufe beschreiben.

2. Die Leber

Die Leber bezeichnet man als „Organ des Temperaments". Ihre Hauptfunktionen sind, das Blut zu speichern, den sanften Fluß des Qi (Lebensenergie) und des Blutes zu gewährleisten und zu regulieren und die Sehnen (Muskelbewegungen) zu kontrollieren. Sie steht in einer engen Beziehung zu den Augen, die als das Fenster der Leber betrachtet werden.

(1) *„Organ des Temperaments"*. Diese Metapher weist darauf hin, daß die Leber einerseits leicht durch emotionale Faktoren, speziell Depression und Zorn, beeinträchtigt wird, und daß andererseits Reizbarkeit und schlechte Laune Hauptsymptome einer Erkrankung der Leber sind. Dieses Konzept der Leber ist offensichtlich getrennt von der Vorstellung der Westlichen Medizin. Jedoch geben auch hier semantische Hinweise den Schlüssel zu einer Ähnlichkeit zwischen chinesischer und westlicher Kultur. Im Englischen hat das Wort "livery" oder "liverish" zwei Bedeutungen, z. B. „an Leberproblemen leiden" und „reizbar oder von hitzigem Temperament".

(2) *Speicherung des Blutes*. Die Leber speichert das Blut und reguliert die Menge des zirkulierenden Blutes. Diese Vorstellung ist grob mit der modernen westlichen Physiologie vereinbar. Jedoch bestehen divergierende Vorstellungen. Zum Beispiel wird in der TCM eine unregelmäßige, schwache oder sogar ausbleibende Menstruation in meisten Fällen als Folge einer mangelnden Blutspeicherung der Leber erklärt; Hämatemesis nach einem Wutanfall wird üblicherweise als Beispiel für eine gestörte Blutspeicherfunktion der Leber angesehen.

(3) *Harmonisierung und Regulierung des Qi- und Blutflusses*. Qi bezieht sich auf die Energie, die für die unterschiedlichen Funktionen erforderlich ist, und der sanfte Qi- und Blutfluß ist eine Voraussetzung für die Erhaltung normaler Körperfunktionen. Die Leber harmonisiert und reguliert den Qi- und Blutfluß und fördert den harmonischen und ungebremsten Ablauf der Funktionen, wie im folgenden beschrieben:

(a) *Emotion*. Wie oben bereits erwähnt, hat die Leber eine sehr enge Beziehung zu emotionalen Abläufen. Eine Leber-Dysfunktion mit Stagnation des Qi-Flusses kann zu einer Depression führen. Andererseits ist bei übersteigerter Leber-Funktion eine Nervosität und Reizbarkeit des Patienten zu beobachten.

(b) *Verdauung.* Das Qi (Energie) für die Verdauungsfunktionen wird speziell von der Leber reguliert. Ist der Qi-Fluß bei Erkrankungen der Leber beeinträchtigt, kommt es gewöhnlich zu Verdauungsstörungen wie Aufstoßen, Erbrechen, Blähungen und Diarrhö.

(c) *Gallensekretion.* Die Sekretion der Gallenflüssigkeit, ihre Speicherung in der Gallenblase und ihre Ausscheidung in den Darm stehen in enger Beziehung zu der Funktion der Leber, das Qi zu harmonisieren und zu regulieren.

(d) *Zirkulation.* Das Qi ist ebenfalls die Energie, die für die Blutzirkulation erforderlich ist. Ein eingeschränkter Qi-Fluß kann die Blutzirkulation beeinträchtigen. Stagnation des Qi- und Blut-Flusses ist die häufigste Ursache von Schmerzen. Daher ist eine Dysfunktion der Leber häufig von Schmerzen begleitet, speziell im Bereich des Verlaufs der Leber-Leitbahn, z. B. im Bereich der Brüste, der lateralen Brustwand, dem Hypochondrium, des seitlichen abdominellen Bereiches, der Inguinalregionen.

(4) *Kontrolle der Sehnen (Muskelbewegung).* In der TCM gehören die Sehnen zum mechanischen Element des Bewegungssystems, dessen Funktion die muskuläre Bewegung und die physische Aktivität ist. Wenn man sich bewegt, bedarf die Muskulatur einer Versorgung mit Blut. Da die Leber das Blut speichert und es bei Bedarf zum Zirkulieren bringt, nährt sie die Sehnen. Daher sagt man, daß die Leber die Funktion der Sehnen kontrolliert, indem diese sie in einem Normalzustand zwischen Kontraktion und Relaxation hält. Bei Erkrankungen kann eine beeinträchtigte Beweglichkeit der Gelenke durch eine mangelnde Speicherung des Blutes in der Leber bedingt sein. Pathologische Muskelkontraktionen wie Krämpfe, Opisthotonos, Trismus und Tremor werden üblicherweise einer Dysfunktion der Leber zugeordnet.

3. Die Milz

Das Konzept der Milz in der TCM unterscheidet sich noch ausgeprägter von der schulmedizinischen Vorstellung. Entsprechend der Beschreibung in den Klassikern bezüglich der traditionellen anatomischen Vorstellungen beinhaltet sie das Pankreas, das als „Fettanhängsel" beschrieben wird. Ihre physiologische Hauptfunktion ist der Transport und die Umwandlung von Flüssigkeiten und Nahrung und Kräftigung des Qi. Sie hält das Blut in den Blutgefäßen und nährt die Muskeln.

(1) *Transport und Umwandlung der Flüssigkeiten und der Nahrungsessenz.* Diese Funktion beinhaltet die Verdauung der Nahrung, ihre Assimilation und den Transport der Nährstoffe zum Herzen und den Lungen zur Ernährung des ganzen Körpers. Da die Milz ausgesprochen wichtige vitale Funktionen erfüllt, wird sie als Quelle der essentiellen Substanzen für das Wachstum und die Entwicklung betrachtet und bildet die Basis der erworbenen Konstitution eines Menschen. Ist ihre Funktion beeinträchtigt, kommt es zu Appetitlosigkeit, Blähungen, Durchfall und Mangelernährung.

Die Milz kontrolliert außerdem die Aufnahme und Verteilung der Flüssigkeiten. Aus diesem Grund werden in einigen Krankheitsbildern Ödeme einer Dysfunktion der Milz zugeordnet.

(2) *Tonisierung des Qi.* Das erworbene Qi wird aus der aufgenommenen Nahrung und der eingeatmeten Luft erzeugt. Aus diesem Grund ist die Entstehung des Qi eng mit der Milzfunktion verbunden. Liegt eine normale Funktion vor, liefert die Milz genügend Nährstoffe zur Qi-Produktion, bei beeinträchtigter Milzfunktion tritt häufig ein Qi-Mangel auf.

(3) *Die Milz hält das Blut in den Blutgefäßen.* Diese Funktion bewahrt das zirkulierende Blut vor einem Austreten aus den Gefäßen. Eine Schädigung dieser Funktion führt üblicherweise zu Erkrankungen mit chronischen Hämorrhagien.

(4) *Nährung der Muskeln.* In diesem Zusammenhang bedeutet das Wort „Muskel" die Muskelmasse, das somatische Element, das dem Körper sein charakteristisches Aussehen und seine physische Kraft verleiht. Die Muskulatur steht in einer engen Beziehung zu der Funktion der Milz, die Nahrungsessenzen umzuwandeln und zu verteilen. Bei einer Beeinträchtigung der Milzfunktion, vor allem über einen längeren Zeitraum, kommt es zu Abmagerung, Mattigkeit und Schwäche.

4. Die Lungen

Der Begriff „Lungen" umfaßt in der TCM einen umfassenderen Bereich als in der Westlichen Medizin. Die TCM schließt den ganzen Respirationstrakt ein und darüberhinaus auch andere Funktionen. Die Lungen beherrschen das Qi, kontrollieren die Atmung, versorgen die Haut und die Haare (Abwehrkraft gegen Erkrankungen der Körperoberfläche = äußere Syndrome) und regulieren die Körperflüssigkeiten.

(1) *Beherrschung des Qi (einschließlich Atmungsfunktion).* Das physiologische Qi, das als dynamische Kraft oder Energie den Funktionsabläufen des menschlichen Körpers dient, wird aus der Kombination der reinen Luft (Sauerstoff), die durch die Lungen eingeatmet werden, und der Nahrungsessenz, die durch die Milz gewonnen wird, gebildet. Daher beherrschen die Lungen das Qi auf zweierlei Weise: Die Atmungsfunktion und die Bereitstellung von Sauerstoff für die Bildung von Lebensenergie. Bei einer geschwächten Funktion der Lungen kommt es zu Kurzatmigkeit und allgemeinem Schwächegefühl.

Die Funktion der Lungen beinhaltet auch verteilende und absenkende Qualitäten. „Verteilung" bezieht sich auf die Fähigkeit der Lungen, das Qi im Körper zu verteilen, während „Absenken" das Abwärtssenden frischer Luft (Sauerstoff) durch die Luftwege während der Inhalation bedeutet. Bei Lungenerkrankungen kommt es häufig zu einer Verlegung der Atemwege durch Schleim oder zu krankhaften Veränderungen infolge des Eindringens pathogener Faktoren mit Entwicklung von Husten oder Asthma.

(2) *Kontrolle der Haut und der Haare.* In diesem Zusammenhang entsprechen die Begriffe „Haut und Haare" der gesamten Körperoberfläche, die die oberflächliche Abwehr gegen äußere pathogene Faktoren darstellt. Die Körperoberfläche erhält Lebensenergie (Qi) von den Lungen. Diese Energie wird „Abwehr-Energie" oder „Abwehr-Qi" genannt. Ist die Funktion der Lunge beeinträchtigt, kommt es zu einer Schwächung der Abwehr-Energie, die oberflächliche Widerstandsfähigkeit ist geschwächt mit erhöhter Empfindlichkeit gegenüber dem Eindringen äußerer pathogener Faktoren, vor allem bei ausgeprägten Wetterumschwüngen und epidemischen Faktoren. Das Eindringen äußerer pathogener Faktoren in die oberflächlichen Schichten des Körpers zeigt sich in den Frühsymptomen gewöhnlich durch Beschwerden der Lungen (speziell des oberen Respirationstrakts).

(3) *Regulierung der Flüssigkeitspassage.* Die Lungen regulieren die Zirkulation der Körpersäfte und den Wassermetabolismus. Die Verteilungsfunktion der Lungen wandelt einen Teil der Körpersäfte in Schweiß, während die absenkende Funktion der Lungen anhaltend Körpersäfte zu den Nieren abwärts führt, wo sie als Urin ausgeschieden werden.

Die letztere Funktion wird als Regulierung der Flüssigkeitspassage bezeichnet. Ist die Funktion beeinträchtigt, kommt es zu Ödemen im Oberkörper.

5. Die Nieren

Die grobe anatomische Beschreibung der Nieren in der TCM entspricht der der Westlichen Medizin, obwohl die TCM die Nebennieren als einen Teil der Nieren ansieht. Allerdings gehen die Funktionen der Nieren in der TCM weit über die alleinige Ausscheidung von Urin hinaus; viele andere wichtige Funktionen wie Fortpflanzung, Wachstum und Entwicklung werden diesem inneren Organ zugeordnet. So sind die Nieren die Grundlage der angeborenen Konstitution. Ihre hauptsächlichen physiologischen Funktionen können wie folgt zusammengefaßt werden:

(1) *Speicherung der Essenz und Kontrolle der Fortpflanzung, des Wachstums und der Entwicklung.* Die Essenz der Nieren besteht aus zwei Teilen: die von den Eltern ererbte angeborene Essenz und die aus der Nahrung gewonnene erworbene Essenz. Die angeborene Essenz ist die Grundlage für die menschliche Fortpflanzung; das chinesische Zeichen 精 bedeutet sowohl Essenz wie auch Samen. Angeborene Essenz und erworbene Essenz stehen in einem gegenseitigen Abhängigkeitsverhältnis. Die Fortpflanzungs-Essenzen der Eltern bilden bei der Befruchtung die angeborene Essenz des Embryos. Nach der Geburt nährt die aus der Nahrung gewonnene Essenz anhaltend die angeborene Essenz. Beide bilden die Lebensessenz der Nieren und ermöglichen das Wachstum und die Entwicklung des Kindes. Entsprechend dem „Kanon der Medizin" setzt bei Mädchen im Alter von 14 Jahren die Menstruation ein, und bei Jungen im Alter von 16 Jahren treten Samenergüsse auf; beide Ereignisse weisen auf das Erwachen der Fortpflanzungskräfte hin. Mit anderen Worten wandelt sich die Lebensessenz der Nieren in die Fortpflanzungs-Essenz um, die wiederum zur angeborenen Essenz des Nachwuchses wird. In diesem Sinne werden die „Nieren" dem Fortpflanzungssystem zugeordnet, einschließlich der wichtigen endokrinen Drüsen. Daher ordnet man einer Funktionsstörung oder Unterfunktion der Nieren verschiedene sexuelle Störungen und Sterilität oder Infertilität zu. Diese können wirkungsvoll mit Nieren-tonisierenden Maßnahmen behandelt werden.

(2) *Funktion des Marks, Kontrolle der Knochen und Nährung des Gehirns.* Das Mark, das Knochenmark und Rückenmark umfaßt, wird von der Essenz produziert, die in den Nieren gespeichert ist. Das Knochenmark füllt und nährt die Knochen, daher ist der Zustand der Knochen eng mit der Nierenfunktion verbunden. Ein Mangel an Nieren-Essenz ist die übliche Ursache für fehlerhafte Knochenentwicklung bei Kindern und andere Störungen der Knochen, die mit einem Mangel an Knochenstabilität einhergehen. Die oberen Anteile des Rückenmarks sind mit dem Gehirn verbunden, das auch „der Speicher des Marks" genannt wird. Daher werden einige Gehirnfunktionen wie Intelligenz und Geschicklichkeit von den Nieren kontrolliert.

(3) *Kontrolle des Flüssigkeitshaushalts.* Wenn die Flüssigkeiten durch die absenkende Funktion der Lungen die Nieren erreichen, werden sie in zwei Teile, in einen klaren und einen trüben Teil, aufgeteilt. Die klaren Flüssigkeiten werden bewahrt, während die trüben Flüssigkeiten in die Harnblase fließen und als Urin ausgeschieden werden. Entsprechend der Theorie der TCM kann die Ausscheidungsfunktion der Harnblase nur durch die Unterstützung der Nieren erfolgen. In dieser Weise werden die „Nieren" den gesamten

Harnwegen zugeordnet und nicht nur als zwei Organe im Bereich der Lumbalregion angesehen.

(4) *Unterstützung der Einatmung.* Die Nieren helfen den Lungen bei der Einatmung. Ist diese Funktion beeinträchtigt, treten Dyspnoe und Asthma mit typischerweise verlängerter Expiration und verkürzter Inspiration auf.

6. Das Perikard

Das Perikard, die Umhüllung des Herzens, wird nicht als ein unabhängiges Organ betrachtet. Dringen äußere pathogene Faktoren in das Herz ein, wird das Perikard zuerst angegriffen. Perikardbeschwerden sind synonym mit Herzbeschwerden. In der Akupunktur ist die Perikard-Leitbahn ebenso wichtig wie die Herz-Leitbahn, und es besteht eine auffällige Ähnlichkeit der Indikationen beider Leitbahnen.

II. Die Fu-Organe

1. Der Dünndarm

Der Dünndarm nimmt die Nahrung auf, die im Magen teilweise verdaut ist, und zerkleinert sie, trennt die wertvollen von den unwichtigen Bestandteilen, absorbiert die nützlichen Nährstoffe und transportiert die Nahrungsreste in den Dickdarm. Obwohl der Dünndarm wichtig für die Verdauung und die Nährstoff-Assimilation ist, werden Verdauungsstörungen selten im Sinne von Dünndarm-Syndromen diagnostiziert. Sie werden üblicherweise mit der Milz in Verbindung gebracht, da diese den Verdauungsvorgang und die Assimilation als einen Teil der Nahrungstransformation und des Nahrungstransports kontrolliert. Säfte, die vom Dünndarm aufgenommen werden, sind ein Teil der wertvollen Körpersubstanzen. Pathologische Veränderungen des Urins werden gelegentlich diesem Teil des Verdauungstrakts zugeordnet.

2. Die Gallenblase

Die Gallenblase ist mit der Leber verbunden. Sie speichert Galle und scheidet diese zur Verdauungsförderung in den Darm aus. Da Galle bitter und gelb ist, gehen Gallenblasenerkrankungen üblicherweise mit bitterem Mundgeschmack einher oder mit Erbrechen bitterer Flüssigkeit sowie gelber Verfärbung der Haut und der Skleren im Zusammenhang mit Verdauungsstörungen. Die TCM bringt die Gallenblasenfunktion mit verschiedenen geistigen Fähigkeiten in Verbindung, besonders mit Mut und Entscheidungsfreudigkeit. Eine geistige Störung, die durch Neigung zur Angst, Schlaflosigkeit und schweren Träumen charakterisiert ist, ist ein Beispiel für ein Gallenblasen-Syndrom. Diese medizinische Theorie ist in der chinesischen Sprache verankert: „Ein Mann mit einer kleinen Gallenblase ist ein Feigling."

3. Der Magen

Der Magen nimmt die Nahrung auf und speichert sie vorübergehend, er verdaut sie und wandelt sie in Chymus um und transportiert ihn in den Dünndarm. Aus diesem Grund hat die normale Magenfunktion eine absteigende Qualität. Liegt eine entgegengesetzte Funktion des Magens vor, findet man Übelkeit, Erbrechen, Aufstoßen und Regurgitation.

4. Der Dickdarm

Der Dickdarm transportiert die minderwertigen Substanzen, die er vom Dünndarm erhält, absorbiert Teile der Flüssigkeit und scheidet die Reste schließlich als Fäzes aus. Eine Störung des Dickdarms führt üblicherweise zu Diarrhö und Verstopfung.

5. Die Harnblase

Die Harnblase ist das Reservoir des Urins, speichert diesen vorübergehend und scheidet ihn aus. Die Harnblasenfunktion ist von der Unterstützung der Nierenfunktion abhängig. Miktionsprobleme wie Enuresis oder Harninkontinenz werden sowohl der Harnblase als auch der Nierenfunktion zugeordnet.

6. Dreifacher Erwärmer (Sanjiao)

Sanjiao wird buchstäblich als Dreifacher Erwärmer übersetzt. Der Sanjiao ist kein substantielles Organ, sondern ein funktionelles System oder eine Zusammenfassung einiger Funktionen der Zang-Fu-Organe, die in unterschiedlichen Teilen der Körperhöhle lokalisiert sind. In diesem Sinne wird Sanjiao, oder der Dreifache Erwärmer, „den drei Teilen der Körperhöhle" zugeordnet. Der „Kanon der Medizin" faßt die Funktionen des Dreifachen Erwärmers in folgenden Formulierungen zusammen:

„Der Obere Erwärmer (oder die Thoraxhöhle) ist wie ein Zerstäuber", da das Herz und die Lunge, die darin gelegen sind, Qi und Blut im ganzen Körper verteilen und die Säfte zu den Nieren führen.

„Der Mittlere Erwärmer (oder die obere abdominelle Höhle) ähnelt einem Fermentierungsbehälter", da der Magen und die Milz, die sich darin befinden, die Nahrung verkleinern und verdauen.

„Der Untere Erwärmer (oder die untere abdominelle Höhle) arbeitet wie eine Regenrinne", da die Nieren, die Harnblase und der Dickdarm, die sich darin befinden, die Nahrungsabfälle und überflüssigen Säfte filtern und ausscheiden.

Anmerkungen:

1 Dreifacher Erwärmer: Der Dreifache Erwärmer hat einen Bezug zu den Körperhöhlen: Der Obere Erwärmer entspricht der Thoraxhöhle mit dem Herz und den Lungen; der Mittlere Erwärmer entspricht der oberen Körperhöhle mit Milz und Magen; und der Untere Erwärmer entspricht der restlichen Körperhöhle mit Leber, Nieren, Gedärmen und Blase. In gewisser Weise kann jeder Anteil des Dreifacher Erwärmers als Bezeichnung für die Organe, die er beinhaltet, verwendet werden, z. B. kann man Milz und Magen als Mittleren Erwärmer bezeichnen. In enger Beziehung zum Dreifachen Erwärmer steht das Perikard, das auch als ein Zang-Organ betrachtet wird; dies wird jedoch hier nicht genauer beschrieben, um Verwirrung zu vermeiden.

Kapitel 3

Materielle Basis der Lebensfunktionen des Körpers

Qi, Blut, Lebens-Essenz, Körpersäfte und Nährstoffe sind die Grundsubstanzen des Körpers und bilden seine materielle und funktionelle Basis. Die Zang-Fu-Organe und alle anderen Organe und Gewebe des menschlichen Körpers sind bezüglich ihrer Funktionsfähigkeit von diesen Grundsubstanzen abhängig.

Qi (Lebensenergie)

Die Idee des Qi basiert auf einem sehr alten einfachen Verständnis der Phänomene der Natur. In dieser Vorstellung wird der gesamte Kosmos durch das Qi als grundlegendes Element gebildet und das Qi bringt durch seine Bewegungen und seine Wandlungen alle Dinge dieser Welt hervor. Im medizinischen Verständnis hat das Qi zwei Bedeutungen: Es ist die grundlegende Substanz, die die Funktionsabläufe des menschlichen Lebens erhält, und es ist die bewegende Kraft oder Energie für alle Lebensvorgänge. Das Qi, sowohl als Basiselement als auch als Energieform, ist unsichtbar; die funktionellen Wirkungen, die das Qi hervorbringt, können wahrgenommen werden. Zum Beispiel bezeichnet das Nieren-Qi die Funktionen der Nieren, und aus diesem Grund bedeutet ein Nieren-Qi-Mangel eine Unterfunktion der Nieren.

Das Qi besteht aus einem angeborenen und einem erworbenen Anteil. Das angeborene Qi hat seinen Ursprung in der angeborenen Essenz, die in der Niere gespeichert ist und die von den Eltern ererbt wird. Das erworbene Qi wird aus einer Kombination von Nahrungs-Essenz, die durch die Verdauung gewonnen wird, und von durch die Lungen eingeatmeten Sauerstoff gebildet. Gemeinsam bilden das angeborene und das erworbene Qi das konstitutionelle Qi (oder Lebensenergie), das im Körper zirkuliert, in alle Organe und Gewebe verteilt wird und für alle Lebensfunktionen sowie die Widerstandskraft gegen Erkrankungen verantwortlich ist.

Die Leitbahnen (Meridiane) und Nebenleitbahnen (Kollaterale) bilden die Bahnen, in denen das Qi zirkuliert. Sie durchziehen den menschlichen Körper, verbinden die inneren Organe sowie die verschiedenen Gewebe miteinander. Mit ihrem Verständnis für den Körper als organische integrierte Ganzheit betont die TCM die dynamische Kraft des Qi in seiner Funktion, die Körperorgane und die Gewebe zu verbinden.

Blut

Das Blut zirkuliert mit den Nährstoffen in den Gefäßen. Die Nahrungs-Essenz, die aus Verdauung und Assimilation entsteht, verbindet sich mit nährstoffhaltigen Säften und bildet so das Blut. Die Nieren tragen ebenfalls zur Bildung des Blutes bei, da sie die Essenz speichern, die das Mark produziert. Darüberhinaus besteht eine reziproke Beziehung zwischen Essenz und Blut; Essenz kann in Blut transformiert werden und umgekehrt. Die Blutproduktion ist von der Funktion verschiedener innerer Organe wie Magen, Milz, Herz

Kapitel 3

und Nieren abhängig sowie von den Substanzen Essenz, Nährstoffen, Qi und Knochenmark.

Mit Unterstützung der Lungen hält das Herz die Blutzirkulation aufrecht. Die Milz hält das Blut in den Gefäßen. Die Leber speichert das Blut und dient als Reservoir, das das zirkulierende Blutvolumen reguliert.

Essenz

Wie im vorhergehenden Kapitel bereits beschrieben hat die Essenz, ebenso wie das Qi, zwei Bedeutungen. Die angeborene Essenz ist eng mit der Fortpflanzung verbunden und wird daher auch reproduktive Essenz genannt. Die erworbene Essenz wird aus den Nährstoffen gebildet, die aus der Nahrung gewonnen werden, und in alle Organe und Gewebe des Körpers verteilt. Die angeborene Essenz ist der Ursprung menschlichen Lebens, die erworbene Essenz die materielle Basis aller Körperfunktionen. Ohne die angeborene Essenz könnte der Körper nicht existieren, und es könnte keine erworbene Essenz gebildet werden. Allerdings soll die erworbene Essenz kontinuierlich die angeborene Essenz nähren. Daher führt ein Mangel an angeborener Essenz zu sexuellen Störungen wie Sterilität oder Infertilität. Obwohl das chinesische Schriftzeichen für Essenz ebenso den Samen bezeichnet, wird die angeborene Essenz in der TCM keineswegs nur dem männlichen Geschlecht zugeordnet.

Alle Zang-Organe haben ihre eigene Lebens-Essenz. Ist in diesen Organen übermäßige Essenz vorhanden, wird ein Teil der Essenz in den Nieren gespeichert. Benötigen die Organe mehr Essenz, wird diese von den Nieren zur Verfügung gestellt. Darüberhinaus kann die in den Nieren gespeicherte erworbene Essenz nach der Pubertät in reproduktive Essenz transformiert werden. Aus diesem Grund geht die TCM davon aus, daß übermäßige Sexualität Krankheit verursachen kann, da sie nicht nur die Nieren-Essenz verbraucht, sondern auch die Zang-Organe schädigt. Die Lebens-Essenz ist die materielle Basis allen Lebens und wird im Laufe des Lebens kontinuierlich verbraucht und gleichzeitig kontinuierlich ergänzt. Sie ist nicht nur für die Fortpflanzung verantwortlich, sondern eng mit dem Prozeß des Wachstums, der Entwicklung und des Alterns verbunden. Senilität ist das Ergebnis eines Abnehmens der Lebens-Essenz.

Körpersäfte

Körpersäfte entstehen aus der Nahrung und den Getränken und befinden sich im Blut und im Interstitium der Gewebe. Der „Kanon der Medizin" beinhaltet eine kurze Beschreibung des komplizierten Prozesses der Bildung, Verteilung und Ausscheidung von Körpersäften, z. B. des Wasserstoffwechsels:

„Nachdem die Getränke in den Magen aufgenommen werden, werden sie absorbiert und zur Milz transportiert. Die Milz transportiert die reinen Säfte zu den Lungen, die die Flüssigkeiten regulieren und die Säfte nach unten führen, bis diese in die Harnblase eintreten. Auf diese Weise werden die reinen Säfte im ganzen Körper verteilt und fließen in allen Gefäßen und Energiebahnen der Organe und Gewebe."

Die gegenwärtige TCM beschreibt die Bildung, Verteilung und Ausscheidung der Körpersäfte wie folgt: Nachdem die Nahrung und die Flüssigkeiten in den Magen aufgenommen sind, werden sie teilweise verdaut und in den Dünndarm und dann in den Dickdarm transportiert. Im Darm werden die reinen Säfte assimiliert und dann von der Milz zum Herzen und zu den Lungen transportiert. Der Rest der Nahrung, der normalerweise eine geringe Menge von Wasser enthält, wird als Fäzes ausgeschieden. Die reinen Säfte werden vom Herzen und den Lungen zur Ernährung der verschiedenen Organe und Gewebe im ganzen Körper verteilt. Die Säfte, die die Haut erreichen, können als Schweiß ausgeschieden werden. Durch ihre absenkende Funktion regulieren die Lungen die Flüssigkeitswege und senken einen Teil der Körpersäfte zu den Nieren ab. Von dort gelangen sie in die Harnblase und werden in Form von Urin ausgeschieden.

Pathogene Hitze unterbricht diesen Prozeß und verbraucht Körpersäfte, ebenso wie folgende Ursachen:

(1) ungenügende Flüssigkeitsaufnahme;

(2) Fehlfunktion des Magens hinsichtlich der Aufnahme von Nahrung und Flüssigkeiten, z. B. Erbrechen;

(3) Fehlfunktion des Magens hinsichtlich des Absenkens von Säften, wie z. B. bei einer Pylorus-Stenose;

(4) Darmerkrankungen mit Diarrhö, die zu einem ausgeprägten Säfteverlust über die häufigen Stühle führt;

(5) Nierenfehlfunktion mit Polyurie, wie z. B. bei Diabetes mellitus;

(6) übermäßiges Schwitzen, z. B. unsachgemäße Verabreichung von Diaphoretika.

Gegenseitige Beziehungen zwischen Qi, Blut, Essenz und Körpersäften

1. Beziehung zwischen Qi und Blut

Entsprechend dem Kanon der Medizin „ist das Qi die dynamische Kraft für den Fluß des Blutes, während das Blut die materielle Basis des Qi ist". Klinisch führt ein Qi-Mangel häufig zu Blutmangel und ein Blutmangel umgekehrt zu einem Qi-Mangel. Zum Beispiel kann ein Milz-Qi-Mangel infolge einer Abnahme der Assimilation der Nährstoffe zu einer Anämie führen. In diesem Fall ist zur Behandlung der Anämie die alleinige Anwendung von blutnährenden Arzneimitteln ungenügend; zufriedenstellende therapeutische Ergebnisse können dann nur erreicht werden, wenn Qi-tonisierende Arzneimittel hinzugefügt werden.

Es besteht ebenso eine enge Beziehung zwischen der Qi- und der Blutzirkulation. Eine Stagnation des Qi-Flusses verursacht häufig Blut-Stase und umgekehrt führt eine Blut-Stase gewöhnlich zu einer Verstärkung der Qi-Stagnation. Zum Beispiel klagen Patienten, die an einer Hepatitis leiden, gewöhnlich über Spannungsschmerzen in der Leberregion (Qi-Stagnation in der Leber), jedoch wird mit fortschreitender Erkrankung eine Hepatomegalie mit stechenden Schmerzen (Blut-Stase in der Leber) auftreten. Da das Blut durch das Qi bewegt wird, führt ein Qi-Mangel außerdem zur Blut-Stase. Ein Beispiel hierfür ist die Herzinsuffizienz, die sich durch Blut-Stase infolge eines Herz-Qi-Mangels auszeichnet.

Es ist hinzuzufügen, daß die Milz das Blut kontrolliert, z. B. das zirkulierende Blut in den Gefäßen hält. Diese Funktion ist ebenfalls abhängig von der Wirkung des Qi. Besteht ein Milz-Qi-Mangel, kann es zu Blutzirkulationsstörungen im Sinne von chronischen Hämorrhagien kommen.

2. Beziehung zwischen Qi und Körpersäften

Die Bildung, Verteilung und Ausscheidung der Körpersäfte ist vom Qi abhängig. Mangelhafte Funktion der Milz und der Nieren sind Faktoren in der Pathogenese von Ödemen. Milz- und Nieren-Qi-Mangel können eine Störung der Flüssigkeitszirkulation und Ausscheidung bewirken und zu übermäßiger Wasseransammlung im Körper führen. Andererseits kann eine übermäßige Ansammlung von Säften im Körper umgekehrt den normalen Fluß des Qi beeinträchtigen; daher können bei Patienten mit Ödemen die Symptome Appetitlosigkeit, Blähungen, Übelkeit und Erbrechen auf einen gestörten Qi-Fluß in der Milz und im Magen hinweisen. Darüberhinaus kann der übermäßige Verlust von Körpersäften durch starkes Schwitzen, wiederholtes Erbrechen oder schwere Durchfälle zu einer Erschöpfung des Qi führen.

3. Beziehung zwischen Blut und Essenz

Blut und Essenz haben den gleichen Ursprung. Beide werden aus den aufgenommenen Nährstoffen erzeugt. Klinisch führt ein Essenz-Mangel in der Regel zu Blut-Mangel, und ein Blut-Mangel ist oft von einem Essenz-Mangel begleitet.

4. Beziehung zwischen Blut und Körpersäften

Die Säfte sind ein wichtiger Bestandteil des Blutes, und mit Austritt aus den Gefäßen wandeln sie sich in interstitielle Säfte. Massive Blutungen führen gewöhnlich zu einem Mangel an Körpersäften mit den Symptomen von Durst und Oligurie. Auf der anderen Seite führt ein Mangel an Körpersäften zu einer Verdichtung des Blutes. Aus diesem Grund sind schweißtreibende Arzneimittel, die gewöhnlich zur Behandlung von äußeren Syndromen geeignet sind, bei Patienten mit Hämorrhagien kontraindiziert, auch wenn ein äußeres Syndrom vorliegt.

Kapitel 4
Ätiologie und Pathogenese

Jedes Medizinsystem muß auf die Fragen „Was ist Gesundheit, und was ist Krankheit?" antworten. Die TCM geht davon aus, daß Gesundheit vorliegt, wenn innerhalb des menschlichen Körpers und zwischen dem menschlichen Körper und seiner Umgebung eine normale dynamische Balance bezüglich Yin und Yang besteht. Ist dieses Gleichgewicht gestört, kommt es zur Erkrankung. Aus diesen Gründen wird ein Ungleichgewicht zwischen Yin und Yang immer als allgemeine Pathogenese einer Erkrankung angesehen.

Krankmachende äußere Faktoren beeinträchtigen die normale Yin-Yang-Balance. Diese Faktoren können ihren Ursprung in der Umwelt oder innerhalb des menschlichen Körpers haben. Bei jeder Erkrankung greifen krankheitsverursachende Faktoren den Körper an, während die körpereigene Abwehr versucht, sie abzuwehren. Erkrankung ist der Kampf der Lebensenergie gegen die Energien der pathogenen Faktoren.

Viele Stellen des „Kanons der Medizin" beziehen sich auf den Kampf der Lebensenergie und der pathogenen Faktoren und betonen die Abwehrfunktion der Lebensenergie gegen diese Faktoren:

„Ist übermäßige Lebensenergie im Körper, können pathogene Faktoren nicht eindringen."

„Wenn pathogene Faktoren in den Körper eindringen, liegt ein Mangel an Lebensenergie vor."

„Pathogene Faktoren wie Wind, Nässe, Kälte oder Hitze können den menschlichen Körper nicht schaden, außer es besteht ein Mangel an Lebensenergie. Menschen mit einer guten Abwehrkraft werden trotz Durchnässung bei schwerem Regen und starken Windeinflüssen nicht krank. Daher ist der pathogene Faktor alleine kein ausreichender Grund für eine Erkrankung."

Das begrenzte Wissen der Naturwissenschaften und Technologie in der Vergangenheit verhinderte die Entdeckung pathogener Faktoren wie Bakterien und Viren durch die Ärzte, die TCM ausübten. Diese Heilkundigen entdeckten ätiologische Faktoren durch Beobachtung und Analyse der klinischen Symptomatik. Obwohl vom modernen Standpunkt nicht vollkommen logisch, ist diese Ätiologie in der klinischen Praxis sehr nützlich, da sie in einer engen Beziehung zu therapeutischen Wirkungen steht.

Die pathogenen Faktoren werden gewöhnlich in zwei Gruppen eingeteilt: Äußere pathogene Faktoren, die äußere Erkrankungen oder äußere Infektionen verursachen, und innere pathogene Faktoren, die innere Erkrankungen und innere Verletzungen hervorrufen. Die äußeren pathogenen Faktoren beinhalten ausgeprägte klimatische Veränderungen, Seuchenkeime, Traumen usw. Übliche endogene pathogene Faktoren sind Emotionen (Freude, Wut, Melancholie, Furcht, Kummer, Angst und Schreck), fehlerhafte Ernährung, Überarbeitung, übermäßige Sexualität usw.

Unter den äußeren pathogenen Faktoren sind ausgeprägte klimatische Veränderungen von größter Bedeutung. Sie verursachen nicht nur jahreszeitenabhängige Erkrankungen wie

Erkältungen im Winter und Hitzschlag im Sommer, sondern auch die meisten Infektionskrankheiten, die durch jahreszeitenabhängiges Auftreten gekennzeichnet sind.

Es gibt sechs Arten atmosphärischer Einflüsse: Wind, Kälte, Sommer-Hitze, Nässe, Trockenheit und Feuer (starke Hitze). Im engen Sinne sind diese Faktoren stark mit Wetterwechsel verbunden. Wird das Wetter plötzlich der Jahreszeit nicht entsprechend zu heiß oder zu kalt, z. B. eine Wärmeperiode im Winter oder eine Kältephase im Sommer, kann dies krankheitsverursachend sein, da der Körper nicht in der Lage ist, sich diesen Wetterwechseln anzupassen. Natürlich besteht keine klare Trennungslinie zwischen normal und anormal oder nichtpathogen und pathogen. Ein plötzlicher ausgeprägter Wetterwechsel beeinträchtigt eventuell Individuen mit einer starken Konstitution nicht, während bereits ein leichter Wetterwechsel bei einem Menschen mit einer schwachen Konstitution krankheitsauslösend sein kann. Aus diesem Grund kann der Arzt die Ursache der Erkrankung nicht nur durch Beobachtungen der klimatischen Veränderungen festlegen.

Die Bestimmung der krankheitsverursachenden klimatischen Faktoren geschieht hauptsächlich durch Beobachtung der klinischen Symptome und weniger durch die Suche nach den pathogenen Faktoren selbst. Zum Beispiel bedeutet die Diagnose „Eindringen von Wind" nicht zwangsläufig, daß der Patient Zugluft ausgesetzt war. Sie sagt lediglich, daß die klinische Symptomatik auf die charakteristischen Zeichen des natürlichen Windes hinweist. Außerdem können die klinischen Symptome, die den Eigenschaften des natürlichen Windes entsprechen, auch durch das Auftreten innerer Faktoren verursacht sein. Daher können die pathogenen Faktoren Wind, Kälte, Hitze, Nässe, Trockenheit und Feuer von außen durch starke klimatische Veränderungen und Keime, die Infektionskrankheiten verursachen, bedingt sein oder von innen durch krankheitsverursachende Faktoren, die im Inneren des Körpers aus anderen Gründen auftreten.

1. Wind und Wind-Syndrome

Wind ist bewegte Luft. Symptome mit folgenden Charakteristika sind durch Wind verursacht und werden unter dem Überbegriff Wind-Syndrome aufgeführt:

(1) Symptome oder Erkrankung mit plötzlichem Beginn und schnellem Verschwinden, z. B. Urtikaria und angioneurotisches Ödem.

(2) Erkrankungen mit wandernden Beschwerden, z. B. rheumatische Arthritis mit wandernden Gelenkschmerzen.

(3) Allgemeinerkrankungen mit ausgeprägten Symptomen im Kopf und Gesicht, z. B. akute Nephritis mit geschwollenen Augenlidern.

(4) Symptome oder Erkrankungen, die mit einem plötzlichen Auftreten unwillkürlicher pathologischer Bewegungen oder Empfindung pathologischer Bewegungen verbunden sind, z. B. Tremor, Zuckungen, Krämpfe, Schwindel, Bewußtlosigkeit und Apoplex.

(5) Abneigung gegen Wind und Schweiß (als ob der Wind die Poren öffnet), die bei gewissen Erkältungskrankheiten und bei Patienten mit Mangel an Lebensenergie zu beobachten sind.

Wind-Syndrome können daher in zwei Kategorien eingeteilt werden: Äußere Wind-Syndrome (Erkältungskrankheiten und akute rheumatische Arthritis nach Wind- und Kälteeinflüs-

Ätiologie und Pathogenese

sen) und innere Wind-Syndrome (wie Schwindel und Schlaganfall). Allerdings kann man die Ätiologie nicht nur aufgrund von Ähnlichkeiten der klinischen Symptome festlegen. Diese Art der „ätiologischen" Klassifikation basiert in Wirklichkeit auf den therapeutischen Wirkungen. Zum Beispiel können Erkältungskrankheiten („einen Zug bekommen"), Urtikaria („Wind-Ausschlag"), rheumatische Arthritis mit wandernden Schmerzen („Wind-Arthritis") und akute Nephritis im Anfangsstadium („Ödem") alle mit windvertreibenden Arzneimitteln wie Herba Schizonepetae, Radix Saposhnikoviae und Herba Ephedrae behandelt werden. Endogene Syndrome, ob sie als Hypertonie, Ménière-Syndrom oder zerebrovaskuläre Syndrome in Erscheinung treten, können mit Arzneimitteln zur Dämpfung von innerem Wind (Sedativa und Antikonvulsiva) behandelt werden.

2. Kälte und Kälte-Syndrome

Kälte ist ein wichtiger, in der klinischen Praxis häufig vorkommender, krankheitsverursachender Faktor. Er kann äußeren Ursprungs (Kälteexposition) und inneren Ursprungs (herabgesetzter Wärmehaushalt) sein. Krankheitsbilder, die durch Kälte verursacht sind, haben folgende Charakteristika:

(1) Kälte verbraucht die Wärmeenergie des Körpers mit Neigung zu Frieren und kalten Extremitäten.

(2) Kälte verursacht Muskelkontraktion.

(3) Kälte verursacht Stagnation des Qi und des Blutes und dadurch bedingte Schmerzen. (Schmerz, der durch Kälte verursacht ist, ist durch seine Schwere, seine fixierte Lokalisation und seine Verschlimmerung während und nach Kälteexposition charakterisiert.)

(4) Kälte greift häufig den Gastrointestinaltrakt an, mit dadurch entstehenden abdominellen Schmerzen, Erbrechen und Diarrhö.

Die Methode zur Differenzierung äußerer und innerer Kälte-Syndrome besteht in der Beurteilung ihrer Reaktion auf Hitze. Bei einem äußeren Kälte-Syndrom kann das Frieren, vor allem wenn es als ein Frühsymptom einer Infektionskrankheit auftritt, nicht durch wärmere Bekleidung oder äußere Wärme erleichtert werden. Das Frieren aufgrund eines herabgesetzten Wärmehaushalts bei einem inneren Kälte-Syndrom kann dagegen leicht durch Anwendung von Wärme gebessert werden.

3. Nässe und Nässe-Syndrome

Ein feuchtes Wetter und nasse Umgebung können Krankheiten verursachen, jedoch haben nicht alle Nässe-Syndrome ihren Ursprung in äußerer Nässe. In vielen Fällen führt eine Dysfunktion der inneren Organe, besonders der Milz, zu einer Nässebildung im Körper. Im folgenden werden die Charakteristika der Nässe-Syndrome aufgezählt:

(1) Nässe macht Dinge klebrig; daher verlaufen Krankheiten, die durch Nässe bedingt sind, oft langwierig.

(2) Nässe macht Dinge schwer; aus diesem Grund empfinden Patienten, die an einem Nässe-Syndrom leiden, oft Schwere im Kopf (als ob der Kopf eng gebunden wäre), im Körper und an den Extremitäten.

(3) Nässe kann sich in trübe Flüssigkeit wandeln; aus diesem Grund werden trübe Absonderungen (wie pathologische Leukorrhoe, trüber Urin und Exsudation aus Hautausschlägen) gewöhnlich pathogener Nässe zugeordnet.

(4) Da die Nässe den normalen Qi-Fluß beeinträchtigt, treten bei einer Schädigung der Funktion der Lungen Empfindungen wie Völle in der Brust, Dyspnoe und Husten mit übermäßigem Auswurf auf; ist die Funktion der Milz und des Magens beeinträchtigt, kann man epigastrische oder abdominelle Mißempfindungen, Appetitlosigkeit, Übelkeit, Erbrechen und Diarrhö finden.

Der Beginn der Erkrankung und die Lokalisation der pathologischen Läsion helfen, zwischen äußerer und innerer Nässe zu differenzieren. Nässe-Syndrome mit plötzlichem Beginn, vor allem nach Feuchtigkeitseinflüssen (z. B. Durchnässung im Regen) mit Symptomen eines äußeren Syndroms (Fieber und Frösteln, Kopfschmerz, als wäre der Kopf eng gebunden und Gelenkschwellungen und Schwereempfindung der Gelenke) weisen auf ein Eindringen äußerer Nässe hin. Bei einer Beeinträchtigung der inneren Organe ist die Differenzierung schwieriger. Zum Beispiel ist in Fällen äußerer Nässe eine Dysfunktion der Milz und des Magens die Wirkung, die Nässe die Ursache. In Fällen innerer Nässe ist die Nässe das Ergebnis der Erkrankung und die Dysfunktion der Milz die Ursache.

4. Trockenheit und Trockenheits-Syndrome

Äußere Trockenheit tritt aufgrund trockenen Wetters häufig im Herbst auf. Da der obere Respirationstrakt direkt dem trockenen Klima ausgesetzt ist, greift die Trockenheit leicht die Lunge an, mit Symptomen wie trockener Mund, trockene Lippen, trockene Nase, trockener Hals und Husten. Allerdings können auch andere Faktoren zu einer Trockenheit im Körper führen, z. B. Mangel an Körpersäften, übermäßige Verabreichung wärmender und trocknender Arzneimittel, übermäßiges Erbrechen, schwere Diarrhö, ausgeprägtes Schwitzen, massive Hämorrhagie, hohes Fieber und chronische Erschöpfung. Diese Zustände von Säfte-Mangel sind den inneren Trockenheits-Syndromen zuzuordnen, die durch trockene Haut, rissige Lippen, trockenen Husten, Durst und Verstopfung charakterisiert sind. Die Differenzierung zwischen äußerer und innerer Trockenheit ist gewöhnlich leicht, da die primären Faktoren der inneren Trockenheit meist klar ersichtlich sind. Außerdem sind die Symptome, die durch äußere Trockenheit verursacht sind, gewöhnlich auf den Respirationstrakt beschränkt, während die Symptome, die durch innere Trockenheit bedingt sind, im ganzen Körper auftreten.

5. Hitze und Hitze-Syndrome

Obwohl hohe Temperaturen Erkrankungen, wie z. B. Hitzschlag, verursachen können, sind die meisten Hitze-Fälle durch pathogene Faktoren verursacht, die Fieber, Durst, Reizbarkeit, konzentrierten Urin, rote Zunge mit gelbem Belag und beschleunigten Puls (Hitze-Syndrome) erzeugen. Neben äußerer Hitze können auch andere äußere Faktoren wie Wind, Kälte, Nässe und Trockenheit in Hitze umgewandelt werden und so Hitze-Syndrome verursachen.

Innere krankheitsverursachende Faktoren, die häufig durch einen Yin-Mangel bedingt sind, können ebenfalls Hitze-Syndrome hervorrufen. Methoden zur Differenzierung von Syndromen, die durch äußere oder innere Hitze bedingt sind, werden an anderer Stelle beschrieben.

6. Feuer und Feuer-Syndrome

Die TCM ordnet akute Entzündungen mit lokaler Rötung und Hitze oder Fieber dem Feuer zu. Feuer oder ausgeprägte Hitze kann die Körpersäfte schädigen mit Symptomen, wie z. B. Mundtrockenheit, Durst, Verlangen zu Trinken, Verstopfung und Oligurie. Ebenso kann das Feuer die Blutgefäße schädigen und zu Blutungen führen. Äußere pathogene Faktoren können direkt Feuer-Syndrome verursachen. Äußeres Feuer wird jedem pathogenen Faktor zugeordnet, der lokale Entzündungen bedingen kann. Allerdings können sich viele andere pathogene Faktoren äußerer und innerer Art auch in Feuer umwandeln und so Feuer-Syndrome verursachen. Zum Beispiel können emotionale Faktoren zu einer funktionellen Störung der Leber und des Herzens führen, mit Auftreten der Syndrome Leber-Feuer und Herz-Feuer.

Sind endogene Faktoren die Ursache des Feuer-Syndroms, können die ursächlichen Faktoren im emotionellen Bereich, der Ernährung, im Streß oder in Inaktivität liegen.

Emotionale Faktoren (Freude, Wut, Melancholie, Angst, Kummer, Furcht und Schreck) reflektieren den mentalen Zustand eines Menschen. Unter normalen Bedingungen sind sie physiologische Phänomene; sind sie jedoch zu stark (entweder infolge der Intensität der Reize oder einer Überempfindlichkeit des Individuums auf diese Reize) können sie zur Erkrankung führen. In diesem Fall werden die Emotionen und nicht die Reize der Umgebung als pathogene Faktoren betrachtet, die direkt zu einer Dysfunktion der Zang-Fu-Organe und damit zu einer gestörten Qi- und Blutzirkulation führen. Erkrankungen, die durch emotionale Faktoren verursacht sind, werden als innere Erkrankungen oder innere Verletzungen bezeichnet.

Unterschiedliche emotionale Veränderungen schädigen selektiv die verschiedenen Zang-Fu-Organe, z. B. führt Wut zu einer Schädigung der Leber und Angst zu einer Schädigung der Milz. Klinisch werden Störungen, die durch emotionale Faktoren bedingt sind, meist bei Problemen des Herzens, der Leber, der Milz und des Magens beobachtet.

Diätfehler können die Ursache von Feuer-Syndromen sein. Fehlerhafte Ernährung, einschließlich übermäßiger Nahrungsaufnahme, vermehrter Aufnahme von rohen und kalten Speisen, einseitige Bevorzugung spezieller Speisen und Aufnahme ungesunder Nahrung können Magen und Milz schädigen. Allgemein kann man sagen, daß eine falsche Ernährungsweise Verdauungsstörungen verursacht. Wenn Milz und Magen in ihrer Funktion intakt sind, aber übermäßig belastet werden, tritt eine Verdauungsstörung vom Fülle-Typ auf. Diese Verdauungsstörung sollte mit verdauungsanregenden Stoffen oder Arzneimitteln behandelt werden, die unverdaute Nahrung in Magen und Darm aufschließen helfen. Sind jedoch Milz und Magen vorgeschädigt, kann es bereits bei leichten Diätfehlern zu

Verdauungsstörungen kommen. In diesen Fällen sollte der Arzt tonisierende Substanzen zur Kräftigung der Milz- und der Magen-Funktion verschreiben.

Überanstrengung, Müdigkeit oder mangelnde körperliche Betätigung können ebenso die Zang-Fu-Organe schädigen. Mangel an nötiger körperlicher Betätigung kann den Qi- und Blutfluß verlangsamen, die Zang-Fu-Organe schwächen und die Körperabwehrfähigkeit schwächen. Langanhaltende Überanstrengung verbraucht Qi und Blut und kann zu Mangel-Syndromen führen. Die TCM betont außerdem die nachteiligen Wirkungen einer übermäßigen sexuellen Aktivität. Da der Samen ein Teil der Lebensessenz ist und da die Lebensessenz in den Nieren gespeichert wird, führt übersteigerte sexuelle Aktivität zu einer Schwächung der Nieren und dadurch zu einem Energiemangel durch die Schädigung der Essenz.

Obwohl innere pathogene Faktoren durch direkte Schädigung der Zang-Fu-Organe Krankheiten hervorrufen können, ist die Pathogenese gewöhnlich durch Begleitfaktoren kompliziert. Zum Beispiel kann Wut zu einer Schädigung der Leber führen, aber „eine Schädigung der Leber durch Wut" wird selten allein diagnostiziert. Wut beeinträchtigt üblicherweise den normalen Qi-Fluß in der Leber, führt zu einer Leber-Qi-Stagnation, die wiederum eine Blut-Stase und dann weitere sekundäre Störungen bedingt. Deshalb können Qi-Stase und Blut-Stase, obwohl sie nur die Folgen der Pathologie sind, selbst als pathogene Faktoren wirken. Ähnliche Bedingungen finden wir, wenn Angst und fehlerhafte Ernährung zu einer Störung der Milz führen, die infolge dieser Störung Schleim bildet.

7. Stagniertes Qi und Syndrom der Qi-Stagnation

Qi ist die bewegende Kraft der verschiedenen Zang-Fu-Funktionen, daher ist die Qi-Stagnation nicht ausschließlich auf die Leber bezogen. Wut kann zu einer Qi-Stagnation der Leber führen, jedoch bewirken emotionale Faktoren ebenfalls Qi-Stagnation in anderen Zang-Fu-Organen wie Herz, Magen und Milz. Schmerz und Blähungen sind häufige Manifestationen eines gestauten Qi. Allgemein gesagt, verursacht eine Stauung des Qi Schmerz, der sich ausdehnt, oft seine Lokalisation wechselt und zeitweise durch Abgang von Gasen (z. B. Aufstoßen kann Blähungsschmerzen des Magens lindern) erleichtert wird.

8. Blut-Stase und Blut-Stase-Syndrom

„Das Qi ist die dynamische Kraft des Blutflusses", sagt der Kanon der Medizin. Qi-Stagnation verursacht Blut-Stase, die wiederum zu einem selbständigen pathogenen Faktor wird, der verschiedene Störungen hervorrufen kann. Starke Schmerzen von stechendem Charakter und fixierter Lokalisation sind das übliche klinische Bild einer Blut-Stase.

Das Konzept der Blut-Stase in der TCM ist wesentlich weiter gefaßt als in der modernen Westlichen Medizin. Schulmedizinisch wird eine Blut-Stase als Verzögerung oder Aufhebung des Blutflusses in den Gefäßen betrachtet (venöse Kongestion). In der TCM ist der typischste Fall der Blut-Stase die Extravasation des Blutes, bei der das ausgetretene Blut nicht mehr fließt. Das Konzept der Blut-Stase findet verschiedene Anwendungen:

Ätiologie und Pathogenese

(a) In der Traumatologie werden Verletzungen und Wunden mit Ekchymosen als Blut-Stase betrachtet.

(b) Wenn stagniertes Blut die Blutgefäße blockiert, tritt das zirkulierende Blut in Form einer Blutung aus den Gefäßen. Dunkle Blutungen oder Auftreten von Blutklumpen werden üblicherweise der Blut-Stase zugeordnet.

(c) Akkumulation von stagniertem Blut führt zur Bildung von Tumoren. Daher werden Hepato-Splenomegalie sowie einige Arten von Tumoren als Folge einer Blut-Stase angesehen.

(d) Jeder Zustand, der von stechenden lokalisierten Schmerzen und anderen Krankheitszeichen wie purpurfarbenen Flecken der Zunge oder purpurfarbener Zunge begleitet sind, ist Folge einer Blut-Stase. Außerdem werden Blutkongestion, Thrombosierungen und Gefäßischämien zusätzlich als Blut-Stase-Syndrome klassifiziert.

9. Schleim und Schleim-Syndrom

Funktionelle Störungen der Lungen, der Milz und der Nieren können die Retention von übermäßigen Flüssigkeiten im Körper verursachen. Kommt es zu einer starken subkutanen Flüssigkeitsansammlung treten Ödeme auf. Sammelt sich übermäßige Flüssigkeit in bestimmten Körperteilen an und verdichtet sich, entsteht Schleim.

Schleim in den Lungen verursacht Husten, Asthma und Auswurf von Sputum. Schleim, der das Herz (Geist) betrifft, verursacht bei Apoplex Bewußtlosigkeit. Schleim und Feuer, die die normale Funktion des Herzens beeinträchtigen, führen zu Epilepsie, Hysterie und manischen Zuständen. Schleim, der die Meridiane und Kollateralen blockiert, verursacht in leichten Fällen Taubheit der Extremitäten und in schweren Hemiplegie. Subkutane Ansammlung von Schleim äußert sich in Tumoren oder Knötchen, wie z. B. vergrößerte Lymphknoten.

Warum werden diese verschiedenen pathologischen Zustände dem Schleim zugeordnet und unter die Kategorie der Schleim-Syndrome zusammengefaßt? Die Texte der Klassiker geben viele Antworten, die überzeugendste davon ist jedoch, daß der Arzt alle diese Krankheitszustände effektiv mit der Methode „Schleim beseitigen" behandeln kann.

Kapitel 5

Hauptkriterien der Differentialdiagnose der Syndrome

In der TCM ist die Diagnose eines Syndroms von größerer Bedeutung als die Diagnose der Erkrankung. Ein Syndrom oder ein Symptomenkomplex ist nicht nur eine Ansammlung von Krankheitssymptomen und Krankheitszeichen, sondern beinhaltet folgende Komponenten: Lokalisation der pathologischen Veränderungen, Ätiologie und Pathogenese der Erkrankung, die Natur des Syndroms und die Widerstandsfähigkeit des Körpers gegen pathogene Faktoren. Die allgemeinen Kriterien zur Syndrom-Differenzierung werden beschrieben durch die Kategorien „Außen" und „Innen", „Hitze" und „Kälte" und „Fülle" und „Leere".

Außen und Innen

Außen und Innen beziehen sich auf die Tiefe oder Lokalisation der Erkrankung, wobei mit Außen die oberflächlichen Anteile des Körpers mit Haut, Subkutangewebe, Schweißdrüsen, Muskeln und die das betroffene Areal durchlaufende Meridiane und Kollaterale bezeichnet werden. Innen beschreibt die inneren Organe (Zang-Fu).

Eindringende äußere pathogene Faktoren (siehe Kapitel 4) verursachen gewöhnlich äußere Erkrankungen. Ihre gemeinsamen klinischen Manifestationen sind: Frösteln und Fieber, Kopfschmerzen, Körper- und Gliederschmerzen, dünner Zungenbelag und oberflächlicher Puls. Bei äußeren Syndromen können auch Symptome des oberen Respirationstrakts wie verstopfte Nase, rauher Hals und Husten auftreten.

Innere Syndrome, verbunden mit Erkrankungen der inneren Organe, können auf folgenden drei Weisen verursacht sein:

1. Übertreten äußerer pathogener Faktoren vom Außen in das Innere. Zum Beispiel kann auf ein äußeres Syndrom mit Frösteln, Fieber, Kopfschmerzen und oberflächlichem Puls, infolge hohes Fieber ohne Frösteln, begleitet von Dyspnoe, Auswurf gelbem, klebrigem Sputums, Brustschmerzen und starkem Durst, eine rote Zunge mit gelbem, klebrigem Belag und ein voller und beschleunigter Puls auftreten. Diese Symptome zeigen ein inneres Syndrom, das durch das Eindringen der pathogenen Faktoren von Außen nach Innen verursacht ist, z. B. ein Hitze-Syndrom der Lungen ausgehend von Außen.

2. Direktes Eindringen der exogenen pathogenen Faktoren in die inneren Organe. Zum Beispiel kann eine Erkältungskrankheit zu Erbrechen, Bauchschmerzen, Diarrhö und Darmgeräuschen führen, was darauf hinweist, daß Magen und Darm betroffen sind; dies ist ein Syndrom, daß durch direktes Eindringen von Kälte in das Innere bedingt ist.

3. Dysfunktion der inneren Organe durch innere Störungen. Zum Beispiel können nach einer emotionalen Erregung Kopfschmerzen, Schwindel, blutunterlaufene Augen oder Tinnitus mit saitenförmigem und beschleunigtem Puls und roter Zunge mit gelbem Zungenbelag auftreten, was auf eine Hyperaktivität der Leber hinweist; dies entspricht einem Feuer-Syndrom der Leber.

Kapitel 5

Die Differenzierung von äußeren zu inneren Syndromen beinhaltet mehrere Schlüsselpunkte. Äußere pathogene Faktoren verursachen meistens äußere Syndrome. Äußere Syndrome treten im Frühstadium äußerer Affektionen auf und dauern nur kurz. Es ist eine Regel, daß diese Syndrome Frösteln oder Abneigung gegen Kälte (oder Wind), einen dünnen Zungenbelag und einen oberflächlichen Puls aufweisen. Unter diesen Symptomen ist das Auftreten von Frösteln und Abneigung gegen Kälte (oder Wind) von größter Bedeutung. Dysfunktionen der inneren Organe werden als innere Syndrome charakterisiert. Tritt bei ihnen Fieber auf, wird dies nicht von Frösteln oder Abneigung gegen Kälte begleitet. Die anderen Symptome der inneren Syndrome sind entsprechend der betroffenen inneren Organe unterschiedlich.

In Ergänzung zu den oben genannten Syndromen haben zwei andere allgemeine Syndrome eine Beziehung zu Außen und Innen. Bei dem einen Syndrom handelt es sich um eine Affektion, die zwischen Außen und Innen lokalisiert ist und durch alternierendes Fieber und Frösteln, ein Völlegefühl oder Schmerz in der Brust- und Rippenregion, einen bitteren Mundgeschmack, trockenen Hals, Übelkeit, Appetitverlust und saitenförmigen Puls charakterisiert ist. Bei dem anderen Syndrom handelt es sich um eine Affektion des Äußeren und des Inneren, gekennzeichnet durch gleichzeitiges Auftreten äußerer und innerer Symptomenkomplexe.

Hitze und Kälte

Die Differenzierung eines Syndroms bezüglich Hitze und Kälte ist wichtig, da sie die Grundlage für die Verschreibung von Arzneimitteln von heißem oder kaltem Temperaturverhalten ist.[1]

Syndrome, die durch pathogene Hitze, Sommer-Hitze oder Trockenheit verursacht sind, sind meist heißer Natur, während Syndrome, die durch pathogene Kälte bedingt sind, im Frühstadium der Erkrankung oft von kalter Natur sind. Ebenso können ein Yin- und Yang-Mangel zu Hitze- und Kälte-Syndromen führen. In Kombination mit der Tiefe der Erkrankung (außen oder innen) können die Kälte- und Hitze-Syndrome in vier Kategorien eingeteilt werden: Kälte im Äußeren, Hitze im Äußeren, Kälte im Inneren und Hitze im Inneren.

Das äußere Kälte-Syndrom weist ausgeprägtes Frösteln und leichtes Fieber, Schweißlosigkeit, dünnen weißen Zungenbelag und oberflächlichen gespannten Puls als Symptome auf.

Das äußere Hitze-Syndrom ist durch Fieber mit leichtem Frösteln und durch Windempfindlichkeit charakterisiert. Dieses Syndrom kann außerdem eine leichte Schweißbildung und schwachen Puls beinhalten. Der Zungenbelag ist dünn, aber gelegentlich etwas gelblich. Der Puls ist oberflächlich und beschleunigt.

Kälte- und Hitze-Syndrome des Inneren sind wesentlich komplizierter.

Bei Kälte- und Hitze-Syndromen führen unterschiedliche Ursachen zu unterschiedlichen Symptombildern. Da das Innere des Körpers viele innere Organe umfaßt, mit ihren jeweils typischen gestörten physiologischen Funktionen, kommt es zu unterschiedlichen Sympto-

34

menbildern. Allgemein kann gesagt werden, daß ein Kälte-Syndrom eines inneren Organs als Hypofunktion und das Hitze-Syndrom des Organs als Hyperfunktion bezeichnet werden kann.

Trotz dieser großen Vielfalt von Symptomenbildern haben Kälte- und Hitze-Syndrome charakteristische Gemeinsamkeiten. Blässe, Kälteempfindlichkeit, Durstlosigkeit, weiche Stühle, große Mengen hellen Urins, blasse Zunge mit weißem Belag und langsamer Puls sind die Symptome eines inneren Kälte-Syndroms. Besteht Schmerz, wird er durch Kälte verschlimmert und durch Wärme erleichtert. Besteht Auswurf, ist das Sputum dünn, schaumig und weißlich.

Im Gegensatz dazu zeigt ein inneres Hitze-Syndrom Symptome wie gerötetes Gesicht, Fieber oder Fiebrigkeitsgefühl, Durst, Reizbarkeit und Ruhelosigkeit, Verstopfung, wenig dunkelfarbigen Urin, rote Zunge mit gelbem Belag und beschleunigten Puls. Besteht Schmerz, wird dieser durch Hitze verschlimmert und durch Kälte gebessert. Besteht Auswurf, ist das Sputum dick, klebrig und gelblich. Auch wenn diese Kriterien den Ärzten in den meisten Fällen helfen, zwischen Kälte- und Hitze-Syndromen zu differenzieren, sollte besondere Beachtung auf folgende Aspekte gelegt werden:

(1) *Umwandlung von Kälte in Hitze und umgekehrt.* Es ist typisch, daß sich äußere Kälte nach Eindringen in das Innere des Körpers in Hitze umwandelt. Das äußere Kälte-Syndrom beginnt mit Frösteln, verstopfter Nase, Kopfschmerzen und allgemeinen Gliederschmerzen, dünnem, weißem Zungenbelag und oberflächlichem gespannten Puls. Später entwickelt sich hohes Fieber und das Frösteln verschwindet; die Zunge rötet sich, und der Zungenbelag wird dick und gelb, und der Puls ist beschleunigt. In dieser Form erfolgt die Umwandlung eines äußeren Kälte-Syndroms in ein inneres Hitze-Syndrom.

(2) *Gemeinsames Auftreten und Ineinandergreifen von Hitze und Kälte.* Komplizierte Fälle, bei denen Kälte- und Hitze-Syndrome kombiniert auftreten, haben vier Hauptmuster:

(a) Kälte im Äußeren und Hitze im Inneren;

(b) Hitze im Äußeren und Kälte im Inneren;

(c) Kälte im oberen Teil des Körpers und Hitze im unteren Teil; und

(d) Hitze im oberen Teil des Körpers und Kälte im unteren Teil.

Zum Beispiel kann sich äußere pathogene Kälte nach Eindringen in das Innere des Körpers in Hitze umwandeln, wobei Kälte im Äußeren weiterhin bestehen bleibt. Beide Syndrome bestehen gleichzeitig. Der Patient kann unter Frösteln, Kopfschmerz und Schweißlosigkeit leiden und zur gleichen Zeit Symptome wie Fieber mit Reizbarkeit, Durst und Verstopfung haben.

(3) *Falsche Kälte und Falsche Hitze.* Symptome von Falsche Kälte und Falsche Hitze sind irreführend und bedürfen einer sorgfältigen Diagnose. Fühlt sich der Patient fröstelig, möchte jedoch nicht dick zugedeckt werden, wenn die Extremitäten sich kalt fühlen, aber Brust und Abdomen heiß anfüllen, liegt ein Hitze-Syndrom vor, obwohl diese Symptome auf eine Kälteerkrankung hinweisen. Fühlt sich ein Patient heiß, möchte jedoch dick zugedeckt werden, ist durstig, hat allerdings nur das Verlangen, wenig zu trinken, bewegt sich ruhelos,

während er aber mental ruhig ist und einen schwarzen, feuchten Zungenbelag hat, liegt ein Kälte-Syndrom vor, auch wenn die Manifestationen Falsche Hitze-Symptome sind.

Fülle und Leere

Fülle und Leere definieren gegensätzliche Kräfte: die pathogenen Faktoren, die den Körper angreifen und die Körperabwehrkräfte, die diesen Faktoren widerstehen. Leere bezieht sich auf eine Schwäche der Körperabwehrkräfte; Fülle bezieht sich auf ein Übermaß an pathogenen Faktoren. Sind die krankmachenden Faktoren schwach und die Körperabwehr stark, befindet sich der Körper in einem gesunden Zustand.

Es gibt drei weite Kategorien von Leere- und Fülle-Syndromen:

(1) Leere-Syndrome, die sich als mangelnde Körperabwehrkraft und mit geringem Einfluß pathogener Faktoren manifestieren;

(2) Fülle-Syndrome, die durch eine heftige Auseinandersetzung zwischen starken pathogenen Faktoren und ebenso starker Körperabwehr, die diesen Faktoren entgegenwirkt, zeigen und

(3) komplizierte Leere- und Fülle-Syndrome, bei denen eine schwache Körperabwehr nicht in der Lage sind, dem aktiven pathogenen Faktor zu widerstehen. Komplizierte Syndrome können in zwei weitere Typen eingeteilt werden: Leere-Syndrome, die mit Fülle kombiniert sind, und Fülle-Syndrome, die mit Leere kombiniert sind.

Die TCM klassifiziert Leere-Syndrome bezüglich der Körperfunktionen, die geschwächt sind, wie z. B. Yin-Mangel (Lebenssubstanz) des Herzens, Yang-Mangel (Lebensfunktion) der Nieren und Qi-Mangel (Lebensenergie) der Milz. Fülle-Syndrome gliedern sich entsprechend der Kategorien der pathogenen Faktoren und der folgenden Antwort des Körpers oder der inneren Organe, wie z. B. Stauung von Hitze im Magen, Kälte-Nässe, die in die Milz eindringt, und Aufflammen des Leber-Feuers.

Leere- und Fülle-Syndrome haben viele Symptommuster. Spontanes Schwitzen, blasse Zunge, oberflächlicher und schwacher Puls charakterisieren ein äußeres Syndrom vom Leere-Typ bzw. äußeres Leere-Syndrom. Ein äußeres Syndrom vom Fülle-Typ bzw. äußeres Fülle-Syndrom ist z. B. ein äußeres Kälte-Syndrom, das durch Frieren, dünnen, weißen Zungenbelag, oberflächlichen und gespannten Puls und Schweißlosigkeit charakterisiert ist. Das Hauptkriterium zur Differenzierung zwischen Leere- und Fülle-Typen bei äußeren Symptomen liegt in der Anwesenheit oder dem Fehlen von Schweißbildung, die das Frösteln begleitet.

Bei inneren Syndromen sind die Bedingungen weitaus komplizierter. Allgemein kann man sagen, daß innere Syndrome vom Leere-Typ bzw. innere Leere-Syndrome gewöhnlich bei chronischen Erkrankungen auftreten. Zusätzlich zu den unterschiedlichen Symptomen, die durch die entsprechende Beeinträchtigung der Zang-Fu-Organe entstehen, finden sich bei einem inneren Leere-Syndrom folgende Symptome: Schwäche oder Abmagerung, Müdigkeit, Kurzatmigkeit, Spontanschweiße oder Nachtschweiße, Schmerz, der durch Druck gebessert wird, fehlender Zungenbelag oder dünner Zungenbelag und zarter oder schwacher Puls.

Ein inneres Syndrom vom Fülle-Typ bzw. ein inneres Fülle-Syndrom wird gewöhnlich bei frischeren Erkrankungen beobachtet. Die klinischen Symptomatik variieren mit dem betroffenen Zang-Fu-Organ und werden in Kapitel 6 diskutiert. Besteht Schmerz, wird dieser durch Druck verschlimmert und ist von Berührungsempfindlichkeit begleitet. Der Zungenbelag ist gewöhnlich dick oder klebrig, und der Puls kräftig.

Die Natur der Erkrankung (Hitze und Kälte) führt zu einer weiteren Unterteilung der inneren Fülle- und Leere-Syndrome. Innere Kälte-Syndrome vom Fülle-Typ sind in der klinischen Praxis nicht von großer Bedeutung. Ein Beispiel dafür ist das direkte Eindringen äußerer Kälte in den Magen und den Darm.

Die meisten Fälle innerer Kälte-Syndrome sind vom Leere-Typ, speziell in Verbindung mit Yang-Mangel.

Ein inneres Hitze-Syndrom vom Fülle-Typ ist häufig, nicht nur in Form von fieberhaften Erkrankungen infolge äußerer Affektionen, sondern auch Erkrankungen infolge innerer Störungen ohne Fieber. In Fällen von fieberhafter Erkrankung ist das Syndrom durch hohes Fieber, gerötetes Gesicht, Durst, Verlangen nach kalten Getränken, Verstopfung, rote Zunge mit gelbem Belag und beschleunigten und kräftigen Puls gekennzeichnet. In Fällen innerer Störungen sind die klinischen Manifestationen unterschiedlich und durch die Beeinträchtigung der Zang-Fu-Organe bestimmt. Zum Beispiel kann ein Wutausbruch die Ursache einer plötzlichen Schwindelattacke und von Tinnitus sein, begleitet von einem geröteten Gesicht, brennendem Schmerz in den Hypochondrien, Trockenheit und bitterem Geschmack im Mund, geröteter Zunge mit gelbem Belag und saitenförmigem, beschleunigtem Puls. Diese Symptome bezeichnen ein Syndrom übermäßigen Leber-Feuers, ein inneres Hitze-Syndrom vom Fülle-Typ.

Innere Hitze- und Kälte-Syndrome vom Leere-Typ sind oft mit Yin-Mangel bzw. Yang-Mangel assoziiert. Yin-Mangel kann ein inneres Hitze-Syndrom vom Leere-Typ hervorbringen. Dieser Zustand weist nachmittägliches Fieber, Wangenrötung, trockenen Mund und trockenen Hals, Hitzeempfindung der Handflächen und Fußsohlen, Nachtschweiße, Verstopfung, konzentrierten Urin, rote Zunge ohne Belag oder mit etwas weißlichem Belag sowie einen zarten und beschleunigten Puls auf. Yang-Mangel führt gewöhnlich zu einem inneren Kälte-Syndrom vom Leere-Typ. Die klinischen Symptome sind Frösteln, kalte Extremitäten, Blässe, Durstlosigkeit, Spontanschweiße, weiche Stühle, heller Urin, blasse Zunge mit weißem Belag und schwacher und langsamer Puls.

Leere- und Fülle-Syndrome können kombiniert auftreten und werden häufig in der klinischen Praxis beobachtet. Allgemein kann folgendes gesagt werden: Sind endogene pathogene Faktoren sekundär durch eine Schwäche der inneren Organe verursacht, handelt es sich um ein Leere-Syndrom, das durch Fülle kompliziert ist. Führen äußere pathogene Faktoren zu einer Schädigung der Lebensenergie, Essenz oder Organfunktionen handelt es sich um ein Fülle-Syndrom, das durch Leere kompliziert ist. Entsprechend der Traditionellen Chinesischen Medizin wird eine chronische Nephritis mit nephrotischem Syndrom als eine Unterfunktion der Milz und der Nieren mit übermäßiger Feuchtigkeit-Nässe bezeichnet. Es handelt sich dabei um ein Leere-Syndrom, weil die Bildung von Feuchtigkeit-Nässe durch Unterfunktion von Milz und Nieren bedingt ist. Allerdings ist das Syndrom begleitet von einer Fülle von Feuchtigkeit-Nässe.

Zusammengefaßt kann gesagt werden, daß Außen und Innen, Hitze und Kälte und Fülle und Leere allgemeine Kriterien sind, die zur Differenzierung von Krankheitszuständen angewandt werden. Auch bei sehr komplizierten klinischen Bildern und pathologischen Veränderungen dienen diese Kriterien als Basis für eine genaue Diagnose.

Anmerkungen

1 Alle Arzneimittel fallen unter zwei allgemeine Kategorien: „kalt" und „kühl" im Gegensatz zu „heiß" und „warm". Für Kälte-Syndrome verwendet man Arzneimittel von warmer oder heißer Eigenschaft, während bei Hitze-Syndromen kühle oder kalte Arzneimittel indiziert sind.

Kapitel 6

Diagnose und Behandlung entsprechend der pathologischen Veränderungen der inneren Organe (Zang-Fu)

Unter den verschiedenen Möglichkeiten der Diagnose von Syndromen ist die Diagnose der pathologischen Veränderungen der inneren Organe (Zang-Fu) die nützlichste. In diesem Buch wird diese Methode detailliert beschrieben. Wendet man diese Methode mit den allgemeinen Kriterien an, die in Kapitel 5 beschrieben sind, können genaue Diagnosen innerer Erkrankungen gestellt werden.

Abschnitt I
Syndrome der Leber und der Gallenblase

Die Leber ist in der Region des rechten Hypochondriums gelegen. Der Meridian verläuft aber in beidseitigen Rippenregionen und Hypochondrien. Die Leber speichert Blut, reguliert und harmonisiert den Fluß des Qi und des Blutes und kontrolliert die Sehnen. Die Gallenblase ist an der Leber fixiert. Sie speichert Galle. Da beide Organe gekoppelt sind, werden Erkrankungen der Gallenblase oft aus der Sicht der Leberfunktion betrachtet.

Symptome und Zeichen

I. Symptome und Zeichen durch mangelnde Speicherung von Blut in der Leber

Der „Kanon der Medizin" beschreibt die blutspeichernde Funktion der Leber wie folgt: „Man kann nur dann mit den Augen sehen, mit den Füßen gehen, mit den Händen greifen und mit den Fingern halten, wenn die Augen, die Füße, die Hände und Finger durch die Leber mit Blut genährt werden." „Wenn man abends zu Bett geht, fließt ein Teil des zirkulierenden Blutes in die Leber." Mit anderen Worten benötigt physische Aktivität (Bewegungen der Gelenke und Extremitäten werden als Funktionen der Sehnen betrachtet) sowie das Sehvermögen Blut, das von der Leber zur Verfügung gestellt wird. Ist das in der Leber gespeicherte Blut verringert, kommt es zur Blässe, zu unscharfem Sehen, Trockenheit der Augen, Krämpfen der Sehnen und Muskeln, Taubheit der Glieder und bei Frauen zu abgeschwächter Menstruation mit verlängertem Zyklus. Außerdem kann es zu massiven Blutungen wie Hämatemesis oder starker Uterusblutung kommen, wenn Leber-Feuer (z. B. nach einem Wutanfall) die Fähigkeit der Leber, Blut zu speichern, beeinträchtigt.

II. Symptome und Zeichen infolge mangelnder Harmonisierung und Regulierung des Qi und des Blutes

Harmonisierung und Regulierung des Qi beinhalten verschiedene Aspekte: Hält man sich in einer ruhigen und fröhlichen Stimmung, unterstützt man den sanften Fluß des Qi im Leber-Meridian, reguliert den Gallenfluß und die Milz- und Magen-Funktionen. Ist die Funktion des Harmonisierens und Regulierens des Qi geschädigt, tritt eine Qi-Stagnation auf mit Nervosität, Reizbarkeit, Blähungen und Schmerzen im Bereich des Verlaufs des Leber-Meridians (Regionen des Hypochondriums, der Mammae, der Brust, der Bauchseiten und der Inguinalregion), Verdauungsstörungen (Appetitlosigkeit, Aufstoßen, Erbrechen, Blähungen oder Diarrhö) und in einigen Fällen Ikterus.

Da das Qi die bewegende Kraft der Blutzirkulation ist, führt eine starke Qi-Stagnation über einen längeren Zeitraum zu einer Blutstagnation mit stechenden, lokalisierten Schmerzen und Bildungen von Tumoren wie Hepato-Splenomegalie oder gynäkologischen Tumoren.

Eine starke oder anhaltende Leber-Qi-Stagnation wandelt sich in Leber-Feuer mit Symptomen wie Kopfschmerz, Schwindel, ausgeprägte Reizbarkeit, Tinnitus, Hörverminderung und blutunterlaufene Augen. Das Leber-Feuer kann sich darüberhinaus in Wind umwandeln. Die häufigsten Symptome von Leber-Wind sind Schwindel, Tremor und Krämpfe.

III. Symptome und Zeichen infolge einer Dysfunktion der Gallenblase

Die gewöhnlichen Symptome einer Gallenblasenerkrankung sind Schmerzen im rechten Hypochondrium (in der die Gallenblase gelegen ist), bitterer Mundgeschmack, Erbrechen bitterer Flüssigkeit (aufgrund des bitteren Geschmacks der Galle) und Ikterus (infolge von Stauung der Galle im Körper). Diese Symptome werden im folgenden detaillierter dargestellt.

1. *Kopfschmerz.* Kopfschmerz ist ein häufiges Symptom bei Leber-Störungen mit aufsteigendem Leber-Yang, entweder vom Fülle-Typ (Leber-Feuer) oder vom Leere-Typ (übermäßiges Yang aufgrund eines Leber-Yin-Mangels). Kopfschmerzen sind oft von Schwindel, Unruhe und Reizbarkeit begleitet und folgen auf emotionale Erregungen oder werden durch diese verschlimmert. Natürlich sind Kopfschmerzen keineswegs an Leberstörungen gebunden. Sie sind häufig ein Symptom äußerer Affektionen, insbesondere des Einwirkens von Wind.

2. *Schwindel.* Die häufigste Ursache von Schwindel ist übermäßiges Leber-Yang. Fülle kann ebenfalls eine Folge mangelnder Versorgung des Gehirns durch Qi, Blut oder Essenz sein, oder eine Folge von Schleim, der das Gehirn beeinträchtigt. Schwindel, der durch übermäßiges Leber-Yang bedingt ist, kann entweder vom Fülle- oder Leere-Typ sein. Schwindel vom Fülle-Typ beginnt plötzlich und ist von anderen Symptomen eines Leber-Feuers begleitet, wie berstende Kopfschmerzen, Ruhelosigkeit und Reizbarkeit, gerötetes Gesicht, durch Träume gestörter Schlaf und saitenförmiger Puls. Schwindel vom Leere-Typ wird gewöhnlich bei chronischen Fällen beobachtet, in denen das Übermaß an Leber-Yang sekundär die Folge eines Yin-Mangels ist.

3. *Hypochondriumschmerz.* Schmerzen in den Hypochondrien werden üblicherweise den Leberstörungen zugeordnet. Nicht nur die Leber-Qi-Stagnation und ihre Auswirkungen (Blut-Stase) verursachen Hypochondriumschmerzen, die Ansammlung von Nässe-Hitze in der Leber und der Gallenblase hat die gleiche Wirkung. Hypochondriumschmerzen, die durch Stagnation des Leber-Qi bedingt sind, haben ausstrahlenden Charakter, folgen oft auf schlechte Laune und werden durch diese verschlimmert. Schmerz, der durch Blut-Stase verursacht wird, hat stechenden Charakter, ist lokalisiert und kann von Hepatomegalie und Splenomegalie begleitet sein. Ist der Hypochondriumschmerz durch Nässe-Hitze verur-

sacht, wird er oft von bitterem Mundgeschmack, Appetitlosigkeit, Übelkeit, Erbrechen oder Ikterus begleitet.

4. *Tumorbildung.* Sowohl Qi-Stagnation als auch Blut-Stase als Folge einer Funktionsstörung der Leber können zu Tumorbildung führen. Tumoren, die durch eine Qi-Stagnation verursacht werden, haben keine feste Form. Ihr Auftreten und Verschwinden ist nicht vorhersehbar und von Schmerzen, die nicht lokalisiert sind, begleitet. Ein Beispiel einer solchen Tumorbildung im Abdomen sind intestinale Spasmen. Im Gegensatz dazu haben Tumoren, die die Folge einer Blut-Stase sind (z. B. Hepato-Splenomegalie oder gynäkologische Tumoren) gewöhnlich eine feste Form und sind von lokalisierten Schmerzen und Berührungsempfindlichkeit begleitet.

5. *Ikterus.* Nach der TCM kommt es zu einer Gelbsucht, wenn die Gallensekretion beeinträchtigt ist. Es gibt zwei Formen des Ikterus: Yang-Ikterus und Yin-Ikterus. Im Falle des Yin-Ikterus unterdrückt Kälte-Nässe, die ihren Ursprung in einer geschädigten Milz-Magen-Funktion hat, die Sekretion der Gallenflüssigkeit. Im Falle des Yang-Ikterus greift Nässe-Hitze, die durch äußere pathogene Faktoren oder durch einen von Milz und Magen gebildeten pathogenen Faktor (nach schlechten Nahrungsmitteln oder übermäßigem Alkoholgenuß) verursacht ist, die Leber und die Gallenblase an und beeinträchtigt die Sekretion der Gallenflüssigkeit.

Yang-Ikterus ist eine kurzfristige Erkrankung mit hellgelber Verfärbung der Haut und der Skleren. Yin-Ikterus ist eine chronische Erkrankung mit dunkelgelber Verfärbung der Haut und der Skleren. Da der Ikterus nicht nur Leber und Gallenblase, sondern auch Milz und Magen beeinträchtigt, ist diese Erkrankung häufig mit Verdauungsstörungen kombiniert.

6. *Tremor.* Tremor, der in der Regel die distalen Anteile der Extremitäten betrifft, ist ein Wind-Symptom. In meisten Fällen führt ein Leber-Yin-Mangel oder ein kombinierter Leber- und Nieren-Yin-Mangel zu einer Herabsetzung der metabolischen Versorgung der distalen Muskeln mit unwillkürlichem Schütteln und Zittern. Dieses Symptom tritt gehäuft im Alter auf. In einigen Fällen verursacht auch ein Qi- und Blut-Mangel, der zu einer Minderversorgung der distalen Muskeln führt, zu Tremor. Ebenso kann Auftreten von Schleim-Hitze nach emotionaler Erregung, die die Bildung von Leber-Feuer fördert und zu einer Milzschädigung führt, Tremor hervorrufen. In diesen Fällen bildet die gestörte Milz Schleim. Tremor ist eng mit Leberstörungen verbunden und kann in zwei Kategorien klassifiziert werden: Tremor vom Leere-Typ, der bei einer Leberschwäche auftritt; Tremor vom Fülle-Typ, der bei übermäßigem Leber-Feuer zu finden ist.

7. *Krämpfe.* Krämpfe, die durch heftige unwillkürliche Muskelkontraktionen charakterisiert sind, sind ebenfalls Wind-Symptome. Übermäßige Hitze kann durch Erzeugung von Leber-Wind Krämpfe hervorrufen, ebenso durch den Verbrauch von Körpersäften oder durch Eindringen von Wind in das „Perikard" (ein Begriff, der das Zentrum des Nervensystems beschreibt). Krämpfe können auch auftreten, wenn ein Blut- und Qi-Mangel vorliegt (besonders nach ausgeprägten Blutungen) und wenn Blut-Stase und trüber Schleim die Meridiane und Kollaterale blockiert. Krämpfe können daher auch in vielen von den Leberstörungen unabhängigen Krankheitssituationen vorkommen.

Kapitel 6

Syndrom-Differenzierung

I. Mangel-Syndrome der Leber

Mangel-Syndrome der Leber beinhalten einen Mangel an Blut und Yin. Besteht ein Mangel an gespeichertem Blut in der Leber, findet man Blässe, Schwindel, unscharfes Sehen, trockene Augen, Tremor, Krämpfe oder Taubheit der Extremitäten sowie schwache Menstruationsblutung bei verlängertem Zyklus. Besteht ein Mangel an Lebens-Essenz oder Säften in der Leber, treten Schwindel, unscharfes Sehen und Trockenheit der Augen, des Mundes und des Halses auf. Ebenso können Tremor, Spasmen oder Taubheit der Extremitäten vorkommen. Es bestehen sehr große Ähnlichkeiten zwischen der klinischen Symptomatik dieser beiden Syndrome. Männer, die eine Blässe und eine blasse Zunge zeigen, und Frauen, die eine schwache Menstrualblutung aufweisen, sollten mit der Diagnose eines Leber-Blut-Mangels belegt werden. Hat der Patient keine blasse Gesichtsfarbe, ist die Zunge leicht rot anstatt blaß und sind Symptome der Trockenheit betont, besonders bei gleichzeitigem Auftreten von Symptomen von übermäßigem Yang, liegt die Diagnose eines Leber-Yin-Mangels vor. Ist jedoch das übermäßige Yang ausgeprägt, ist die Diagnose Leber-Yin-Mangel mit übermäßigem Leber-Yang. Treten ein Leber-Blut-Mangel und ein Leber-Yin-Mangel gemeinsam auf, lautet die Diagnose Leber-Yin-Blut-Mangel.

Ein Leber-Qi-Mangel wird selten isoliert diagnostiziert. Er ist üblicherweise mit Blut-Mangel kombiniert. Die Hauptsymptome des Leber-Qi-Mangels sind Kraftlosigkeit, Tinnitus, Verschlechterung des Gehörs und Kälteempfindlichkeit.

Leber-Yang-Mangel kann ebenfalls auftreten. Seine Symptomatik beinhaltet Depressionen, Ängstlichkeit und kalte Extremitäten. Dieses Syndrom wird sehr selten beobachtet und ist daher von geringer klinischer Bedeutung.

II. Fülle-Syndrome der Leber

Starke emotionale Belastungen (besonders unterdrückter Ärger) oder äußere Faktoren (wie Nässe-Hitze) sind die Ursachen für Fülle-Syndrome der Leber. Emotionale Belastungen können ein Depressions-Syndrom oder das Syndrom der Leber-Qi-Stagnation verursachen. Diese Muster zeigen Reizbarkeit oder Wutanfälle, Blähungen und Schmerzen in den Bereichen, in denen der Leber-Meridian verläuft (Hypochondrien, Mammae, seitliche Brustwand, Unterbauchregion). Zusätzlich kann der Patient sich über Völlegefühl beklagen. Ist die Qi-Stagnation mit Schleim kombiniert, sind die Völleempfindungen betonter, z. B. als ob ein Kloß den Hals verlegt. Dabei handelt es sich um die Symptomatik eines Globus hystericus. Bei Frauen führt eine Leber-Qi-Stagnation oft zu unregelmäßiger Menstruation. Beeinflußt die Qi-Stagnation Milz und Magen treten Verdauungssymptome auf, wie Appetitlosigkeit, Aufstoßen, Regurgitation, weiche Stühle und Blähungen. Eine alleinige Leber-Qi-Stagnation wird nur diagnostiziert, wenn die Verdauungssymptomatik sehr leicht ist. Sind die Verdauungssymptome betonter, sollte die Diagnose Disharmonie zwischen Leber und Magen und/oder Milz lauten. Leber-Qi-Stagnation tritt häufig bei Neurosen und Menstruationsstörungen auf.

Wie schon Zhu Danxi in „Danxi's Experimentelle Therapie" (1481) betont, „führt übermäßiges Qi (Energie) zur Entwicklung von Feuer". Übermäßige Qi-Stagnation kann sich in Feuer-Syndrome umwandeln. Das Leber-Feuer steigt üblicherweise entlang des Leber- und Gallenblasen-Meridians zum Kopf, den Augen, den Ohren auf und verursacht Kopfschmerzen, Schwindel, blutunterlaufene Augen und Tinnitus und Hörminderung. Da diese Symptome ebenso bei Leere-Syndromen auftreten, z. B. bei Leber- oder Nieren-Yin-Mangel, ist allerdings eine weitergehende Differenzierung notwendig.

Es gibt zwei Arten von Leber-Feuer oder aufsteigendem Leber-Yang. Die eine ist vom Fülle-Typ, die andere vom Leere-Typ. Feuer vom Fülle-Typ tritt üblicherweise akut auf und folgt emotionalen Aufregungen, während Feuer oder aufsteigendes Leber-Yang vom Leere-Typ in der Regel sekundär infolge eines Yin-Mangels auftritt und daher durch verschiedene Symptome des Yin-Mangels zusätzlich zu den Symptomen des Feuers und des aufsteigenden Leber-Yang charakterisiert ist.

Ein ausgeprägtes Leber-Feuer vom Fülle-Typ kann Wind-Syndrome mit Krämpfen und plötzlicher Bewußtlosigkeit und Hemiplegie hervorrufen. Auch Blut-Mangel kann Wind-Syndrome verursachen, allerdings sind diese durch Auftreten von Tremor gekennzeichnet. Die Wind-Syndrome vom Fülle-Typ sind akut und treten plötzlich auf, während bei den Wind-Syndromen mit Blut-Mangel immer eine chronische Erkrankung vorliegt.

Häufige Leber-Syndrome in der inneren Medizin

I. Leere-Syndrome der Leber

1. Leber-Blut-Mangel
(auftretend bei Hepatits, Neurosen, Anämie, Menstruationsstörungen)

Hauptsymptome: Schwindel, unklares Sehen, trockene Augen, Tremor, Krämpfe, Taubheit der Extremitäten, schwache Menstruation bei verlängertem Menstruationszyklus, Blässe, blasse Zunge und zarter Puls.

Therapieprinzip: Blut der Leber nähren.

Rezeptur der Wahl: *Si Wu Tang* (Vier Substanzen Dekokt).

2. Leber-Yin-Mangel mit aufsteigendem Yang
(auftretend bei Hepatitis und Neurosen, Hypertonie)

Hauptsymptome: Symptome des Leber-Blut-Mangels (außer Blässe und blasse Zunge), begleitet von trockenem Mund und trockenem Hals, leichtem Zungenbelag und saitenförmigem, zartem Puls; Hitzeempfindungen der Fußsohlen und Handflächen, begleitet von Schwindel, Kopfschmerzen, Tinnitus, geröteter Zunge mit geringem Belag und saitenförmigem, zartem und beschleunigtem Puls, weisen auf einen Leber-Yin-Mangel mit übermäßigem Yang auf.

Therapieprinzip: Leber-Yin nähren; liegt übermäßiges Yang vor, wird das Leber-Yin genährt und das übermäßige Yang gedämpft.

Rezeptur der Wahl: Bei Leber-Yin-Mangel *Yiguan Jian* (Verbindungsdekokt); bei Leber-Yin-Mangel mit aufsteigendem Leber-Yang *Qi Ju Dihuang Wan* (Pille mit Radix Rehmanniae praeparata, Fructus Lycii und Flos Chrysanthemi).

3. Leber-Qi-Stagnation

(auftretend bei Neurosen, Hepatitis, Cholezystitis, unregelmäßiger Menstruation)

Hauptsymptome: Reizbarkeit und Wutausbrüche, Blähungen und Schmerz im Bereich der Hypochondrien, Mammae, seitlichen Brustwand oder dem Unterbauch (Bereich, die der Leber-Meridian durchläuft), Völlegefühl in der Brust, häufiges Seufzen, bei Frauen unregelmäßige Menstruation und saitenförmiger Puls.

Therapieprinzip: Leber-Qi-Stagnation auflösen.

Rezeptur der Wahl: *Chaihu Shugan San* (Radix Bupleuri Pulver, das die Leber verteilt).

4. Aufflammen des Leber-Feuers

(auftretend bei Hypertonie, Morbus Ménière, akuter Konjunktivitis, Hämorrhagien des oberen Verdauungstrakts)

Hauptsymptome: Ausgeprägte Neigung zu Wutanfällen, Kopfschmerz und Schwindel, blutunterlaufene Augen, Tinnitus, Hörminderung, saitenförmiger, beschleunigter Puls und rote Zunge mit gelbem Belag; außerdem können plötzliche Hämorrhagien wie Hämatemesis und Epistaxis auftreten.

Therapieprinzip: Leber-Feuer dämpfen.

Rezeptur der Wahl: *Longdan Xiegan Tang* (Radix Gentianae; Dekokt, das die Leber entlastet).

5. Aufsteigender Leber-Wind

Hauptsymptome:

(1) Umwandlung übermäßigen Leber-Feuers in Wind (bei zerebrovaskulären Ereignissen): plötzlicher Bewußtseinsverlust, Krämpfe oder Apoplexie mit Hemiplegie, rote Zunge und saitenförmiger, beschleunigter Puls.

Therapieprinzip: Leber-Feuer dämpfen und Wind beheben.

Rezeptur der Wahl: *Zhen'gan Xifeng Tang* (Dekokt zur Beruhigung der Leber und Beseitigung von Wind).

(2) Entstehung inneren Winds durch extreme Hitze (bei Enzephalitis, Meningitis oder Infektionserkrankungen mit hohem Fieber): Krämpfe und Opisthotonus während hohen Fiebers.

Therapieprinzip: Übermäßige Hitze beseitigen und Toxine ausleiten.

Rezeptur der Wahl: *Qingwen Baidu Yin* (Dekokt, das Epidemien beseitigt und Toxine überwältigt).

(3) Entstehung inneren Winds infolge Blut-Mangel (in Fällen chronischer, neurologischer Erkrankungen): Tremor oder Taubheit der Extremitäten, unwillkürliches Kopfschütteln, blasse Zunge und saitenförmiger, zarter Puls.

Therapieprinzip: Blut nähren und Wind dämpfen.

Rezeptur der Wahl: *Bugan Tang* (Dekokt, das die Leber tonisiert).

6. Nässe-Hitze in Leber und Gallenblase
(auftretend bei Ikterus, akuter Cholezystis, Cholelithiasis)

Hauptsymptome: Schmerzen oder Kolliken im rechten Hypochondrium, Ikterus, bitterer Mundgeschmack, Übelkeit, Erbrechen, abdominelle Spannung, gelber, klebriger oder schmieriger Zungenbelag und saitenförmiger und beschleunigter Puls.

Therapieprinzip: Nässe-Hitze aus Leber und Gallenblase ausleiten.

Rezeptur der Wahl: *Yinchenhao Tang* (Herba Artemisiae scopariae Dekokt).

Abschnitt 2
Syndrome des Herzens und des Dünndarms

Das Herz kontrolliert das Blut und die Blutgefäße und beherbergt den Geist. Der Dünndarm nimmt Arzneien der Nahrung auf und scheidet wertlose Substanzen aus. Da die Milz den gesamten Verdauungsprozeß kontrolliert, werden Dünndarm-Erkrankungen mit Verdauungssymptomen häufig als Milz-Syndrom beschrieben. Das Herz und der Dünndarm werden gemeinsam dargestellt, da sie über ihre Meridiane gekoppelt sind.

Symptome und Zeichen

I. Symptome, die durch die gestörte Funktion der Beherbergung des Geistes im Herzen bedingt sind

Ist die Funktion des Herzens, den Geist zu beherbergen, ungestört, ist man mental und psychisch gesund. Ist diese Funktion gestört, treten neurotische Symptome oder Störungen des Bewußtseins auf. Verschiedene ätiologische und pathogenetische Faktoren können diese Funktion stören. Die Lebensessenz und das Blut des Herzens stellen die materielle Basis für die Beherbergung des Geistes dar; ist eine dieser beiden Substanzen verringert, hat der Geist keine Basis und keinen Ort, sich zu beherbergen, und beginnt, zu wandern. Der Patient ist geistesabwesend oder zerstreut, man beobachtet Gedächtnisschwächen, Palpitationen oder nervöse Unruhe untertags und Schlaflosigkeit oder von Träumen gestörten Schlaf in der Nacht.

Pathogene Faktoren wie Feuer und Schleim können die Herz-Funktion schädigen. Feuer behindert den Geist, ruhig zu bleiben und veranlaßt ihn, zu wandern. In diesen Fällen ähnelt die Symptomatik den Fällen mit Mangel an Lebens-Essenz und Blut mit gestörter Fähigkeit des Herzens, den Geist zu beherbergen. Jedoch sind diese Syndrome in ihrer Natur unterschiedlich: Syndrome infolge eines Auftretens von Feuer sind oft vom Fülle-Typ, während die Syndrome des Essenz- und Blut-Mangels immer vom Leere-Typ sind.

Schleim kann das Herz beeinträchtigen, so daß das Bewußtsein verändert wird und Benommenheit, Geistesstörung oder Koma verursacht werden. Greift Schleim-Feuer das Herz an, treten Symptome der Beeinträchtigung des Bewußtseins und des „Wanderns des Geistes" auf, mit geistiger Ruhelosigkeit und zusammenhanglosem Gerede oder Manie.

Die funktionellen Störungen des Herzens bezüglich seiner Funktion, den Geist zu beherbergen, und die sich daraus ergebenden Symptome sind in der Tabelle 2 zusammengefaßt.

Tabelle 2: Funktionelle Störungen des Herzens bezüglich seiner Funktion, den Geist zu beherbergen.

	Pathologie	Symptome
Störung der Beherbergung des Geistes	Qi-Mangel, Blut-Mangel, Beeinträchtigung durch Feuer	„Wandernder Geist" (Geistesabwesenheit, Schlaflosigkeit, durch Träume gestörter Schlaf usw.)
Umnebelung des Herzens	Beeinträchtigung durch Schleim-Feuer Beeinträchtigung durch Schleim oder Nässe-Schleim	Geistesstörungen (Ruhelosigkeit, Manie usw.) Bewußtseinsstörungen (Benommenheit oder Koma)

II. Symptome der Funktionsstörung des Herzens bezüglich seiner Funktion, das Blut und die Gefäße zu kontrollieren

Das Herz-Qi (Energie) gibt dem Blut die bewegende Kraft, das zu seiner Zirkulation in den Blutgefäßen erforderlich ist. Besteht ein Herz-Qi-Mangel treten Palpitationen, Kurzatmigkeit und ein fadenförmiger und schwacher Puls auf. Gelegentlich beeinträchtigt der Herz-Qi-Mangel den regulären Rhythmus des Herzschlages und verursacht Arrhythmien. Herz-Qi-Mangel kann auch zu Blut-Qi-Stase führen. Blut-Stase in den Herzgefäßen verursacht üblicherweise präkordiale oder retrosternale Schmerzen, die in leichten Fällen vorübergehend sind, in schweren Fällen jedoch anhaltend, begleitet von Zyanose, purpurfarbener Zunge oder eine Zunge mit purpurfarbenen Flecken. Außerdem verursachen sowohl ein Herz-Qi-Mangel als auch ein Blutmangel eine Beeinträchtigung der Blutversorgung des ganzen Körpers, dessen deutliche Manifestation die Blässe ist, einschließlich Gesichtsblässe und blasse Zunge.

Symptome infolge Funktionsstörung des Herzens bezüglich der Kontrolle des Blutes und der Gefäße sind in der Tabelle 3 aufgeführt.

Tabelle 3: Funktionsstörung des Herzens bezüglich der Kontrolle des Blutes und der Gefäße

	Pathologie	Symptome
Herz-Qi-Mangel (Energie)	Geschwächte Herzleistung Irreguläre Reizleitung Stagnierter Qi- und Blut-Fluß in den Herzgefäßen	Palpitationen, Kurzatmigkeit, Blässe, blasse Zunge Arrhythmie Präkordialer Schmerz, Zyanose, purpurfarbene Zunge
Herz-Blut-Mangel	Mangel an zirkulierendem Blut	Blässe, blasse Zunge, Schwindel

Es können auch bei einer Erkrankung des Herzens andere Manifestationen auftreten. Die Zunge wird als das Fenster des Herzens bezeichnet. Obwohl verschiedenste Erkrankungen die Zunge verändern können, spiegeln sich die Erkrankungen des Herzens häufig an der Zunge wider. Eine blasse Zunge bedeutet einen Qi- oder Blut-Mangel des Herzens; eine purpurfarbene Zunge ist ein Zeichen einer Blut-Stase; eine gerötete Zunge, speziell eine rote Zungenspitze mit Ulzerationen, ist charakteristisch für aufsteigendes Herz-Feuer. Herz-Feuer kann entweder aufsteigen oder absinken. Beim Absinken verursacht das Feuer Schmerzen der Urethra mit Brennempfindungen während der Miktion oder sogar Hämaturie.

Der folgende Abschnitt ist eine Darstellung der verschiedenen üblichen Symptome einer Erkrankung des Herzens:

1. *Palpitationen.* Palpitationen sind eine Funktionsstörung des Herzens (Geist) durch emotionale Faktoren (wie Erschrecken), Herz-Qi- oder Herz-Blut-Mangel, Herz-Yin-Mangel mit übermäßigem Herz-Feuer oder Erschöpfung des Herz-Yang. Ein Patient mit Palpitationen infolge einer Störung des Geistes ist in der Regel ängstlich und leidet an Schlaflosigkeit. Palpitationen infolge eines Herz-Qi-Mangels treten gewöhnlich während körperlicher Arbeit auf und verschwinden in Ruhe und sind oft von Kurzatmigkeit, Schwindel, Schwäche und Spontanschweißen begleitet. Ruhelosigkeit, Reizbarkeit, Schwindel und Schlaflosigkeit treten bei Palpitationen infolge eines Herz-Yin-Mangels mit übermäßigem Feuer auf. Palpitationen bei Erschöpfung des Herz-Yangs sind von kalten Extremitäten, Ödemen und Oligurie begleitet.

2. *Schlaflosigkeit.* Das Herz (Geist) kontrolliert den Schlaf. Wenn das Yang-Qi (physische und geistige Aktivität) von Aktivität zur Ruhe wechselt, schläft man ein und man erwacht, wenn es von Ruhe zur Aktivität wechselt. Aus diesem Grund basiert ein normaler Schlaf auf dem natürlichen rhythmischen Wechsel von Yin und Yang. Schlaflosigkeit ist ein häufiges Symptom einer Störung des Rhythmuses.

Obwohl eine Dysfunktion des Herzens bezüglich der Beherbergung des Geistes die Hauptursache für Schlaflosigkeit ist, kann auch die Störung anderer Zang-Fu-Organe den rhythmischen Wechsel zwischen Yin und Yang beeinträchtigen. Aus diesen Gründen ist Schlaflosigkeit ein häufiges Symptom folgender Syndrome.

(1) Leere-Syndrome des Herzens und der Milz charakterisiert durch traumgestörten Schlaf, Palpitationen, Vergeßlichkeit, Schwäche, Appetitlosigkeit und Blässe.

(2) Yin-Mangel mit übermäßigem Herz-Feuer oder Leber-Feuer oder beidem, gekennzeichnet durch starke Reizbarkeit, Schlaflosigkeit, Schwindel, Tinnitus, trockenen Mund, Hitzeempfindung an den Fußsohlen und Handflächen und gerötete Zunge mit beschleunigtem Puls; es können ebenso nächtliche Samenergüsse, Vergeßlichkeit, Palpitationen und Lendenschmerzen vorliegen.

(3) Störung des Herzens durch Schleim-Feuer mit Schlaflosigkeit, Völlegefühl in der Brust, Schwere des Kopfes, Reizbarkeit, bitterem Mundgeschmack, Schwindel, gelbem und klebrigem Zungenbelag und schlüpfrigem und beschleunigtem Puls.

Syndrom-Differenzierung

I. Leere-Syndrome des Herzens

Diese werden in die vier Kategorien Qi-Mangel, Yang-Mangel, Blut-Mangel und Yin-Mangel eingeteilt. Das Qi wird dem Yang und das Blut dem Yin zugeordnet, daher können Leere-Syndrome des Herzens generell auch in zwei Kategorien aufgeteilt werden: Blut- und Yin-Mangel und Qi- und Yang-Mangel. Bei Blut- und Yin-Mangel liegen nervöse Symptome vor (gewöhnlich bei Neurosen und allgemeiner Erschöpfung). Diese sind die Folge eines Mangels an materieller Basis, die eine Funktionsstörung des Herzens bezüglich der Beherbergung des Geistes hervorruft. Der Qi- und Yang-Mangel des Herzens manifestiert sich in einer kardiovaskulären Insuffizienz, als Ergebnis einer herabgesetzten dynamischen Kraft, die für die Blutzirkulation verantwortlich ist.

Sowohl Herz-Blut-Mangel als auch Herz-Yin-Mangel verursachen ein „Wandern des Geistes" mit Reizbarkeit, Schlaflosigkeit und traumgestörtem Schlaf. Folgende Symptome dienen zur Differenzierung dieser beiden Syndrome. Ein Herz-Blut-Mangel ist durch Blässe, blasse Zunge oder andere Symptome gekennzeichnet, die auf eine mangelnde Blutversorgung hinweisen. Herz-Yin-Mangel ist von Symptomen innerer Hitze begleitet. Wenn innere Hitze-Symptome einschließlich niedrigen Fiebers, Gesichtsröte, Hitzeempfindungen im Brustbereich, in Handflächen und Fußsohlen, Nachtschweiße und gerötete Zunge mit wenig Belag vorliegen, handelt es sich um einen Herz-Yin-Mangel mit übermäßiger innerer Hitze oder Feuer.

Leere-Syndrome des Herz-Qi oder des Herz-Yang weisen als übliches Bild eine verringerte funktionelle Aktivität des Herzens auf. Der einzige Unterschied besteht darin, daß ein Herz-Qi-Mangel keine Kälte-Symptomatik aufweist, während ein Yang-Mangel von Kälte-Symptomen wie Frösteln, Abneigung gegen Kälte und kalten Extremitäten begleitet ist. Mit anderen Worten entspricht ein Herz-Yang-Mangel einem Herz-Qi-Mangel mit innerer Kälte. Tritt ein Herz-Qi-Mangel plötzlich auf oder ist er sehr ausgeprägt, können Kollaps- oder Schockzustände auftreten.

II. Fülle-Syndrome des Herzens

Feuer, Schleim und Blut-Stase, die in den meisten Fällen durch eine Störung der inneren Organe bedingt sind, greifen häufiger das Herz an. Äußere pathogene Hitze kann hohes Fieber mit einer Beeinträchtigung des Bewußtseins oder sogar mit komatösen Zuständen erzeugen, aber sie wird üblicherweise als Eindringen von toxischer Hitze in das Perikard, anstatt als Eindringen in das Herz, bezeichnet.

Fülle (Feuer) des Herzens kann drei Symptomengruppen verursachen:

(1) bei Feuer im Herzen werden Nervosität mit Fiebersensationen, Schlaflosigkeit und Ruhelosigkeit gefunden;

(2) bei aufflammendem Herz-Feuer sind die Hauptsymptome Zungenschmerzen und Zungenulzerationen;

(3) bei abwärtssteigendem Feuer treten Miktionsschmerzen und Hämaturie auf.

Alle drei Symptomengruppen können alleine oder gemeinsam auftreten.

Beeinträchtigung des Herzens durch Schleim oder Schleim-Feuer verursacht abnormale Reaktionen des Geistes. Schleim alleine auftretend äußert sich in Unterdrückungssymptomen, wie beeinträchtigtes Bewußtsein oder Koma, z. B. bei Apoplexie. Schleim mit Feuer in Kombination auftretend verursacht pathologische Erregungszustände wie Hysterie, Schizophrenie und manische Psychosen.

Bei Blut-Stase in den Herzgefäßen geht man davon aus, daß die lokale Ansammlung von stagniertem Blut ein pathogener Faktor ist. Das dadurch entstehende Syndrom ist vom Fülle-Typ. Jedoch wird in den meisten Fällen die Blut-Stase durch einen Qi- oder Yang-Mangel des Herzens verursacht, und damit handelt es sich, genauer gesagt, um ein kombiniertes Leere/Fülle-Syndrom. Die leichtere Form dieses Syndroms ist häufig bei Angina pectoris zu beobachten, die schwerere Form bei Myokardinfarkt.

Häufige Herz-Syndrome in der inneren Medizin

1. Herz-Blut-Mangel
(auftretend bei Neurosen, Anämien und sonstigen Erschöpfungszuständen)

Hauptsymptome: Palpitationen und Nervosität, Schlaflosigkeit, von Träumen gestörter Schlaf, schwaches Gedächtnis, Blässe, blasse Zunge und tiefer und fadenförmiger Puls.

Therapieprinzip: Herz-Blut nähren.

Rezeptur der Wahl: *Siwu Tang* (Vier Substanzen Dekokt)

2. Herz-Yin-Mangel
(auftretend bei Neurosen, verschiedenen konsumierenden Erkrankungen)

Hauptsymptome: Palpitationen und Nervosität, Schlaflosigkeit, von Träumen gestörter Schlaf, Gedächtnisschwäche, rote Zunge und fadenförmiger, beschleunigter Puls; in einigen Fällen niedriges Fieber, Gesichtsrötung, Fiebersensationen in den Hand- und Fußsohlen und Nachtschweiße infolge übermäßigen Feuers bei Yin-Mangel.

Therapieprinzip: Yin des Herzens nähren und Feuer sedieren.

Rezeptur der Wahl: *Tianwang Buxin Dan* (Besondere Pille des himmlischen Kaisers, die das Herz tonisiert)

3. Herz-Qi-Mangel
(auftretend bei verschiedenen Herzerkrankungen mit Herzinsuffizienz)

Hauptsymptome: Palpitationen und Kurzatmigkeit, zunehmend bei Belastung, Oppressionsgefühl in der Brust, Spontanschweiße, Blässe, blasse Zunge und fadenförmiger und schwacher Puls oder Arrhythmie.

Therapieprinzip: Herz-Qi tonisieren.

Rezeptur der Wahl: *Si Junzi Tang* (Vier Gentlemen Dekokt)

4. Herz-Yang-Mangel
(auftretend bei verschiedenen Herzerkrankungen mit Herzinsuffizenz)

Hauptsymptome: Symptome des Herz-Qi-Mangels mit Abneigung gegen Kälte und kalten Extremitäten.

Therapieprinzip: Herz wärmen und tonisieren.

Rezeptur der Wahl: *Si Junzi Tang* (Vier Gentlemen Dekokt) mit Radix Aconiti Praeparata und Ramulus Cinnamomi.

5. Herz-Yang-Kollaps (auftretend bei Schock)

Hauptsymptome: Übermäßiger kalter Schweiß, Ruhelosigkeit oder Bewußtlosigkeit, extrem kalte Extremitäten, kaum tastbarer Puls.

Therapieprinzip: Yang tonisieren und Kollaps beseitigen.

Rezeptur der Wahl: *Shen Fu Tang* (Dekokt aus Radix Ginseng und Radix Aconiti Praeparata)

6. Übermäßiges Herz-Feuer
(auftretend bei Streß mit Glossitis, Zungenulzera oder verschiedenen urologischen Erkrankungen)

Hauptsymptome: Schlaflosigkeit und Nervosität, Durst und bitterer Geschmack im Mund, Zungenschmerzen und Ulzerationen mit geröteter Zungenspitze und gelbem Belag und beschleunigtem Puls; in einzelnen Fällen Brennschmerzen der Urethra während der Miktion und heißer oder dunkler Urin oder sogar Hämaturie.

Therapieprinzip: Übermäßiges Feuer im Herzen beseitigen.

Rezeptur der Wahl: *Daochi San* (Pulver, das das Rote hinausleitet).

7. Blut-Stase in den Herzgefäßen
(auftretend bei Angina pectoris und Myokardinfarkt)

Hauptsymptome: Präkordialer und substernaler Schmerz (vorübergehendes Stechen oder schwere krampfartige Schmerzen, die in die Schulter und den Arm ausstrahlen), dunkle purpurfarbene Zunge oder purpurfarbene Flecken und tiefer, häbiger Puls oder Arrhythmie.

Therapieprinzip: Stauung in den Herzgefäßen beseitigen.

Rezeptur der Wahl: *Gualou Xiebai Baijiu Tang* (Dekokt mit Fructus Trichosanthis, Bulbus Allii Macrootemi und Weißwein).

Abschnitt 3
Syndrome der Milz und des Magens

Milz und Magen bilden das System der Verdauung und der Absorbtion und stellen die materielle Basis der erworbenen Konstitution dar.

Die Milz verdaut die Nahrung, transportiert, verteilt und transformiert Nahrungsbestandteile und produziert Qi. Die letztere Funktion gewährleistet den Flüssigkeitsstoffwechsel und hält das Blut in den Blutgefäßen. Die Milz sendet Nährstoffe zum Herzen und zu den Lungen und führt das Qi nach oben.

Der Magen nimmt die Nahrung auf, wandelt sie in Chymus um und transportiert die vorverdaute Nahrung in den Dünndarm.

Da Milz und Magen eng verbunden sind, sind sie häufig gemeinsam betroffen, speziell bei Verdauungsstörungen. Es ist allerdings zu betonen, daß die Milz mehr Funktionen als nur Verdauungsfunktionen aufrechterhält.

Symptome und Zeichen

Störung der Milz-Funktion mit gestörter Nahrungsverwertung führt üblicherweise zu Verdauungsstörungen mit Appetitlosigkeit, Blähungen und Diarrhö. Störung der Milz-Funktion bezüglich Transport, Umwandlung und Verteilung der Nahrungsstoffe führt zu Schwäche, Abmagerung und blasser Gesichtsfarbe. Die Tonisierung des Qi ist eng mit dem Transport, der Verteilung und der Transformation von Nahrungsstoffen verbunden. Eine Milz-Schwäche ist eine Hauptursache für allgemeinen Qi-Mangel, der sich in Müdigkeit, Schwäche, Kurzatmigkeit und schwachem Puls äußert.

Die Beeinträchtigung der Funktion der Milz, Flüssigkeiten zu verteilen und den Flüssigkeitsstoffwechsel aufrechtzuerhalten, fuhrt zu Flüssigkeitsretention (Nässe) im Körper. Dies verursacht verschiedene Symptome entsprechend der Lokalisation der Nässe. Eine Völleempfindung in der Brust mit Übelkeit und Erbrechen zeigt Nässe in der Brust oder im Epigastriumbereich an; Nässe im Darm äußert sich in Diarrhö; Pleuraergüsse oder Aszites treten auf, wenn Nässe in der entsprechenden Körperhülle vorliegt; Ödeme treten auf bei subkutaner Einlagerung von Nässe; Schwäche-Syndrome mit Schwereempfindung der Extremitäten treten durch Nässe-Einlagerungen in den Extremitäten auf. Aus diesem Grund sagt der Kanon der Medizin, daß „verschiedene Formen innerer Nässe und Flüssigkeitsretentionen der Milz zugeordnet werden". Nässe, die sich in den Lungen ansammelt, kann kondensieren, sich in Schleim umwandeln und Husten und Asthma verursachen. Aus diesem Grund ist in chronischen Erkrankungsfällen die Milz die Quelle des Schleims.

Ist die Milz nicht mehr in der Lage, das Blut in den Blutgefäßen zu halten, können verschiedene Arten chronischer Hämorrhagien wie Uterusblutungen, Teerstühle und Hämaturien auftreten. In chronischen Fällen von Milz-Schwäche, in denen die Milz nicht mehr in der Lage ist, die Nährstoffe und das Qi nach oben zu führen, treten anhaltende Durchfälle, Rektum- und Uterusprolaps, Gastroptose oder andere Viszeroptosen auf; alle diese Symptome werden „Symptome des sinkenden Qi" genannt.

Kapitel 6

Die Beeinträchtigung der Magenfunktion, die Nahrung aufzunehmen, verursacht Appetitlosigkeit und führt zu einer verringerten Nahrungsaufnahme. Mangelnde Verdauung ist die häufigste Störung, die durch eine verringerte Magenfunktion auftritt. Im Gegensatz dazu führt übermäßiges Magen-Feuer als Fülle-Syndrom des Magen oft zu Polyphagie.

Bei einer normalen Magenfunktion wird der Mageninhalt abwärts geführt, eine Umkehrung dieser Funktion führt zu Übelkeit, Erbrechen, Aufstoßen und Schluckauf. Magenschmerzen sind ebenfalls ein häufiges Symptom bei Magenerkrankungen.

Im folgenden Abschnitt ist eine genaue Darstellung der üblichen Symptome bei Magenerkrankungen beschrieben.

1. *Übelkeit und Erbrechen.* Eine Umkehrung des normalen Flusses des Magen-Qi verursacht Erbrechen. Übelkeit hat eine ähnliche Pathogenese, ist jedoch eine leichtere Funktionsstörung. Erbrechen und Übelkeit treten häufig gemeinsam auf, wobei die Übelkeit die Vorstufe von Erbrechen ist.

Erbrechen kann in zwei Haupttypen unterteilt werden: Fülle und Leere. Erbrechen vom Fülle-Typ hat einen plötzlichen Beginn und ist von kurzer Dauer. Sie ist bedingt durch äußere Affektionen des Magens, Stagnation unverdauter Nahrung im Magen infolge fehlerhafter Ernährung, Ansammlung von Schleim und Flüssigkeit im Magen oder Übergreifen des Leber-Qi auf den Magen nach Aufregungen. Erbrechen vom Leere-Typ durch eine herabgesetzte Funktion von Milz und Magen hinsichtlich der Verdauung und des Transports der Nahrungsstoffe hat einen langsamen Beginn und einen längeren Verlauf. Das Erbrochene liefert wichtige Hinweise für die Diagnose. Erbrechen saurer oder übelriechender Bestandteile weist auf eine Stagnation von unverdauter Nahrung im Magen hin; Erbrechen von Schleim und Flüssigkeit bedeutet eine Schleim- und Flüssigkeitsansammlung im Magen; wiederholtes Würgen mit wenig und ohne Erbrochenem ist ein Zeichen für Magen-Yin-Mangel.

2. *Schluckauf.* Schluckauf entsteht durch umgekehrt aufsteigendes Magen-Qi. In den meisten Fällen ist Schluckauf vorübergehend, bedarf keiner Medikation und ist von geringer klinischer Relevanz. In einzelnen Fällen ist der Schluckauf persistierend und stellt vor allem als Begleitsymptom bei schweren Erkrankungen ein Problem dar.

Anhaltender Schluckauf kann anhand der allgemeinen diagnostischen Prinzipien in Fülle/Leere und Hitze/Kälte eingeteilt werden. Schluckauf vom Fülle-Kälte-Typ hat einen tiefen Ton, ist kräftig und wird durch Wärme erleichtert, die ein Hinweis auf Kälte im Magen ist. Schluckauf vom Fülle-Hitze-Typ ist laut, kräftig und anhaltend und wird von schlechtem Mundgeruch und ungenügender Verdauung begleitet. Er zeigt Magen-Feuer an. Schluckauf vom Leere-Kälte-Typ ist schwach, hat einen tiefen Ton, tritt in Unterbrechungen auf und ist häufig von kalten Extremitäten und allgemeiner Schwäche begleitet, die auf einen Milz-Yang-Mangel hinweisen. Schluckauf vom Leere-Hitze-Typ ist schnell, unterbrochen, üblicherweise von Durst und Trockenheit des Mundes und des Halses begleitet und weist auf einen Magen-Yin-Mangel hin.

3. *Saure Regurgitation.* Die Hauptursachen für saure Regurgitation sind eine Beeinträchtigung des Magens, Leber-Feuer infolge einer Qi-Stagnation und Beeinträchtigung von Milz und Magen durch Leere-Kälte. Es gibt zwei Typen der sauren Regurgitation: Hitze- und Kälte-Typ. Der Hitze-Typ ist von Nervosität, bitterem Mundgeschmack, saitenförmigem,

beschleunigtem Puls begleitet, der Kälte-Typ durch Spannung im Epigastrium, Aufstoßen und weißem Zungenbelag.

4. *Gastralgie*. Ursachen für Gastralgie können klimatische Veränderungen (speziell Kälte), unregelmäßige Speisen, fehlerhafte Ernährung, Aufregungen oder Übermüdung sein. Die Magenschmerzen haben dieselbe pathogenetische Ursache wie andere Schmerzen und sind eine Folge von Obstruktion des Qi- und Blut-Flusses. Gastralgien können in verschiedene Kategorien eingeteilt werden:

(a) Gastralgie durch pathogene Kälte, charakterisiert durch plötzlichen Beginn und starkem Magenschmerzen, die durch Wärme gebessert werden;

(b) Gastralgie durch Nahrungsstagnation, begleitet von fauligem Aufstoßen, saurer Regurgitation und dickem, klebrigem Zungenbelag, der nach Erbrechen verringert ist;

(c) Magenschmerzen durch Übergreifen des Magen-Qi auf den Magen durch Ärger mit ausstrahlenden Schmerzen, lokalisiert in den Hypochondrien und begleitet von häufigem Aufstoßen;

(d) Magenschmerz bei Leere-Kälte-Syndrom von Milz und Magen von leichter Ausprägung, aber lang anhaltend und gelindert durch Druck und Wärme;

(e) Gastralgie durch Blut-Stase, charakterisiert durch stechenden, lokalisierenden Schmerz, gelegentlich von Hämatemesis und Teerstühlen begleitet.

5. *Aufstoßen*. Aufstoßen findet sich bei folgenden Syndromen:

(a) Stagnation unverdauter Nahrung im Magen, häufig nach dem Essen auftretend, begleitet von saurem und unangenehmen Geruch und dickem, trübem Zungenbelag;

(b) Akkumulation von Schleim-Feuer im Magen durch fehlerhafte Ernährung; das Aufstoßen ist von Völlegefühl in der Brust und gelegentlich von Erbrechen von Schleim bei gelbem, klebrigem Zungenbelag begleitet;

(c) Disharmonie von Leber und Magen, bei der das Aufstoßen von Blähungen begleitet ist, die die Folge von Ärger ist oder die durch Ärger zunimmt;

(d) Leere-Kälte von Milz und Magen mit Wechsel im Auftreten von Aufstoßen, begleitet von allgemeiner Schwäche, kalten Extremitäten, Blässe und Flüssigkeitsregurgitation.

6. *Diarrhö*. Diarrhö bei Störungen von Milz und Magen bedeutet häufige weiche Stuhlgänge, die unverdaute Nahrung enthalten können, jedoch kein Eiter oder Blut aufweisen. Finden sich Eiter und Blut im Stuhl, ist die Diarrhö gewöhnlich die Folge eines Eindringens von Nässe-Hitze in den Dickdarm (akute Dysenterie).

Diarrhö kann unter folgenden Bedingungen auftreten: In akuten Fällen wird sie durch äußere pathogene Faktoren (speziell Kälte-Nässe und Nässe-Hitze, die die Milz- und Magenfunktion beeinträchtigen können) oder durch Diätfehler verursacht; in chronischen Fällen ist die Diarrhö eine Folge der geschwächten Milz-Magen-Funktion bzw. eines Nieren-Yang-Mangels oder eines Übergreifens des Leber-Qi auf die Milz. Diarrhö infolge Kälte-Nässe weist weiche oder sogar wäßrige Stühle und einen weißen, klebrigen Zungenbelag auf und ist oft von Erkältungssymptomen begleitet (verstopfte Nase, Kopfschmerz, Frösteln und leichtes Fieber). Diarrhö durch Nässe-Hitze ist durch fehlerhafte Ernährung verursacht und auffallend durch übelriechende, wäßrige Stühle mit Bauchschmerzen, Hitzeempfindungen im Anus, Durst und gelbem, klebrigen Zungenbelag. Diarrhö durch übermäßige Nahrungsaufnahme ist durch Stühle mit Geruch nach faulen Eiern gekennzeichnet und von Blähungen und Bauchschmerzen begleitet, die nach Stuhlentleerung oder durch Aufstoßen von sauren übelriechenden Gasen erleichtert werden. Ein schmutziger, klebriger Zungenbelag ist charakteristisch.

Chronische Diarrhö bei herabgesetzter Milz- und Magenfunktion zeigt sich durch wiederkehrende Durchfälle mit unverdauten Nahrungsbestandteilen, gewöhnlich nach schweren Speisen, begleitet von Appetitlosigkeit, epigastrischem Schmerz nach dem Essen, Blässe und blasser Zunge mit weißlichem Belag. Bei chronischer Diarrhö durch Nieren-Yang-Mangel treten die persistenten Durchfälle frühmorgendlich auf, begleitet von lauten Darmgeräuschen und periumbilikalen Koliken, die nach Stuhlentleerung gebessert sind, sowie kalten Extremitäten und Kälteempfindlichkeit, speziell Kälte im Bereich des Abdomens. Ist die Diarrhö die Folge eines Leber-Qi, das die Milz angreift, finden sich wiederkehrende Durchfälle nach emotionalen Reizen, die den normalen Leber-Qi-Fluß beeinträchtigen. Dieser Zustand wird von Völleempfindungen in Brust und Hypochondrienbereich mit Aufstoßen, Appetitmangel und abdominellen Schmerzen kurz vor der Stuhlentleerung begleitet.

Syndrom-Differenzierung

I. Leere-Syndrome der Milz

Leere-Syndrome der Milz beziehen sich mehr auf die Beeinträchtigung ihrer Funktion als auf eine Abnahme ihrer materiellen Bestandteile. Grundlegende Bedingung verschiedener Leere-Syndrome der Milz ist der Milz-Qi-Mangel, der die Fähigkeit der Milz, zu verdauen und zu assimilieren, vermindert. Besteht dieser Zustand über längere Zeit, so ist die Kraft und Vitalität des Patienten beeinträchtigt. Milz-Qi-Mangel (Unterfunktion der Milz) kann die Entwicklung einer Reihe von Leere-Syndromen verursachen. Ist der Milz-Qi-Mangel von einer „Kälte-Symptomatik" begleitet, wie Abneigung gegen Kälte, und verschlimmert Kälte zunehmende abdominelle Schmerzen, ist die Diagnose Milz-Yang-Mangel. Ist der Milz-Qi-Mangel von Symptomen begleitet, die auf eine Nässe-Retention hinweisen (Diarrhö, Leukorrhoe mit großen Mengen dünnen Ausflusses, Ödeme der Extremitäten, dicker, klebriger Zungenbelag) ist die Diagnose Milz-Schwäche mit Nässe-Retention. Ist der Qi-Mangel durch Unfähigkeit der Milz, Nährstoffe zu halten und das Qi nach oben zu bewegen, gekennzeichnet, lautet die Diagnose Sinken des Milz-Qi mit chronischen Durchfällen und verschiedenen Arten von Viszeroptosen.

Die Funktion der Milz, das Blut in den Gefäßen zu halten, ist mit dem Milz-Qi verbunden. Daher kann ein Milz-Qi-Mangel zu Blutungen führen. Blutungen infolge Milz-Qi-Mangels sind von chronischem Charakter und treten im Bereich der unteren Körperhälfte auf (übermäßig starke Menstruation, rezidivierende Teerstühle und persistierende Hämaturien).

Die Bildung des allgemeinen Qi und des Blutes ist eng mit der Milz verbunden, die die essentiellen Bestandteile für die Qi- und die Blutbildung zur Verfügung stellt. Daher kommt es bei einer schweren Unterfunktion der Milz nicht nur zu einem generellen Qi-Mangel mit Müdigkeit und Schwäche, sondern auch zu einem Blut-Mangel. Im Gegensatz zur Leber, die das Blut speichert, und zum Herzen, das das Blut kontrolliert, ist die Milz ein spezieller Speicher des Blutes; Milz-Blut-Mangel ist im Falle seines Auftretens eher ein Teil eines allgemeinen Blut-Mangels und bedarf daher keiner speziellen Beschreibung in der Diagnose.

Bildet sich Yin-Mangel, so ist es ein Mangel an Körpersäften und drückt sich gewöhnlich in Verstopfung aus.

II. Fülle-Syndrome der Milz

Unter den pathogenen Faktoren, die die Milz angreifen, ist der häufigste die Nässe. Sie kann ihren Ursprung im Äußeren als klimatischer Einfluß oder im Inneren des Körpers als Folge eines Diätfehlers haben. Kälte-Nässe dringt oft nach Durchnässung oder übermäßiger Aufnahme von rohen oder kalten Speisen auf. Da äußere Kälte-Nässe die Transport- und Transformationsfunktionen beeinträchtigt, kann es ein Syndrom erzeugen, daß sehr ähnlich dem Syndrom der Milz-Schwäche mit Stagnation von Nässe ähnelt. Kälte-Nässe-Syndrome sind Fülle-Syndrome, haben gewöhnlich einen plötzlichen Beginn und treten nach einem deutlichen ätiologischen Ereignis auf, während eine Milz-Schwäche mit Nässe-Stagnation ein Leere-Muster ist, das häufig bei chronischen Fällen gefunden wird, in denen die Symptome der Milz-Schwäche den Nässe-Symptomen vorangehen.

Dringt Nässe-Hitze in die Milz ein, ähnelt das klinische Bild dem Syndrom Nässe-Hitze in Leber und Gallenblase. Beide Syndrome können bei akuter ikterischer Hepatitis und Cholezystitis beobachtet werden. Bei Nässe-Hitze in Leber und Gallenblase stehen Schmerzen in den Hypochondrien und Ikterus im Gegensatz zu geringeren Verdauungsstörungen im Vordergrund, während bei dem Syndrom Nässe-Hitze in der Milz betonte Verdauungsstörungen ohne Schmerzen der Hypochondrien vorliegen.

III. Leere-Syndrome des Magens

Die Leere-Syndrome des Magens sind Qi-, Yang- und Yin-Mangel des Magens. Qi-Mangel des Magens (verringerte Magen-Funktion) zeigt sich in Appetitverlust und verringerter Nahrungsaufnahme. Es ist schwierig, einen Magen-Qi-Mangel von einem Milz-Qi-Mangel zu differenzieren, da beide Syndrome Verdauungsstörungen aufweisen. Der Magen-Qi-Mangel weist üblicherweise epigastrische Schmerzen, Aufstoßen, Übelkeit und Erbrechen auf, bei Milz-Qi-Mangel findet man typischerweise abdominelle Schmerzen, weiche Stühle, Antriebslosigkeit, Abmagerung und allgemeine Schwäche.

Magen-Yang-Mangel entspricht einem Magen-Qi-Mangel mit Kälte-Syndromen. Magenschmerz infolge von Magen-Qi-Mangel kann durch Druck oder Nahrungsaufnahme gebessert werden, während Magenschmerzen infolge Magen-Yang-Mangel durch Wärme erleichtert werden.

Magen-Yin-Mangel ist ein häufiges Syndrom und durch mangelnde Säfte im Verdauungstrakt charakterisiert. Da jedoch schwer festzulegen ist, ob die Ursache einer Verstopfung durch Säfte-Mangel in einer Störung der Milz oder des Magens liegt (der „Magen" wird in der TCM gelegentlich dem gesamten Verdauungstrakt zugeordnet), haben einige Autoren einen „Milz-Yin-Mangel" nicht erwähnt.

Häufige Milz- und Magen-Syndrome in der inneren Medizin

1. Milz- und Magen-Qi-Mangel
(auftretend bei peptischen Ulzera, chronischer Gastritis, chronischer Kolitis, funktionellen Störungen des Gastrointestinaltrakts, chronischer Hepatitis und anderen Verdauungsstörungen)

Hauptsymptome:

(1) Magen-Schwäche: Appetitlosigkeit, verringerte Nahrungsaufnahme, epigastrische Schmerzen, die durch Nahrungsaufnahme oder Druck gebessert werden können, Aufstoßen und saure Regurgitationen, Übelkeit und Erbrechen.

(2) Milz-Schwäche: Appetitlosigkeit, Völle- und Druckgefühl im Epigastrium nach dem Essen, Blähungen, weiche Stühle oder Ödeme, blasse, dicke und empfindliche Zunge mit weißem Belag und Zahneindrücken an den Zungenrändern sowie zarter und schwacher Puls; in chronischen Fällen Blässe, allgemeine Schwäche, Antriebslosigkeit und Abmagerung.

Therapieprinzipien: Milz kräftigen und Magen regulieren.

Rezeptur der Wahl: *Xiangsha Liujunzi Tang* (Sedio Gentlemen Dekokt mit Radix Aucklandiae und Fructus Amomi) bei einer in Vordergrund stehenden Magen-Schwäche; *Shen Ling Baizhu San* (Pulver aus Radix Ginseng, Poria und Rhizoma Atractylodis macrocephalae) bei Vorherrschen der Milz-Schwäche.

2. Milz- und Magen-Yang-Mangel, Leere-Kälte-Syndrom der Milz und des Magens
(auftretend bei peptischen Ulzera, chronischer Gastritis, chronischer Kolitis, funktionellen Störungen des Gastrointestinaltrakts, chronischer Hepatitis, Leberzirrhose)

Hauptsymptome: Symptome des Milz- und Magen-Qi-Mangels, verschlimmert durch Kälte, begleitet von anderen Kältezeichen (Abneigung gegen Kälte, kalte Extremitäten), blasse Zunge mit weißem, klebrigem Zungenbelag und tiefer, zarter Puls; andere mögliche Symptome des Yang-Mangels sind chronische Diarrhö, Ödeme mit Oligurie und ausgeprägte Leukorrhoe mit dünnem Ausfluß.

Therapieprinzip: Milz und Magen wärmen und tonisieren.

Rezeptur der Wahl: *Xiao Jianzhong Tang* (Kleineres Dekokt, das die Mitte aufbaut).

3. Sinkendes Milz-Qi, sinkendes Qi des Mittleren Erwärmers
(auftretend bei chronischer Colitis, funktionellen Verdauungsstörungen, Rektum- und Uterusprolaps, Gastroptose und anderen Viszeroptosen)

Hauptsymptome: Qi-Mangel (oder Yang-Mangel) der Milz mit chronischer Diarrhö, Urintröpfeln nach Miktion, Rektum- oder Uterusprolaps und Symptomen anderer Viszeroptosen.

Therapieprinzip: Milz-Qi heben.

Rezeptur der Wahl: *Buzhong Yiqi Tang* (Dekokt, das die Mitte tonisiert und das Qi vermehrt).

4. Mangelnde Kontrolle des Blutes durch die Milz
(auftretend bei verschiedenen Arten chronischer Blutungen, wie funktionellen Uterusblutungen, Teerstühlen und hämorrhagischen Erkrankungen, wie idiopathischer Thrombozytopenie und allergischer Purpura)

Hauptsymptome: Menorrhagien, Teerstühle, Hämaturie, subkutane Einblutungen und andere Blutungen (gewöhnlich chronisch), blasse Zunge und zarter, schwacher Puls.

Therapieprinzip: Milz kräftigen und Blutung stoppen.

Rezeptur der Wahl: *Guipi Tang* (Dekokt, das die Milz wiederherstellt).

5. Magen-Yin-Mangel
(auftretend bei chronischer Gastritis, peptischen Ulzera, Dyspepsie)

Hauptsymptome: Trockene Lippen und Mund, Hungergefühl ohne Verlangen zu Essen, Aufstoßen, Schluckauf, epigastrischer Schmerz und Druck, Verstopfung, trockene und rote Zunge mit wenig Belag und fadenförmiger, beschleunigter Puls.

Therapieprinzip: Magen-Yin nähren.

Rezeptur der Wahl: *Yiwei Tang* (Dekokt, das dem Magen gut tut).

6. Milz-Schwäche mit Nässe-Stagnation
(auftretend bei chronischer Gastritis, chronischer Colitis, chronischer Hepatitis, Ödemen, Leukorrhagie)

Hauptsymptome: Schweregefühl des Kopfes mit Bandgefühl, Appetitverlust, Völle und Blähungen des Magens, Übelkeit, Diarrhö, Ödeme der Extremitäten, starke Leukorrhoe mit dünnem, weißem Ausfluß, schlüpfriger und weißlicher Zungenbelag und zarter Puls.

Therapieprinzip: Nässe ausleiten und Milz kräftigen.

Rezeptur der Wahl: *Pingwei San* (Beruhige den Magen Pulver) in Kombination mit *Wuling San* (Fünf Bestandteile Pulver für schmerzhafte Miktionsdysfunktion).

7. Eindringen von Kälte-Nässe in die Milz
(auftretend bei akuter Gastritis, Colitis, Erkältungen mit Verdauungsstörungen)

Hauptsymptome: Epigastrische Spannung, Appetitverlust, Durstlosigkeit mit klebrigem Mund, Abneigung gegen Kälte, Ödeme der Extremitäten, weiche Stühle, weißlicher, klebriger Zungenbelag und langsamer Puls.

Therapieprinzip: siehe Milz-Schwäche mit Nässe-Stagnation.

Rezeptur der Wahl: siehe Milz-Schwäche mit Nässe-Stagnation.

8. Eindringen von Nässe-Hitze in die Milz
(auftretend bei akuter ikterischer Hepatitis, akuter Cholezystitis)

Hauptsymptome: Appetitverlust (speziell Abneigung gegen fette Nahrung), Übelkeit und Erbrechen, epigastrisches Spannungsgefühl, klebriger Mund oder hellgelbe Verfärbung der

Haut und der Skleren oder Leukorrhoe mit gelbem, klebrigem Ausfluß, gelber und klebriger Zungenbelag und weicher und beschleunigter Puls.

Therapieprinzip: Nässe-Hitze ausleiten.

Rezeptur der Wahl: *Yinchen Wuling San* (Herba Artemisiae scopariae Pulver und Fünf Bestandteile Pulver).

9. Übermäßiges Magen-Feuer
(auftretend bei Fieber verschiedener Infektionserkrankungen, Diabetes mellitus, Mundaphthen und Gingivitis)

Hauptsymptome: Starker Durst, Verlangen nach kalten Getränken, Polyphagie, starker Mundgeruch, Ulzeration der Mundschleimhaut, geschwollenes und schmerzhaftes Zahnfleisch, Verstopfung oder Magenschmerzen mit Brennempfindung, trockene und gerötete Zunge mit gelbem und dickem Belag, großer oder schlüpfriger und beschleunigter Puls.

Therapieprinzip: Magen-Feuer beseitigen.

Rezeptur der Wahl: *Qingwei San* (Pulver, das den Magen klärt).

10. Stagnation unverdauter Nahrung im Magen
(auftretend bei Dyspepsie)

Hauptsymptome: Spannungs- und Völlegefühl im Magen oder Abdomen, Brechen fötider Nahrungsbestandteile, Aufstoßen, saure Regurgitation, Appetitverlust, Verstopfung oder weiche Stühle mit stark stinkenden Stühlen, dicker, klebriger Zungenbelag und schlüpfriger Puls.

Therapieprinzipien: Verdauung anregen und Stauung der Nahrung auflösen.

Rezeptur der Wahl: *Baohe Wan* (Pille, welche die Harmonie erhält).

Abschnitt 4
Syndrome der Lunge und des Dickdarms

Die Lunge kontrolliert die Atmung, beherrscht das Qi und reguliert die Säftezirkulation. Die Funktionen haben ein gemeinsames Bild, nämlich der Verteilung und des Absenkens in Form der Verteilung des Qi (Lebensenergie) durch den Körper und der Absenkung der aufgenommenen Luft und Körpersäfte. Die Lungen haben ihren Schwerpunkt in der Herstellung des erworbenen Qi und sind daher eng mit der Oberflächenabwehr des Körpers verbunden. Außerdem sind die Lungen das einzige Zang-Organ, das mit der Außenwelt in Verbindung steht und daher besonders anfällig für das Eindringen äußerer pathogener Faktoren ist. Der Dickdarm scheidet verbrauchte Stoffe als Fäzes aus. Er ist mit den Lungen gekoppelt. Daher können viele Lungenerkrankungen vom Fülle-Typ zufriedenstellend mit ausleitenden Substanzen, die auf den Dickdarm wirken, behandelt werden.

Symptome und Zeichen

I. Symptome durch eingeschränkte Atmung

Husten und Asthma sind die häufigsten Symptome einer Störung der verteilenden und absenkenden Funktionen der Lungen. Äußere pathogene Faktoren wie Wind, Kälte oder Hitze oder innere pathogene Faktoren wie Nässe-Schleim bei Milz-Schwäche oder Feuer bei Leber-Qi-Stagnation können die Atmung beeinträchtigen und Symptome hervorrufen.

Auswurf ist ein weiteres häufiges Symptom bei Lungenerkrankungen. Da verschiedene pathologische Faktoren Veränderungen unterschiedlicher Art hervorrufen können, liefert eine genaue Begutachtung des Sputums wichtige Informationen zur Differentialdiagnose. Dünnes, weißliches Sputum weist auf Kälte hin; dickes oder gelbes Sputum zeigt Hitze an; Husten mit wenig dicklichem Sputum, das schwer ausgeworfen wird, weist auf Trockenheit hin und übermäßiges Sputum zeigt Nässe an. Tatsächlich wird Auswurf oft eher als Ursache einer eingeschränkten Atmung als ein Folgesymptom angesehen.

II. Symptome durch mangelnde Kontrolle des Qi

Drei Gruppen von Symptomen weisen darauf hin, daß die Lungen zu schwach sind, das Qi zu kontrollieren.

(1) Kurzatmigkeit, schwache Stimme, schwacher Husten durch ungenügende Versorgung der Lungen mit Qi;

(2) Allgemeine Schwäche und Müdigkeit infolge eines allgemeinen Qi-Mangels des Körpers;

(3) Spontanschweiße und Anfälligkeit für äußere Einflüsse infolge geschwächter oberflächlicher Abwehrkraft.

Die erste Symptomengruppe hat einen spezifischen Bezug zur Diagnose von Lungen-Syndromen, während die beiden anderen Symptomengruppen zur Differentialdiagnose weniger signifikant sind, da sie ebenso bei Funktionseinschränkungen anderer Organe auftreten können. Zum Beispiel kann eine allgemeine Schwäche und Müdigkeit ebenso bei einer Beeinträchtigung der Qi-Produktion durch die Milz auftreten; Spontanschweiße treten auch bei einer Schwäche der Herzfunktion auf.

III. Symptome durch Störung der Regulierung der Flüssigkeiten

Äußere pathogene Faktoren, die in die Lungen eindringen, können Ödeme verursachen. Zum Beispiel können Ödeme bei einer akuten Nephritis nach einer Infektion der oberen Atemwege auftreten. In der TCM sieht man in einem solchen Fall die Pathogenese der Ödeme in einer beeinträchtigten Funktion der Lunge, die Flüssigkeiten zu regulieren. Der normale Weg der Flüssigkeiten abwärts zu den Nieren und zur Harnblase ist dabei beeinträchtigt. Dies führt zu einer Ansammlung von Flüssigkeiten im oberen Teil des Körpers. Darum kommt es zu Oligurie und die Ödeme sind betonter im Gesicht und an den Augenlidern. Werden die Lungen mit Diaphoretika behandelt, kann es zu Diurese und zu einem Abnehmen der Ödeme kommen. Dieser therapeutische Effekt unterstützt die Hypothese.

Im folgenden eine Diskussion verschiedener häufiger Symptome:

1. *Husten:* Es gibt zwei Arten von Husten: Husten durch äußere Affektionen und Husten durch innere Störungen. Bei äußeren Affektionen beginnt der Husten plötzlich. In den meisten Fällen tritt er im Rahmen einer Erkältungskrankheit (Affektion durch Wind-Kälte), aber auch andere klimatische Faktoren können zu Husten führen. Die häufigsten Faktoren sind Wind, Kälte, Hitze und Trockenheit. Husten infolge von Wind-Kälte wird häufig von einer verstopften Nase mit wäßrigem Ausfluß, Niesen, wundem Hals, Auswurf von dünnem, weißem Sputum und Frösteln oder Fieber begleitet. Wind-Hitze ist gekennzeichnet durch Husten mit dickem, gelbem Nasenausfluß, wunden Hals, dickes, gelbes Sputum, Kopfschmerz und Fieber.

Hitze in den Lungen zeigt sich durch Husten mit Auswurf, dickes, gelbes oder purulentes Sputum, sowie durch andere Symptome von Hitze, wie Fieber, Durst, gelber Zungenbelag und beschleunigter Puls. Husten durch Trockenheit tritt gewöhnlich in einer trockenen Jahreszeit auf und ist von verschiedenen Trockenheits-Symptomen wie Trockenheit der Nase, des Mundes und der Lippen begleitet.

Die meisten Hustenformen, die in einer inneren Störung begründet sind, haben einen langsamen Beginn und einen chronischen Verlauf. Sie treten unter folgenden Bedingungen auf: Yin- oder Qi-Mangel der Lungen, Kombination von Schleim-Nässe und Schleim-Hitze in den Lungen sowie Leber-Feuer, das die Lungen angreift. Husten kann also vom Leere-Typ oder vom Fülle-Typ, der seinen Ursprung in einer Leere hat, sein. Außerdem weist Husten immer auf eine Beeinträchtigung der Lungen-Funktion hin, wobei pathologische Veränderungen nicht zwingend den Lungen zugeordnet werden können. Schleim, der sich in den Lungen ansammelt, kann durch eine Funktionsschwäche der Milz, die Flüssigkeiten zu transportieren, entstehen, so daß ein Überschuß an Säften sich in Schleim wandelt, oder durch ein die Lungen angreifendes Feuer, das seinen Ursprung in einer Leber-Qi-Stagnation hat.

Yin-Mangel zeigt sich in einem trockenen Husten ohne Auswurf oder mit wenig Sputum, das sehr schwer expektoriert werden kann. Ebenso können andere Yin-Mangel-Trockenheits-Symptome auftreten wie Trockenheit von Mund und Lippen, gerötete Zunge mit wenig Zungenbelag und fadenförmiger, beschleunigter Puls. Bei Qi-Mangel ist der Husten schwach und von Kurzatmigkeit begleitet. Es finden sich ein dünnes Sputum, Schwäche, Spontanschweiße und Erkältungsempfindlichkeit. Übermäßiger Auswurf zeigt sowohl Schleim-Nässe oder Schleim-Hitze in der Lunge an; bei Schleim-Nässe ist das Sputum dünn und weißlich, bei Schleim-Hitze klebrig und gelblich.

2. *Dyspnoe:* Dyspnoe kann entweder vom Fülle- oder vom Leere-Typ sein. Wind, Kälte, Hitze, Nässe und Schleim verursachen Dyspnoe vom Fülle-Typ. Die Unterscheidung der pathogenen Faktoren beruht auf dem allgemeinen körperlichen Zustand, den Begleitsymptomen und der Menge und des Aussehens des Sputums. Dyspnoe vom Leere-Typ findet man entweder beim Lungen-Qi-Mangel oder bei mangelnder Nieren-Funktion, das Qi aufzunehmen. Dyspnoe bei Lungen-Qi-Mangel wird von Energiemangel und Schwäche begleitet. Dyspnoe durch mangelnde Fähigkeit der Nieren, das Qi aufzunehmen, ist durch eine verlängerte Ausatmung mit Beschwerdezunahme durch Anstrengung verbunden und weist gleichzeitig Symptome einer Nieren-Schwäche auf (z. B. Schmerz in den Lenden, Nykturie, Ödeme der Beine).

Syndrom-Differenzierung

I. Fülle-Syndrome der Lunge

Die Lungen sind empfindlich und verletzbar gegenüber den Einflüssen verschiedener äußerer pathogener Faktoren. Da die Lungen die oberflächliche Körperabwehr aufrechterhalten, entwickeln sie häufig bei äußeren Affektionen Symptome, die die Oberfläche des Körpers angreifen. Die Symptome zeigen sich typischerweise bei Infektionen der oberen Atemwege. Beinhalten die Allgemeinsymptome eines Patienten ausgeprägtes Frösteln und Fieber ohne auffällige Symptome des Respirationstrakts, handelt es sich um ein äußeres Syndrom ohne Lungenbeeinträchtigung.

Stehen die Symptome des Respirationstrakts jedoch im Vordergrund (Husten, Asthma, Auswurf usw.) und sind sie mit einem äußeren Syndrom kombiniert, weist dies auf ein Syndrom der Lungen hin, wie z.B. Eindringen von Wind-Kälte, Wind-Hitze oder Wind-Trockenheit in die Lungen. In diesem Fall hat das Wort „Wind" eine doppelte Bedeutung. Es weist auf den plötzlichen Beginn und die kurze Dauer der Erkrankung hin und betont das begleitende äußere Syndrom.

Sind die Lungen sehr stark angegriffen und finden sich keine Symptome, die auf das Vorhandensein eines äußeren Syndroms (vor allem Frösteln und oberflächlicher Puls) hinweisen, ist die Diagnose den Lungen ohne das Präfix „Wind" zuzuordnen, z. B. Affektion der Lungen durch Hitze oder durch Trockenheit (oder einfach Hitze in den Lungen, Trockenheit in den Lungen).

Es ist zu betonen, daß die Differenzierung der pathogenen Faktoren eher anhand der klinischen Symptomatik als an den klimatischen Veränderungen orientiert ist. Das klinische Bild eines Fülle-Syndroms der Lungen hat eine allgemeine Symptomatik, wie Fieber, rote Zunge mit gelbem Belag und beschleunigten Puls, und spezielle Symptome wie Husten und Auswurf. Unter den speziellen Symptomen ist die Art des Sputums für die Diagnose gewöhnlich am wichtigsten.

II. Leere-Syndrome der Lunge

Die üblichen Leere-Syndrome der Lungen sind Lungen-Yin-Mangel und Lungen-Qi-Mangel. Beide zeichnen sich durch einen langsamen Beginn und einen chronischen Verlauf aus, wobei bei Lungen-Yin-Mangel „Trockenheits-Symptome" (trockener Husten oder Husten mit spärlichem Auswurf) und relativer Yang-Überschuß oder innere Hitze auftreten, während bei Lungen-Qi-Mangel Energiemangel und Schwäche im Vordergrund stehen (schwacher Husten, Kurzatmigkeit und Müdigkeit).

Da der Lungen-Qi-Mangel eine Beeinträchtigung der Funktion der Lungen beinhaltet, die Flüssigkeiten zu verteilen, führt diese Tatsache zu einer Flüssigkeits-Retention in den Lungen, die sich in Schleim wandelt und sich als übermäßige Expektoration dünnen Sputums äußert. Ist der Auswurf begleitet von Appetitlosigkeit, Blähungen und weichen Stühlen, hat der Schleim seinen Ursprung in einer Milz-Schwäche und die Diagnose Schwäche der Lungen und der Milz ist angezeigt.

Kapitel 6

Häufige Lungen-Syndrome in der inneren Medizin

1. Lungen-Qi-Mangel
(auftretend bei chronischer Bronchitis, Lungenemphysem, Lungentuberkulose)

Hauptsymptome: Schwacher Husten, begleitet von Auswurf dünnen, weißen Sputums, bei schweren Fällen Dyspnoe und Kurzatmigkeit, Gesichtsblässe, Schwäche, Spontanschweiße, blasse Zunge mit dünnem, weißem Belag und fadenförmiger, zarter Puls.

Therapieprinzipien: Lungen-Qi tonisieren.

Rezeptur der Wahl: *Bufei Tang* (Lungentonisierendes Dekokt)

2. Lungen-Yin-Mangel
(auftretend bei Lungentuberkulose, chronischer Bronchitis)

Hauptsymptome: Trockener Husten ohne Sputum oder mit geringem, klebrigem oder bluttingiertem Sputum, Trockenheit von Mund und Hals, heisere Stimme, nachmittägliches Fieber, Nachtschweiße, Wangenrötung, Hitzeempfindungen im Bereich der Brust, der Fußsohlen und Handflächen, trockene und gerötete Zunge und fadenförmiger, beschleunigter Puls.

Therapieprinzipien: Yin nähren und Lungen befeuchten.

Rezeptur der Wahl: *Baihe Gujin Tang* (Bulbus Lilii Dekokt zur Erhaltung des Metalls).

3. Eindringen von Wind-Kälte in die Lungen
(auftretend bei Erkältungen, akuter Bronchitis, Bronchialasthma)

Hauptsymptome: Frösteln und leichtes Fieber, kein Schweiß, Kopfschmerzen, verstopfte und laufende Nase, Husten oder Asthma mit Auswurf dünnen, weißen Sputums, weißer Zungenbelag und oberflächlicher, gespannter Puls.

Therapieprinzipien: Wind und Kälte aus den Lungen ausleiten.

Rezeptur der Wahl: *Xingsu San* (Pulver aus Semen Armeniacae amarum und Folium Perillae).

4. Eindringen von Wind-Hitze in den Lungen
(auftretend bei Grippe, akuter Bronchitis, Bronchialasthma, Frühstadien allgemeiner Infektionserkrankungen)

Hauptsymptome: Frösteln und Fieber, Abneigung gegen Wind, wunder Hals, Husten und Asthma mit Auswurf gelben, dicken Sputums, gelber Zungenbelag und beschleunigter, oberflächlicher Puls.

Therapieprinzipien: Wind ausleiten und Hitze aus den Lungen beseitigen.

Rezeptur der Wahl: *Sangju Yin* (Dekokt mit Folium Mori und Flos Chrysanthemi).

5. Eindringen von Hitze in die Lungen
(auftretend bei akuter und chronischer Bronchitis, Pneumonie, Bronchialasthma)

Hauptsymptome: Husten oder Asthma mit Auswurf dicken, gelben Sputums, Fieber, Durst, konzentrierter Urin und Obstipation, rote Zunge mit gelbem Belag und beschleunigter, schlüpfriger Puls.

Therapieprinzipien: Hitze aus den Lungen ausleiten.

Rezeptur der Wahl: *Ma Xing Shi Gan Tang* (Dekokt mit Herba Ephedrae, Semen Armeniacae amarum, Gypsum Fibrosum und Radix Glycyrrhizae)

6. Trockenheit greift die Lungen an
(auftretend bei Erkältungen und Bronchitis)

Hauptsymptome: Trockener Husten oder Husten mit wenig klebrigem Sputum, das schwer expektoriert wird, trockene Nase und Hals, gerötete Zungenspitze und dünner, gelber Zungenbelag, beschleunigter Puls.

Therapieprinzipien: Trockenheit der Lungen beseitigen.

Rezeptur der Wahl: *Sang Xing Tang* (Dekokt mit Folium Mori und Semen Armeniacae amarum)

7. Ansammlung von Schleim-Nässe in den Lungen
(auftretend bei asthmoider Bronchitis, Bronchiektasen)

Hauptsymptome: Ausgeprägter Husten oder Asthma mit großen Mengen weißen und schaumigen oder klebrigen Sputums, Völlegefühl in der Brust, rasselnde Geräusche des Sputums im Hals, klebriger, weißer Zungenbelag und weicher, schlüpfriger Puls.

Therapieprinzipien: Nässe und Schleim beseitigen.

Rezeptur der Wahl: *Erchen Tang* (Zweifach behandeltes Dekokt).

8. Ansammlung von Schleim-Hitze in den Lungen
(auftretend bei akuter Bronchitis, chronischer Bronchitis mit akuter Exazerbation, Bronchiektasen mit Sekundärinfektion, Pneumonie, Bronchialasthma und Lungenemphysem mit Sekundärinfektion)

Hauptsymptome: Husten, begleitet von Dyspnoe und Auswurf großer Mengen von gelbem, dickem oder purulentem Sputum, Fieber, Durst, Brustschmerzen, konzentrierter Urin, Obstipation, rote Zunge mit gelbem, klebrigem Belag und schneller, schlüpfriger Puls.

Therapieprinzipien: Hitze und Schleim aus den Lungen ausleiten.

Rezeptur der Wahl: *Qingqi Huatan Wan* (Pille, die das Qi klärt und Schleim transformiert).

9. Leber-Feuer greift die Lungen an

Wird in dem Kapitel „Häufige Syndrome, die zwei Organe betreffen" beschrieben.

Abschnitt 5
Syndrome der Nieren und der Harnblase

Die Nieren speichern Essenz, kontrollieren die Fortpflanzung, das Wachstum und die Entwicklung, regulieren die Flüssigkeitszirkulation, unterstützen die Lungen in der Luftaufnahme (Einatmung), versorgen die Knochen mit Mark und bestimmen die Beschaffenheit der Knochen. Die meisten Nierenerkrankungen sind Leere-Muster.

Die Harnblase und die Nieren sind sowohl anatomisch wie funktionell eng verknüpft. Die Nieren kontrollieren die Funktion der Harnblase, den Urin zu speichern und auszuscheiden.

Symptome und Zeichen

Die Essenz, die in den Nieren gespeichert wird (Hauptbestandteil des Nieren-Yin), ist die Grundlage der Fortpflanzung, des Wachstums, der Entwicklung, der Markbildung, der Nährung der Knochen und des Gehirns. Besteht ein Essenz-Mangel in den Nieren, kommt es zu dem in Tabelle 4 dargestellten Symptomen.

Tabelle 4: Symptome bei Nieren-Essenz-Mangel

Schwäche von:	Bei Kindern	Bei Erwachsenen
Wachstum und Entwicklung	Verzögertes Wachstum	Vorzeitige Alterung
Fortpflanzung	Verzögerte Reifung	Sterilität
Gehirn	Geistige Unterentwicklung	Verlangsamte Reaktionen, Schwindel, Tinnitus, Gedächtnisschwäche
Knochen	Verzögerter Fontanellenschluß, Rachitis	Osteoporose, Schwäche in den Knien
Zähne	Verzögerte Zahnung	Ausfallen der Zähne

Das Nieren-Yang wärmt den Körper, erwärmt die Milz und unterstützt ihre Funktion der Nahrungsverdauung, hilft den Lungen Luft aufzunehmen, reguliert den Flüssigkeitshaushalt, unterstützt die Harnblase in ihrer Funktion Urin zu speichern und auszuscheiden und wirkt als dynamische Kraft der Fortpflanzung (sexuelle Potenz). Symptome, die bei einem Nieren-Yang-Mangel auftreten, sind in Tabelle 5 aufgeführt.

Tabelle 5: Symptome bei Nieren-Yang-Mangel	
Mangel an:	Symptome
Wärmung des Körpers	Frösteln, Kälteempfindlichkeit, kalte Extremitäten
Wärme für die Milz	Diarrhö mit flüssigen Stühlen und unverdauten Speisen oder frühmorgendlichen Durchfällen
Unterstützung der Lungen bei der Atmung	Dyspnoe oder Asthma
Regulation des Flüssigkeitshaushalts	Oligurie, Ödeme
Unterstützung der Harnblasenfunktion	Dysurie, Harninkontinenz
Dynamische Fortpflanzungsfähigkeit	Impotenz, Hyposexualität

Erkrankungen der Nieren beinhalten ein weiteres typisches Symptom, das eher anatomisch-pathologisch als pathophysiologisch zu sehen ist: Schmerzen im Bereich der Lumbalregion.

Eine erkrankte Harnblase ist die Ursache pathologischer Urinveränderungen und führt zu Miktionsstörungen. Miktionsstörungen bei chronischen Fällen werden allerdings oft einer Nieren-Schwäche zugeordnet.

Im folgenden Text werden die Symptome detailliert diskutiert, die häufig bei Nieren- und Harnblasenerkrankungen auftreten.

1. *Lumbalgie:* Nierenstörungen verursachen oft Schmerzen in der Lumbalregion. Äußere pathogene Faktoren (wie Kälte-Nässe oder Nässe-Hitze) dringen in die Meridiane und Kollaterale ein oder Qi- und Blutstagnation durch Muskelzerrungen oder traumatische Verletzungen verursachen Lumbalgien vom Fülle-Typ. In diesen Fällen muß der Behandler sowohl die Nieren tonisieren als auch Kälte-Nässe, Nässe-Hitze oder Blut-Stase beseitigen. Ist Kälte-Nässe die Ursache der Lumbalgie, wird sie sich durch Schmerz bei gleichzeitigem Auftreten von Kälteempfindungen manifestieren. Dieser wird sich durch kaltes, nasses Wetter verschlechtern. Eine Hitze-Empfindung in der Lumbalregion begleitet die Lumbalgie vom Nässe-Hitze-Typ. Ist Blut-Stase die Ursache der Lumbalgie, finden sich anamnestisch Hinweise auf Traumen, und der Schmerz ist durch eine fixierte Lokalisation, Bewegungseinschränkung und lokale Berührungsempfindlichkeit gekennzeichnet. Die Zungenbeurteilung ist ein wichtiges Element der Diagnose. Es findet sich ein weißer, klebriger Zungenbelag bei Lumbalgie vom Kälte-Nässe-Typ, ein gelber, klebriger Zungenbelag bei

Lumbalgie vom Nässe-Hitze-Typ und bei Lumbalgie vom Blut-Stase-Typ wird die Zunge purpurfarben sein. Lumbalgie vom Leere-Typ ist begleitet von Schwäche im Bereich der Lenden und Beine, die sich bei körperlicher Anstrengung verstärkt und durch Ruhe gebessert wird.

2. *Pollutionen:* Beide Arten unwillkürlichen Samenverlusts, nächtliche Pollutionen bei erotischen Träumen und spontane Samenverluste, die während der Nacht ohne Träume oder auch beim wachen Patienten auftreten, werden einer Störung der Nieren zugeordnet. Nächtliche Pollutionen können auch im Zusammenhang mit dem Herz stehen und sind Folge eines Yin-Mangel des Herzens und der Nieren mit übermäßigem Feuer. Es finden sich die Symptome übermäßigen sexuellen Verlangens, Ejaculatio praecox und Schlaflosigkeit. Auf der anderen Seite haben spontane Samenverluste ihre Ursache in einem alleinigen Leere-Syndrom der Nieren. Als Symptome findet man Müdigkeit, Schmerz in den Lenden, Schwindel, Tinnitus und Abneigung gegen Kälte mit kalten Extremitäten. In einigen Fällen verursacht Samenverlust durch Akkumulation von Nässe-Hitze Hitzeempfindungen in der Urethra während der Miktion, begleitet von bitterem Mundgeschmack und von gelbem, klebrigem Zungenbelag.

3. *Impotenz:* In den meisten Fällen ist Impotenz ein Symptom eines Nieren-Yang-Mangels oder die Folge übermäßiger, sexueller Aktivität. Impotenz, verursacht durch absteigende Nässe-Hitze ist ebenfalls häufig. Zusätzlich kann auch Angst das Herz und die Milz schädigen und Furcht, die die Nieren schädigt, zu Impotenz führen. Aus diesen Gründen ist eine genaue Anamnese zur Diagnosestellung erforderlich. Der Arzt sollte folgende Begleitsymptome beachten: Blässe, Lustlosigkeit, Schwäche der Lenden und der Beine, allgemeine Abneigung gegen Kälte bei Nieren-Yang-Mangel; gelber, klebriger Zungenbelag und weicher, beschleunigter Puls bei Vorliegen von Nässe-Hitze; Schlaflosigkeit und Appetitlosigkeit bei Schädigung von Herz und Milz.

4. *Ödeme*: Entsprechend der Theorien der TCM regulieren die Lungen, die Milz und die Nieren den Flüssigkeitshaushalt. Aus diesem Grund werden Ödeme einer funktionellen Störung dieser inneren Organe zugeordnet.

(a) Ödeme infolge einer Schädigung der Funktion der Lungen: Äußere pathogene Faktoren, besonders „Wind", können die Lungen angreifen und ihre Funktion der Regulierung des Flüssigkeitstransports schädigen. Dies kann zu Ödemen führen, die „Wind-Ödeme" genannt werden. Oft geht diesen Ödemen das Prodromal-Syndrom einer Erkrankung (Infektion des oberen Respirationstrakts) mit Symptomen wie Fieber, Abneigung gegen Wind und Kälte, Kopfschmerz, Husten, Halsentzündung und oberflächlichen Puls voran. Gewöhnlich treten diese Ödeme plötzlich auf, anfangs im Bereich der Augenlider und im Gesicht und dehnen sich nach unten aus.

(b) Ödeme durch Milz-Yang: Die Transportfunktion der Milz beinhaltet die Kontrolle des Flüssigkeitshaushalts. Ist die Milz-Funktion geschädigt, kommt es zu Ödemen, die eher im Bereich der Extremitäten als in anderen Körperpartien auftreten und von Appetitlosigkeit, Blähungen, Oligurie, weichen Stühlen, kalten Extremitäten, Gesichtsblässe und weißem, klebrigem Zungenbelag begleitet sind.

(c) Ödeme bei Nieren-Yang-Mangel: Unter den inneren Organen haben die Nieren die Hauptfunktion der Regulierung des Flüssigkeitshaushalts. Nieren-Yang-Mangel kann Ödeme verursachen, die betonter in den unteren Körperpartien auftreten und von

Lumbalgie, Oligurie, Abneigung gegen Kälte, kalten Extremitäten, Blässe und weißlichem, feuchtem Zungenbelag begleitet sind.

5. *Dysurie:* Akute Dysurie ist die Folge einer Ansammlung von Nässe-Hitze in der Harnblase. Sie zeichnet sich durch schmerzhafte Miktion, Pollakisurie und verstärkten Harndrang aus. In einigen Fällen kann es zu plötzlichen Unterbrechungen des Urinflusses während der Miktion kommen oder es können kleine Nierensteine im Urin erscheinen. Außerdem kann man eventuell auch trüben oder blutigen Urin finden.

In chronischen Fällen handelt es sich bei Miktionsbeschwerden meist um ein Leere-Syndrom ohne Miktionsschmerz und ohne Trübung des Urins. Diese Syndrome werden oft einer Nieren-Schwäche zugeordnet, können allerdings die Folge einer Milz-Schwäche sein, mit dem Syndrom eines sinkenden Milz-Qi. Hämaturie kann vorliegen, wenn sekundär infolge eines Nieren-Yin-Mangels übermäßiges Feuer die Blutgefäße schädigt.

Syndrom-Differenzierung

I. Syndrome des Nieren-Yin-Mangels

Die Hauptkomponente des Nieren-Yin ist die Essenz, die in den Nieren gespeichert wird. Besteht ein Mangel, treten die in Tabelle 4 aufgeführten Symptome auf. Aufgrund der reziproken Beziehung zwischen Yin und Yang führt ein Nieren-Yin-Mangel typischerweise zu einem relativen Überschuß an Nieren-Yang oder innerer Hitze. Übermäßiges Nieren-Yang kann zu nächtlichen Samenergüssen führen, während innere Hitze nachmittägliches Fieber, Gesichtsrötung und Hitzeempfindungen an den Fußsohlen und Handflächen erzeugt.

II. Syndrome des Nieren-Yang-Mangels

Das Nieren-Yang hat multiple Funktionen, die die Wärmung des Körpers und der verschiedenen inneren Organe beinhalten. Besteht ein Nieren-Yang-Mangel kommt es oft zu „Kälte-Symptomen" wie Frösteln, Abneigung gegen Wärme, kalte Extremitäten, Blässe und blasse Zunge. Treten allgemeine Kälte-Symptome gemeinsam mit Symptomen auf, die eine Beeinträchtigung der Nieren anzeigen (Schmerzen und Schwäche der Lenden und der Beine oder mangelndes sexuelles Verlangen), kann die Diagnose „Nieren-Yang-Mangel" gestellt werden. Sind allerdings andere Funktionen deutlich beeinträchtigt, muß der Arzt die Hauptstörung in der Diagnose spezifizieren, z. B. Schwäche der Nierenfunktion, die Luft aufzunehmen, Nierenschwäche mit Ödemen oder Nierenschwäche mit Diarrhö.

Das Nieren-Yang wärmt verschiedene innere Organe an, um deren Funktionen zu stärken. Gelegentlich ist schwer zu differenzieren, ob eine herabgesetzte Organ-Funktion den Nieren oder anderen inneren Organen zuzuordnen ist. Bei einer Nieren-Schwäche mit Diarrhö schädigt der Nieren-Yang-Mangel die Milz. Finden sich weiche Stuhlgänge nur in den frühen Morgenstunden, ist die Diagnose einer Nieren-Schwäche mit Diarrhö fehlerhaft; weisen andere Symptome auf eine Milzschwäche hin, sollte der Behandler die Diagnose einer Milz- und Nieren-Schwäche oder einer Milz- und Nieren-Yang-Schwäche stellen. Ebenso muß zwischen Ödemen als Folge einer Nieren-Schwäche und Ödemen einer kombinierten Milz- und Nieren-Schwäche unterschieden werden.

Kapitel 6

Häufige Nieren-Syndrome der Inneren Medizin

1. Nieren-Yin-Mangel
(auftretend bei Entkräftung nach langanhaltender Erkrankung, Tuberkulose, Diabetes mellitus, chronischer Nephritis, Sexualneurosen, Sterilität)

Hauptsymptome: Schwindel, Vergeßlichkeit, Schmerzen in den Lenden und in den Knien, Tinnitus, eingeschränktes Hörvermögen, trockener Mund und Hals, Samenverluste, Oligospermie und Sterilität bei Männern und Amenorrhoe und Infertilität bei Frauen, nachmittägliches Fieber, Gesichtsrötung, Nachtschweiße, rote Zunge mit wenig oder fehlendem Belag und tiefer und fadenförmiger Puls.

Therapieprinzipien: Nieren-Yin nähren.

Hauptrezeptur: *Liu Wei Di Huang Wan* (Pille der Sechs Bestandteile mit Radix Rehmanniae praeparata).

2. Nieren-Yang-Mangel oder Nieren-Schwäche
(auftretend bei Entkräftung nach langanhaltender Erkrankung, allgemeine Schwäche bei alten Patienten, chronischer Nephritis, Nebennierenrinden-Insuffizienz, Hypothyreose, Neurasthenie)

Hauptsymptome: Schmerzen der Lenden und der Lumbalregion, Frösteln, Kälteempfindlichkeit, kalte Extremitäten, mangelndes sexuelles Verlangen, Impotenz, Ejaculatia praecox, Oligurie und Ödeme, chronische Diarrhö, Blässe, blasse, dicke Zunge mit dünnem, weißlichem Belag und tiefer und fadenförmiger Puls.

Therapieprinzipien: Nieren-Yang wärmen und tonisieren.

Rezeptur der Wahl: *Shen Qi Wan* (Pille zur Tonisierung des Nieren-Qi).

3. Nieren-Yang-Mangel mit übermäßigem Wasser oder Nieren-Schwäche mit Ödemen
(auftretend bei nephrotischen Syndromen, Herz-Schwäche)

Hauptsymptome: Nieren-Yang-Mangel mit Oligurie, Ödemen, sogar Anasarka und Aszites, oder Palpitationen und Orthopnö.

Therapieprinzipien: Die Nieren wärmen und Diurese induzieren.

Rezeptur der Wahl: *Ji Sheng Shen Qi Wan* (Nieren-Qi-Pille aus „Formulas to flid the Living").

4. Nieren-Yang-Mangel mit Diarrhö oder Nieren-Schwäche mit Diarrhö
(auftretend bei chronischer Colitis und chronischer Dysenterie)

Hauptsymptome: Nieren-Yang-Mangel mit chronischer Diarrhö, vor allem täglicher Diarrhö in den frühen Morgenstunden, die durch Kälteeinflüsse im abdominellen Bereich verschlimmert wird.

Therapieprinzipien: Durch Wärmung der Nieren die Diarrhö lindern.

Rezeptur der Wahl: *Si Shen Wan* (Vier Wunder Pille).

5. Schwäche der Niere, die Luft aufzunehmen oder Nieren-Schwäche
in der Unterstützung der Lungen, die Luft aufzunehmen
(auftretend bei Lungen-Emphysem, schweren Formen von Cor pulmonale
mit Kurzatmigkeit.)

Hauptsymptome: Nieren-Yang-Mangel mit Dyspnoe und verlängerter Exspiration, verschlimmert bei Belastung.

Therapieprinzipien: Nieren tonisieren, um die Respiration zu verbessern.

Rezeptur der Wahl: *Du Qi Wan* (Quellen-Qi-Pille) bzw. *Liu Wei Di Huang Wan* (Pille der Sechs Bestandteile mit Radix Rehmanniae praeparata plus Fructus Schisandrae).

6. Schwäche der Nieren, bezüglich ihrer Kontrollfunktion, Urin und Sperma zu bewahren
(auftretend bei Harninkontinenz, Enuresis, Diabetes insipidus,
chronischer Nephritis mit Nykturie, sexuellen Störungen)

Hauptsymptome: Allgemeines Symptom einer Nieren-Schwäche mit häufigen Miktionen, nächtlicher Polyurie, Urintröpfeln nach dem Wasserlassen, Harninkontinenz oder Enuresis, Ejaculatio praecox und Spermatorrhö.

Therapieprinzipien: Nieren-Qi kräftigen.

Rezeptur der Wahl: Bei Schwäche der Nieren, die Miktion zu kontrollieren, *Suo Quan Wan* (Pille, welche die Schleußen schließt); bei Nieren-Schwäche mit Samenverlusten *Jin Suo Gui Jing Wan* (Metallschloßpille zur Stabilisierung der Essenz).

7. Nässe-Hitze in der Harnblase
(auftretend bei Harnwegsinfektionen, Urolithiasis, Prostatits)

Hauptsymptome: Häufiges Wasserlassen und Harndrang, Urodynie mit Brennschmerzen in der Urethra oder erschwerter Miktion, trüber oder blutiger Urin, Abgang von Nierensteinen während der Miktion, Mißempfindung im Unterbauch, gelber und klebriger Zungenbelag und schlüpfriger und beschleunigter Puls.

Therapieprinzipien: Nässe-Hitze aus der Harnblase beseitigen.

Rezeptur der Wahl: *Ba Zheng San* (Acht Arzneien Pulver zur Korrektur).

Abschnitt 6

Syndrome, die zwei Zang-Organe betreffen

Entsprechend der Theorien der TCM sind alle inneren Organe physiologisch und pathophysiologisch verbunden. Ein erkranktes Organ kann zur Beeinträchtigung anderer Organe führen, und vielfältige Syndrome betreffen zwei oder mehrere Organe gleichzeitig.

Ein Syndrom, das zwei oder mehrere Organe betrifft, hat ein komplexes Erscheinungsbild, das sich aus einer Kombination von Symptomen zusammensetzt, die die einfachen Syndrome der inneren Organe aufweisen. Leidet z. B. ein Patient an chronischem Husten, Kurzatmigkeit, Palpitationen, die bei Anstrengung zunehmen, Gesichtsblässe und hat eine blasse Zunge und einen fadenförmigen, schwachen Puls, liegt die Diagnose eines Herz- und Lungen-Qi-Mangels vor. Chronischer Husten führt oft zu einem Lungen-Qi-Mangel; Kurzatmigkeit ist ein Zeichen, daß bereits ein Qi-Mangel besteht. Palpitationen sind ein allgemeines Symptom, das auf eine Beeinträchtigung des Herzens hinweist. Herz- und Lungen-Qi-Mangel ist also ein kombiniertes Syndrom. Es ist wichtig, festzulegen, welches das primäre und welches das sekundäre Syndrom ist. Hat der Husten des Patienten für mehrere Jahre bestanden und die Palpitationen sind erst später aufgetreten, wird dies darauf hinweisen, daß der Lungen-Qi-Mangel zu einem Herz-Qi-Mangel geführt hat. Sind die Palpitationen der Entwicklung des Hustens vorausgegangen, wird dies darauf hinweisen, daß der Herz-Qi-Mangel zu einem Lungen-Qi-Mangel geführt hat.

Folgende kombinierte Syndrome zweier innerer Organe werden in der inneren Medizin häufig beschrieben.

1. Leber- und Nieren-Yin-Mangel
(auftretend bei Anämie, Hypertonie, chronischer Hepatitis,
Neurosen, Morbus Ménière, Menstruationsstörungen)

Hauptsymptome: Schwindel, Tinnitus, unscharfes Sehen, Nervosität, Reizbarkeit, Schmerzen im Bereich der Lenden und der Beine, Hitzeempfindungen der Fußsohlen und Handflächen, Taubheit der Extremitäten und Muskelzuckungen, Samenverlust bei Männern und Oligurie oder Amenorrhoe bei Frauen, rote Zunge mit wenig Belag und fadenförmiger, saitenförmiger Puls.

Therapieprinzipien: Leber und Niere nähren.

Rezeptur der Wahl: *Qiju Di Huang Wan* (Pille mit Radix Rehmanniae praeparata, Fructus Lycii und Flos Chrysanthemi).

2. Gestörte Koordination zwischen Leber und Milz und/oder Magen
(auftretend bei peptischem Ulzera, chronischer Gastritis, Hepatitis
und anderen Verdauungsstörungen)

Hauptsymptome: Symptome, die auf eine Leber-Qi-Stagnation hinweisen, mit Milz- und/oder Magen-Schwäche, Reizbarkeit, Hypochondriumschmerz, Appetitverlust, abdominelle Spannungsempfindungen, Darmgeräusche, weiche Stühle, Völlegefühl und Schmerz im Epigastrium, Aufstoßen, saure Regurgitation, Übelkeit, Erbrechen, weißer, klebriger Zungenbelag und saitenförmiger Puls.

Therapieprinzip: Leber dämpfen und Milz und/oder Magen regulieren.

Rezeptur der Wahl: Xiaoyao San (Umherstreifendes Pulver).

3. Qi- und Blut-Mangel des Herzens und der Milz
(auftretend bei Neurosen, Anämie)

Hauptsymptome: Herzpalpitationen und innere Unruhe, Schlaflosigkeit, traumgestörter Schlaf, Vergeßlichkeit, Appetitlosigkeit, abdominelle Spannung, weiche Stühle, Schwäche, Kraftlosigkeit, blasse Gesichtsfarbe, weißer Zungenbelag und fadenförmiger Puls.

Therapieprinzipien: Herz und Milz tonisieren.

Rezeptur der Wahl: *Gui Pi Tang* (Dekokt, das die Milz wiederherstellt).

4. Gestörte Koordination zwischen Herz und Nieren
(auftretend bei Neurosen, Anämie und anderen chronischen, konsumierenden Erkrankungen)

Hauptsymptome: Schmerzen der Lenden und Schwäche der Beine, Schwindel, Tinnitus, Schlaflosigkeit, Vergeßlichkeit, Palpitationen und innere Unruhe, nächtliche Samenverluste, Nachtschweiße, rote Zunge mit wenig Belag und fadenförmiger, beschleunigter Puls.

Therapieprinzipien: Die Koordination zwischen Herz und Nieren wiederherstellen.

Rezeptur der Wahl: *Liu Wei Di Huang Wan* (Pille der Sechs Bestandteile mit Radix Rehmanniae praeparata) mit *Jiao Tai Wan* (Große Kommunikationspille).

5. Yang-Mangel der Milz und der Nieren
(auftretend bei chronischer Colitis, Organtuberkulosen, Colitis ulcerosa, nephrotischem Syndrom, Leberzirrhose mit Aszitis)

Hauptsymptome: Abneigung gegen Kälte mit kalten Extremitäten, Antriebslosigkeit, Schwäche, leichte Erschöpfbarkeit, therapieresistente Diarrhö mit unverdauten Nahrungsrückständen im Stuhl oder frühmorgendliche Diarrhö, Appetitlosigkeit, abdominelle Spannung oder Oligurie und Ödeme, blasse Gesichtsfarbe, blasse, dicke Zunge mit weißlichem, dünnem oder weißlichem, klebrigem Zungenbelag und Zahneindrücken an den Zungenrändern.

Therapieprinzipien: Milz und Nieren wärmen und tonisieren.

Rezeptur der Wahl: Bei chronischer Diarrhö *Fuzi Lizhong Tang* (Dekokt zur Harmonisierung des Mittleren Erwärmers mit Radix Aconiti praeparata) mit *Si Shen Wan* (Vier Wunder Pille); bei Ödemen *Zhen Wu Tang* (Wahrer Krieger Dekokt) plus *Wu Ling San* (Fünf Bestandteile Pulver für schmerzhafte Miktionsfunktion).

6. Lungen- und Milz-Qi-Mangel
(auftretend bei chronischer Bronchitis, Lungenemphysem)

Hauptsymptome: Chronischer Husten, übermäßiger Auswurf dünnen, schaumigen Sputums, Appetitverlust, abdominelle Spannung, weiche Stühle, Antriebslosigkeit, leichte Erschöpfbarkeit, Ödeme (in einigen Fällen), blasse Zunge mit weißlichem Belag und fadenförmiger, schwacher Puls.

Therapieprinzipien: Lungen und Milz tonisieren.

Rezeptur der Wahl: *Liu Junzi Tang* (Sechs Gentlemen Dekokt).

7. Lungen- und Nieren-Yin-Mangel
(auftretend bei Lungentuberkulose und anderen konsumierenden Erkrankungen)

Hauptsymptome: Husten mit geringem Auswurf oder Hämoptysen, Abmagerung, Schmerzen und Schwäche im Bereich der Lenden und der Beine, hektisches Fieber, Gesichtsrötung, Nachtschweiße, trockener Hals und Mund, Samenverluste, gerötete Zunge mit wenig Belag und fadenförmiger, beschleunigter Puls.

Therapieprinzipien: Lungen und Nieren stärken.

Rezeptur der Wahl: *Mai Wei Di Huang Wan* (Pille mit Radix Rehmanniae, Radix Ophiopogonis und Fructus Schisandrae).

Teil 2

Kapitel 7
Erkältungskrankheiten

Unter den Virusinfektionen des oberen Respirationstrakts ist die häufigste Form der einfache grippale Infekt. Rhinoviren verursachen in den meisten Fällen Erkältungskrankheiten. Der Hauptinfektionsweg ist die Tröpfcheninfektion über den Nasopharynxbereich. Da meistens ein allgemein immunisierendes Antigen fehlt, ist die Immunität nach einer Erkältungskrankheit sehr kurzfristig. Das Infektionsgeschehen ist lokalisiert, und es besteht keine Virämie. Aus diesen Gründen haben viele Menschen mehr als eine Erkältung pro Jahr.

Obwohl Erkältungskrankheiten wenig Folgebeschwerden haben und in der Regel nicht zu Todesfällen führen, verursachen sie durch ihr häufiges Auftreten beträchtliche Beschwerden und dadurch deutliche wirtschaftliche Verluste für die Allgemeinheit. Derzeit ist keine spezifische Therapie oder Immunisierung verfügbar. Die Aussichten einer Impfstoffentwicklung sind sehr gering, da es sehr viele Varianten von Rhinoviren gibt, die Erkältungskrankheiten erzeugen können, und da die Immunisierung immer nur sehr kurzfristig ist (sie scheint abhängig von dem lokalen Geschehen). Aus diesen Gründen sind die traditionellen Theorien und Methoden zur vorbeugenden Behandlung von Erkältungskrankheiten weiterhin von Bedeutung.

Die TCM geht davon aus, daß das Eindringen von pathogenem „Wind" die Erkältungskrankheit verursacht. Aus diesem Grund ist es in der chinesischen Bevölkerung üblich, bei einer Erkältungskrankheit zu sagen: „Man hat einen Wind gefangen". Die Symptome sind verstopfte und laufende Nase, Niesen, wunder Hals und Heiserkeit der Stimme. Allgemeinsymptome wie Frösteln, Fieber, Kopfschmerzen und allgemeine Gliederschmerzen können vorhanden sein, sind aber meist leicht oder fehlen ganz. Erkältungskrankheiten dauern in der Regel 2 bis 7 Tage und die Patienten erholen sich ohne Komplikationen.

Ätiologie und Pathogenese

Pathogener Wind ist der vorherrschende ätiologische Faktor bei Erkältungskrankheiten. Er dringt in den oberen Respirationstrakt und bei herabgesetzter Abwehrkraft in die Körperoberfläche ein. Typischerweise geschieht dies bei plötzlichen klimatischen Veränderungen. Pathogener Wind kombiniert sich mit Kälte im Winter, mit Hitze im Frühjahr, mit Nässe-Hitze im Sommer, vor allem bei den Jahreszeiten nicht entsprechenden klimatischen Veränderungen.

Das Eindringen in den Körper ist eng mit der Abwehrfähigkeit des Körpers korreliert; bei geschwächter Lebensenergie infolge unregelmäßigen Lebensstils, Durchnässung bei Regen, Unachtsamkeit gegenüber Temperaturveränderungen oder Übermüdung ist die Anfälligkeit für das Eindringen von pathogenen Faktoren erhöht. Ein Patient mit chronischer Bronchitis und Bronchiektasen ist ebenso gefährdet. Außerdem spielt die Konstitution bezüglich der Infektanfälligkeit eine gewisse Rolle. Eine Person mit einem Yang-Mangel ist empfindlich gegenüber Wind-Kälte und eine Person mit einem Yin-Mangel empfindlich gegenüber Wind-Hitze.

Da pathogener Wind über den oberen Respirationstrakt und über die Körperoberfläche eindringt, sind die pathologischen Veränderungen in diesen Bereichen zu finden. (Der Respirationstrakt und die Körperoberfläche sind in ihrer Funktion eng verbunden.) Kommt es zu einer Obstruktion des oberen Respirationstrakts durch pathogene Faktoren, erscheinen Symptome der Atemwege wie Husten und verstopfte Nase. Die Auseinandersetzung der Körperabwehrkräfte mit den pathogenen Faktoren in der Körperoberfläche führt zu Frösteln und Fieber.

Differentialdiagnose der Syndrome

Erkältungskrankheiten beginnen typischerweise mit verstopfter und laufender Nase, Niesen, Heiserkeit und gelegentlich Kopfschmerzen und Frösteln. Desweiteren treten Fieber, Husten und kratzender Hals oder Halsschmerzen auf.

Folgende Erklärungen sind wichtig bezüglich der traditionellen Diagnose von Erkältungskrankheiten:

1. Differenzierung von Kälte- und Hitze-Syndromen

Allgemein gesagt sind Wind-Kälte-Erkrankungen durch ausgeprägtes Frösteln, leichtes Fieber und verstopfte Nase mit dünner, weißer Sekretion gekennzeichnet; Wind-Hitze-Erkrankungen zeigen sich durch Fieber mit geringem Frösteln und wundem Hals mit lokaler Rötung und Schwellung. Manchmal wandelt sich ein Wind-Kälte-Syndrom in ein Wind-Hitze-Syndrom und zeichnet sich durch einen wunden Hals und mukopurulenten Nasenausfluß aus.

2. Erkennen kombinierter pathogener Faktoren

Dringt pathogener Wind in Kombination mit Nässe in den Körper ein, wie es oft während der regnerischen Jahreszeiten geschieht, hat der Patient plötzlich Kopfschmerzen mit dem Gefühl, als ob er ein Band um den Kopf hätte, begleitet von Völlegefühl in der Brust und Übelkeit.

Eine Kombination mit Sommer-Hitze zeichnet sich durch Fieber, Schwitzen, Durst, wenig konzentrierten Urin und gelben, klebrigen Zungenbelag aus.

3. Festlegung von Leere- oder Fülle-Typ

Die Erkältungskrankheit ist in den meisten Fällen ein Fülle-Syndrom. Es kann jedoch auch ein Leere-Syndrom mit Spontanschweißen und Windempfindlichkeit vorliegen. Patienten mit einem Leere-Syndrom leiden häufig an wiederholten Erkältungskrankheiten.

Klinische Symptomatik der Syndrome bei Erkältungskrankheiten

1. Äußeres Kälte-Syndrom (Wind-Kälte-Syndrom)

Frösteln und leichtes Fieber ohne Schweiß oder Durst, Gliederschmerzen, verstopfte und laufende Nase, Niesen, kratzender Hals, Husten mit dünnem Auswurf oder trockener Husten, dünner und weißer Zungenbelag und oberflächlicher, gespannter Puls.

Äußeres Syndrom vom Kälte-Nässe-Typ (Wind-Kälte-Syndrom kombiniert mit Nässe): Zusätzlich zu den oben angegebenen Symptomen beinhaltet dieses Syndrom anhaltend leichtes Fieber, Kopfschmerzen mit Bandagierungsgefühl des Kopfes, Schweregefühl der Extremitäten und Völle in der Brust, Übelkeit, Appetitlosigkeit und klebriger Zungenbelag.

2. Äußeres Syndrom vom Hitze-Typ (Wind-Hitze-Syndrom)

Fieber mit geringem Frösteln, Schweiß, Durst, Kopfschmerz, geröteter, schmerzhafter Hals, Husten mit mukopurulentem Auswurf, dünner und gelblicher Zungenbelag und oberflächlicher, beschleunigter Puls.

Äußeres Syndrom vom Hitze-Nässe-Typ (Wind-Hitze-Syndrom kombiniert mit Nässe): Zusätzlich zu den oben angegebenen Symptomen beinhaltet dieses Syndrom anhaltendes Fieber, Schwitzen, Ruhelosigkeit, konzentrierter Urin, Übelkeit, Appetitlosigkeit und gelben, klebrigen Zungenbelag.

3. Äußeres Syndrom vom Leere-Typ

Das Leere-Syndrom bezieht sich hierbei auf einen Qi-Mangel, speziell auf einen Mangel der oberflächlichen Abwehrkräfte. Die Symptomatik beinhaltet wiederholte Anfälle von Frösteln mit leichtem Fieber, Spontanschweiße, Kopfschmerz, verstopfte Nase, Husten mit dünnem, klebrigem Auswurf, schwache Stimme, Kurzatmigkeit, Erschöpfung, weißen Zungenbelag und oberflächlichen, schwachen Puls.

Behandlung

1. Äußeres Syndrom vom Kälte-Typ

Arzneimitteltherapie: Äußeres Syndrom durch Arzneimittel mit scharfem Geschmack und von wärmendem Charakter lindern. Folgende Rezepturen sind sehr zu empfehlen:

(1) Dekokt aus grünen Zwiebeln und frischem Ingwer: Man koche 3-7 Stücke des weißen Teils grüner Zwiebeln und 3-5 Scheiben frischen Ingwers mit einer angemessenen Menge Zucker. Das Dekokt soll heiß getrunken werden. Dies ist ein einfaches und volkstümliches Dekokt, um Erkältungskrankheiten nach Durchnässung und Kälteexposition vorzubeugen. Es kann auch zur Behandlung leichter Erkältungskrankheiten vom äußeren Kälte-Typ angewandt werden.

(2) Pulver mit Herba Schizonepetae und Radix Ledebouriellae zur Überwindung pathogener Einflüsse (*Jing Fang Baidu San*); indiziert sowohl beim äußeren Syndrom vom Kälte-Typ wie vom Kälte-Nässe-Typ.

Kapitel 7

Ist das Nässe-Syndrom betont, können Herba Agastachis und Cortex Magnoliae Officinalis hinzugefügt werden.

Akupunktur: G 20, Le 7, B 12 und Di 4.

2. Äußeres Syndrom vom Hitze-Typ

Arzneimitteltherapie: Das äußere Syndrom durch scharfschmeckende Arzneimittel von kühlender Qualität lindern.

(1) Pulver mit Lonicera und Forsythia (Yin Qiao San): Als Dekokt zubereitet, zur Behandlung äußerer Syndrome vom Hitze-Typ. Arzneipillen und Tablettenzubereitungen wie antiphlogistische Arzneipille (oder Tablette) mit Lonicera und Forsythia (*Yin Qiao Jiedu Wan (Pian)*) *sollen verabreicht werden. Zwei Pillen oder 8 Tabletten zweimal täglich. Die Zusammensetzung der Arzneipille oder Arzneimitteltablette entspricht, abgesehen von geringfügigen Modifizierungen, der der Pulverform.*

(2) Antipyretisches Granulat für Erkältungskrankheiten (*Ganmao Tuire Chongji*): Dies ist eine moderne Zubereitung zur Behandlung von Erkältungskrankheiten vom äußeren Hitze-Typ. Es sind 2-3 Beutelchen zwei- bis dreimal pro Tag in heißem Wasser einzunehmen.

(3) Pulver mit Herba Agastachis, das das Qi korrigiert (*Huo Xiang Zheng Qi San*): Als Dekokt zur Behandlung äußerer Syndrome vom Hitze-Typ, die mit Nässe kombiniert sind, zuzubereiten. Tablettenform und andere Extraktzubereitungen sind erhältlich, werden üblicherweise jedoch nur bei leichten Fällen angewandt.

Akupunktur: LG 14, Di 11, Di 4, Lu 5, 3E 5.

3. Äußeres Syndrom vom Leere-Typ

Arzneimitteltherapie: Das äußere Syndrom mit entsprechenden Arzneimittel lindern und gleichzeitig durch tonisierende Arzneimittel das Qi kräftigen.

(1) Ginseng und Perilla-Getränk (*Shen Su Yin*): Als Dekokt zur Behandlung des äußeren Syndroms vom Leere-Typ zuzubereiten.

(2) Pulver des Jade-Paravent (*Yupingfeng San*): Ein Dekokt aus diesem Pulver, täglich in kleinen Mengen über einen längeren Zeitraum verabreicht, kann dem wiederholten Auftreten von Erkältungskrankheiten bei Patienten mit geschwächter Abwehrkraft gegenüber Wettereinflüssen vorbeugen.

Moxibustion: Moxa auf M 36 und KG 5, um wiederkehrenden Erkältungskrankheiten vorzubeugen.

Moderne Forschung

Es ist schwierig, die Therapie bei der Behandlung einer selbstlimitierenden Erkrankung wie einer Erkältungskrankheit zu evaluieren. Jedoch haben kontrollierte Studien gezeigt, daß die traditionelle Therapie die Erkrankungsdauer verkürzt und Symptome schnell lindert. Die traditionelle Therapie hat weitere Vorteile. Sie beseitigt die Symptome ohne Nebenwirkungen, wenn sie richtig angewandt wird, da die Behandlung dem individuellen Krankheitsbild des Patienten angepaßt ist und entsprechend unterschiedlicher Krankheitsbilder variiert wird. Sind Frösteln und Fieber beseitigt, treten sie selten wieder auf. Wahrscheinlich liegt dies darin begründet, daß einzelne Arzneien in Radix Saposhnikoviae, Flos Lonicerae und Radix Isatidis antivirale Wirksubstanzen enthalten und diese Arzneimittel durch Harmonisierung des Yin-Yang-Gleichgewichts die Widerstandsfähigkeit des Körpers gegenüber Erkältungskrankheiten steigern. Untersuchungen haben außerdem gezeigt, daß Radix Astragali, der Hauptbestandteil des Jade-Paravent-Pulvers, den Blut-Interferon-Spiegel in jedem Falle von viralen Erkrankungen anhebt. Diese präventive Wirkung, die auch in Doppelblindstudien belegt ist, ist von besonderem Interesse bei der Behandlung von Patienten, die an einer ausgeprägten Infektanfälligkeit leiden.

Kapitel 8

Chronische Bronchitis

Chronische Bronchitis verursacht eine erhöhte Schleimsekretion im Bronchialtrakt mit produktivem Husten, der an den meisten Tagen vorhanden ist, wenigstens für 3 Monate im Jahr und seit mindestens 2 Jahre besteht. Es ist die häufigste schwächende Erkrankung des Respirationstrakts in China wie auch in anderen Ländern, vor allem bei älteren Menschen.

Die Ursachen sind noch nicht geklärt, aber es sind verschiedene Faktoren deutlich mit dieser Erkrankung assoziiert. Es ist belegt, daß Rauchen der wichtigste prädisponierende Faktor ist. Einige Autoren gehen davon aus, daß Pneumokokken und Hämophilus influenzae Infektionen verursachen, die zu einer chronischen Bronchitis führen, andere Autoren hingegen sind der Überzeugung, daß die Infektionen eher eine Folge als eine Ursache der chronischen Erkrankung sind. Endogene Faktoren können ebenfalls eine Rolle spielen. Genetische Veränderungen, die die Schleimproduktion betreffen, können die Reinigung des Bronchialtrakts behindern und die produktiven Mechanismen beeinträchtigen und dadurch zu wiederkehrenden und chronischen Infektionen führen. Allergien können die Schleimproduktion erhöhen und zu einer erhöhten Anfälligkeit für Bronchialinfekte führen. Kälteeinflüsse führen zu Exazerbationen und können in der Verbindung zur konstitutionellen Überempfindlichkeit gesehen werden.

Becherzellen im Epithelialbereich und schleimbildende Zellen, die interepithelial liegen, sind verantwortlich für die Sekretion im Bereich des Tracheobronchialtrakts. Bei der chronischen Bronchitis nehmen die schleimbildenden Zellen größenmäßig und die Becherzellen zahlenmäßig zu. Diese Veränderungen mit der Zunahme der tracheobronchialen Sekretionen erklärt den chronisch produktiven Husten. Im Spätstadium der chronischen Bronchitis kommt es üblicherweise zu einer schweren Atemwegsobstruktion, die allerdings nicht vollständig durch die Einengung der zentralen Luftwege, durch die Wucherung der schleimbildenden Zellen oder durch die Obstruktion durch die Sekretionsmengen allein erklärt werden kann. Eine wichtige Rolle kann die Obstruktion der kleinen Atemwege durch Becherzellproliferation und Bronchiolitis spielen. Andere morphologische Veränderungen, die die Becherzell- und Bronchialzellveränderungen begleiten, sind Mukosafragmentation, Ziliardestruktion, entzündliche Zellinfiltration im Bereich des Epithels und des Subepithels sowie Basalzellhyperplasie und squamöse Metaplasie des säulenartigen Epithels. Ist es zu einer Zerstörung der Ziliarmukosa gekommen, ist die Anfälligkeit der Atemwege gegenüber schädigenden Einflüssen deutlich gesteigert.

Aufgrund der Komplexität der Pathogenese und der pathologischen Veränderungen ist die chronische Bronchitis bei sehr lang anhaltender Erkrankung schwer zu behandeln. In der Schulmedizin werden routinemäßig Bronchodilatatoren, Mukolytika und Expektorantien angewandt. Die Wirkungen dieser Substanzen sind hauptsächlich symptomatisch, und keines ist in der Lage, die pathologischen Veränderungen rückgängig zu machen oder die Konstitution und die Widerstandsfähigkeit gegenüber Bronchialeffekten zu stärken. Die Anwendung von Antibiotika ist nur sinnvoll bei der Behandlung und Prophylaxe akuter purulenter Exazerbationen. Die Anwendung von Korticosteroiden in der Behandlung der chronischen Bronchitis hat begrenzte Wirksamkeit und die unerwünschten Nebenwirkungen einer längerfristigen Korticosteroidtherapie überwiegen ihre Vorteile. Aus diesen Gründen ist die Suche nach wirksamen Heilpflanzen gerechtfertigt.

In der TCM ist die chronische Bronchitis bezüglich Differentialdiagnose der Syndrome und Behandlung eng mit „Husten", „Schleim" und „Atemnot" verbunden.

Ätiologie und Pathogenese

Die Kennzeichen der chronischen Bronchitis sind chronischer Husten und Sputumproduktion. Kurzatmigkeit tritt später in den Vordergrund. In der traditionellen Sichtweise ist Husten ein häufiges Symptom von Lungenerkrankungen, die Sputumbildung ist jedoch nicht notwendigerweise auf eine Störung der Lungen zurückzuführen. Purulentes Sputum tritt gewöhnlich auf, wenn exogene pathogene Faktoren, insbesondere Hitze, die Lungen angreifen. Die Bildung von nichtpurulenten, großen Mengen Sputums wird oft einer Milzfunktionsstörung zugeordnet. In diesen Fällen speichern die Lungen lediglich den Schleim und husten ihn ab. Die Ansammlung von Schleim in den Lungen führt zu einer Anfälligkeit der Lungen gegenüber wiederholtem Eindringen exogener, pathogener Faktoren mit akuten Exazerbationen. Kurzatmigkeit mit erschwerter Exspiration tritt in der Regel im Spätstadium der chronischen Bronchitis auf und weist auf eine Beeinträchtigung der Nieren hin, da diese die Lungen bei der Einatmung unterstützen. Länger anhaltende Atemprobleme mit verlängerter Exspiration sind charakteristisch für eine Nierenschädigung. Zusammenfassend ist zu sagen, daß die TCM die chronische Bronchitis als Erkrankung der Lungen definiert, die ebenso eine Beeinträchtigung der Funktionen von Milz und Nieren beinhaltet. Nur während akuter Exazerbationen sind äußere pathogene Faktoren von bedeutender Rolle.

Differentialdiagnose der Syndrome

Die chronische Bronchitis zeigt sich in einigen Haupt-Syndrommustern. Ein Patient kann an einem oder mehreren Syndromen gleichzeitig leiden, und die Syndrome können bei demselben Patienten in unterschiedlichen Verläufen der Erkrankung wechseln.

I. Leere-Syndrome

Die meisten Patienten mit chronischer Bronchitis weisen ein Leere-Syndrom der Lungen, der Milz und/oder der Nieren auf.

1. *Lungen-Schwäche*: Gekennzeichnet durch häufiges Husten und Auswurf. Der Patient hat eventuell Spontanschweiße, empfindet häufig eine Abneigung gegen Luftzug und hat eine Anfälligkeit für Erkältungskrankheiten. Die Zunge ist oft blaß mit weißlichem Belag, der Puls ist schwach.

2. *Milz-Schwäche*: Gekennzeichnet durch ausgeprägte Schleimproduktion. Neben den vorherrschenden Syndromen des Respirationstrakts klagen die Patienten häufig über Appetitmangel, Blähungen und weiche Stühle. Der Zungenbelag ist oft weißlich und klebrig, der Puls schlüpfrig.

3. *Nieren-Schwäche*: Gekennzeichnet durch Kurzatmigkeit mit verlängerter Exspiration, begleitet von Husten und Auswurf. Der Patient kann kälteempfindlich sein mit kalten

Extremitäten. Es finden sich Beschwerden im Lendenbereich, Schwächeempfindungen der Beine und Nykturie. Der Puls ist fadenförmig und schwach, vor allem im Bereich der Nierenpulstaststelle.

II. Fülle-Syndrome

Patienten, die an einer chronischen Bronchitis leiden, weisen in der Regel Fülle-Syndrome bei akuten Exazerbationen auf.

1. *Akute Exazerbation vom Kälte-Typ*: Bei diesem Syndrom geht häufig eine Erkältungskrankheit voran. Es zeichnet sich durch einen verstärkten Husten und Auswurf voluminösen, dünnen Sputums weißer Farbe aus. Der Puls ist häufig oberflächlich und gespannt.

2. *Akute Exazerbation vom Hitze-Typ*: Dieses Syndrom zeichnet sich aus durch purulentes Sputum und kann von Fieber, Mundtrockenheit, konzentriertem Urin und Obstipation begleitet sein. Der Zungenbelag ist üblicherweise gelb, der Puls beschleunigt und schlüpfrig.

Behandlung

Die allgemeine Regel der Heilpflanzenbehandlung bei chronischer Bronchitis besteht in einer Kräftigung und Stärkung der Funktionen von Lunge, Milz und/oder Nieren. Liegt jedoch eine akute Exazerbation vor, sollten primär die vorherrschenden pathogenen Faktoren beseitigt werden.

Akute Exazerbationen

1. *Akute Exazerbation vom Kälte-Typ*: *Xiao Qing Long Tang* (Kleines Blaugrünes Dekokt; siehe Anhang). Diese Rezeptur enthält Herba Ephedrae, Ramulus Cinnamomi, Herba Asari und Rhizoma Zingiberis (getrockneter Ingwer), die gemeinsam hauptsächlich durch Diaphorese Kälte ausleiten. Moderne Untersuchungen haben jedoch gezeigt, daß Herba Ephedrae nicht nur diaphoretisch wirkt, sondern auch bronchodilatatorische, entzündungshemmende, antiallergische, antipyretische und antivirale Wirkungen hat. Diese Wirkungen helfen bei der Behandlung akuter Exazerbationen, unabhängig davon, ob diese durch einen viralen Infekt der oberen Atemwege oder durch allergische Reaktionen in Zusammenhang mit Kälteexposition unter Allergenexposition verursacht sind. Radix Cinnamomi kann eine Dilatation der peripheren Blutgefäße bewirken und hat antibakterielle (z. B. Antipneumokokken) und antivirale (z. B. Anti-Influenza) Wirkung. Rhizoma Zingiberis ist ebenfalls ein Vasodilatator. Herba Asari hat sowohl eine antipyretische als auch eine analgetische Wirkung.

Rhizoma Pinelliae Praeparatum ist ein weiterer wichtiger Bestandteil dieser Rezeptur. Es handelt sich um eine schleimlösende Substanz, die zur Behandlung großer Mengen dünnen Sputums, jedoch nicht bei purulentem, dicklichem Sputum geeignet ist. Nach modernen Untersuchungen ist belegt, daß diese Substanz die pilokarpininduzierte Sekretion inhibiert. Aus diesem Grund ist es kein Expektorans im schulmedizinischen Sinne.

2. *Akute Exazerbation vom Hitze-Typ*: Die Rezepturen für diese Art der akuten Exazerbation unterscheiden sich sehr stark von der oben genannten Rezeptur. *Qingqi Huatan Tang* (Dekokt, das das Qi klärt und Schleim umwandelt) ist ein Beispiel (siehe Anhang). Verglichen mit *Xiaoqinglong Tang* enthält diese Rezeptur mehr Arzneien mit breiter

antibakterieller Wirkung, wie z. B. Radix Scutellariae, Fructus Gardeniae, Radix Ophiopogonis und Rhizoma Anemarrhenae sowie stärker antipyretisch wirkende Arzneimittel wie Radix Scutellariae, Radix Platycodi und Rhizoma Anemarrhenae. Die in diesem Dekokt enthaltenden schleimlösenden Substanzen wie Radix Platycodi und Bulbus Fritillariae Cirrhosae unterscheiden sich von Rhizoma Pinelliae Praeparatum. Es sind Expektorantien, die zu einer Vermehrung und Verdünnung des Bronchialsekrets führen und es den Patienten erleichtern, den Schleim abzuhusten.

Leere-Syndrome

1. *Lungen-Schwäche*: *Bufei Tang* (Lungentonisierendes Dekokt; in diesem Dekokt sind die Haupttonika Radix Ginseng und Radix Astragali), die die Lungen tonisieren und den Husten lindern.

2. *Milz-Schwäche*: Mit *Erchen Tang* (zweifach behandeltes Dekokt) die Milz tonisieren und Schleim ausleiten.

3. *Nieren-Schwäche*: Mit *Duqi Wan* (Quellen-Qi-Pille) die Nieren tonisieren und Dyspnoe lindern. Es handelt sich um eine Zusammensetzung aus *Liu Wei Di Huang Wan* (Pille der Sechs Bestandteile mit Rehmanniae). *Liu Wei Di Huang Wan* ist eine häufige Rezeptur zur Nierentonisierung und Fructus Schisandrae eine Substanz zur Linderung des Hustens und der Dyspnoe. Bei ausgeprägten Kältesymptomen wie Kälteempfindlichkeit und kalten Extremitäten fügt man Radix Aconiti Praeparata und Cortex Cinnamomi hinzu.

Tabelle 6: Wirkung der Arzneien von *Yangfei Guben Wan*			
	tonisiert die Lunge	tonisiert die Milz	tonisiert die Niere
Placenta hominis	+		+
Gecko	+		+
Cordyceps	+		+
Radix Ginseng	+	+	
Colla Cornus Cervi			+
Colla Corii Asini	+		
Radix Glycyrrhizae	+	+	
Fructus Corni			+
Radix Astragali	+	+	
Radix Adenophorae	+		
Radix Ophiopogonis	+		
Herba Epimedii			+
Radix Morindae			+
Poria		+	
Rhizoma Dioscoreae	+	+	+

Theoretisch können die Leere-Syndrome, die bei chronischer Bronchitis zu finden sind, in die oberen drei Kategorien eingeteilt werden und im Verlaufe der Erkrankung sind anfangs die Lungen, im weiteren Verlauf die Milz und zuletzt die Nieren betroffen. In der klinischen Praxis ist es allerdings sehr selten, daß nur ein inneres Organ ohne Beeinträchtigung der anderen Organe betroffen ist. Aus diesem Grund werden häufiger differenziertere Rezepturen angewandt. *Yangfei Guben Wan* (Arzneipille zur Nährung der Lungen und zur Kräftigung der Konstitution) ist ein Beispiel dafür. Da die Nieren die Grundlage der angeborenen Konstitution sind und die Milz die materielle Basis der erworbenen Konstitution darstellt, kann über eine Kräftigung der Nieren und der Milz eine Stärkung der Konstitution erreicht werden. Die Arzneien der Arzneipille und ihre Wirkungen sind in Tabelle 6 aufgelistet. Es ist interessant, festzustellen, daß die Hauptarzneien dieser Arzneipille zur Behandlung chronischer Bronchitis ohne akute Exazerbation tonisierend auf alle drei inneren Organe wirken.

Moderne Forschung

In dem letzten Vierteljahrhundert wurde in China intensive Forschung hinsichtlich der Prävention in der Behandlung von chronischer Bronchitis betrieben. Neben Aufklärung der Bevölkerung bezüglich der Gefahren des Rauchens sowie der Kontrolle und Verringerung von Luftverschmutzung und Staubbelastung an Arbeitsplätzen hat sich die chinesische Regierung auch auf die Erforschung der chinesischen Arzneimittel konzentriert. Als Ergebnis dieser Untersuchungen haben Ärzte neue effektive Heilpflanzen entdeckt und wenden auf neue Weise, gestützt durch moderne Studien, traditionelle Prinzipien an.

Entdeckung neuer wirksamer Heilpflanzen

In den letzten Jahrzehnten haben die Forscher hunderte Arten und Pflanzen bezüglich ihrer Wirkung zur Behandlung von chronischer Bronchitis untersucht. Da die Kriterien bezüglich der Bestimmung der Wirksamkeit in den meisten Studien auf die Beeinflussung von Husten, Auswurf und Asthma basierten, ist zu sagen, daß die neuen Heilpflanzen hauptsächlich zur symptomatischen Linderung geeignet sind.

Oleum Cymbopogonis, das flüchtige Öl aus Cymbopogon distans A. Camus (Yunxiangcao), ist ein Bronchodilatator bei chronischer Bronchitis und Bronchialasthma. Es ist als Dosieraerosol erhältlich.

Oleum Rhododendri Daurici, das flüchtige Öl aus Rhododendron dauricum L. (Manshanhong), ist sowohl ein Antitussivum als auch ein Expektorans. Es ist in Kapselform zur oralen Einnahme erhältlich. Bei chronischer Bronchitis werden 0,05-0,1 g zwei- bis dreimal täglich verabreicht.

Oleum Viticis Negundo, das flüchtige Öl aus Vitex negundo Le var. cannabifolla (Sieb. et Zucc.) Hand.-Mazz. (Mujing), ist ein Expektorans, ein Antitussivum und ein Antiasthmatikum. In China erhältlich in Kapselform zur oralen Verabreichung. Übliche Dosis bei chronischer Bronchitis 20-40 mg dreimal täglich.

Oleum Artemisiae Lactifloriae, das flüchtige Öl aus Artemisia lactiflora Wall (Baihuahao), ist ebenfalls ein Expektorans und ein Antiasthmatikum und etwas stärker wirksam als Oleum Viticis Negundo. Übliche Menge 20 mg dreimal täglich.

Kapitel 8

Moderne Anwendung traditioneller Prinzipien

Da chronische Bronchitis die Folge einer Funktionseinschränkung der Lungen, der Milz und der Nieren ist, ist es sinnvoll, verbesserte Kombinationen von tonisierenden Substanzen zu suchen, die diese Organe stärken. Wissenschaftler haben zu diesem Zweck verschiedene Rezepturen entwickelt, bei denen es sich meistens um Modifikationen traditioneller Rezepturen handelt. Viele haben sich in klinischen Studien als wirksam erwiesen, und einige Rezepturen wurden allgemein anerkannt.

Tanyin Wan (Arzneimittelpille zur Behandlung von Nässe-Schleim) ist eine dieser Rezepturen. Sie setzt sich zusammen aus Rhizoma Atractylodis, Rhizoma Atractylodis Macrocephalae, Rhizoma Zingiberis, Radix Aconiti Lateralis Praeparata, Cortex Cinnamomi, Radix Glycyrrhizae, Semen Sinapis, Fructus Perillae und Semen Raphani. Diese Rezeptur ist eine Kombination aus zwei traditionellen Rezepturen: *Fugui Lizhong Tang* (Dekokt zur Regulierung der Mitte mit Cortex Cinnamomi und Radix Aconiti Praeparata) und *Sanzi Tang* (Drei Samen Dekokt). Die erste Rezeptur ist ein traditionelles Rezept zur Kräftigung der Nieren mit Radix Aconiti lateralis Praeparata und Cortex Cinnamomi zur Stärkung der Nierenfunktion; die zweite traditionelle Rezeptur dient zur symptomatischen Linderung von Husten und Auswurf.

In verschiedenen Städten Chinas wurde die Wirksamkeit von *Tanyin Wan* evaluiert. 1961 berichteten Ärzte aus Xian, daß bei einer Behandlung von 195 Fällen chronischer Bronchitis mit *Tanyin Wan* eine Wirksamkeitsrate von 88% erreicht werden konnte. 1975 wurde bei 97 Fällen chronischer Bronchitis mit dieser Rezeptur in Tianjin eine Wirksamkeitsrate von 85,6% gefunden, die den vorangehenden Bericht aus Xian bestätigt. Ebenso war zu beobachten, daß sich die Therapieergebnisse mit der Dauer der Behandlung verbesserten. Die Mehrheit der Patienten gab eine deutliche Verbesserung des Allgemeinzustandes mit geringerer Infektanfälligkeit an.

Unter den drei inneren Organen, die bei der chronischen Bronchitis betroffen sind, scheinen die Nieren vor allem bei chronischen Fällen mit Leere-Syndromen am bedeutendsten zu sein. Dies liegt darin begründet, daß eine Nieren-Schwäche im Verlaufe einiger Erkrankungen üblicherweise schrittweise zunimmt. Die Forscher stellten sich die Frage, ob die Kräftigung der Nierenfunktion das Hauptziel der Behandlung der chronischen Bronchitis sein müßte. Von 1972 bis 1981 behandelte man in Shanghai an der Medizinischen Hochschule 522 Patienten mit chronischer Bronchitis bei acht Exazerbationen. Von diesen Patienten erhielten 64 während der akuten Exazerbationen nur Antibiotika und Expektorantien. Bei ihnen handelte es sich um die Kontrollgruppe. Die verbleibenden 458 Patienten erhielten während der akuten Exazerbation dieselbe Behandlung, wurden allerdings zusätzlich jährlich von September bis April zur Vorbeugung akuter Exazerbationen, die typischerweise im Herbst und im Winter auftreten, mit nierentonisierenden Tabletten behandelt. Die Ärzte randomisierten die Patienten der Kontrollgruppe und der Nierentonika-Gruppe, beobachteten aber nur zwei Kontrollgruppen in den ersten zwei Jahren. Der deutliche Wirksamkeitsunterschied zwischen der Kontrollgruppe und der Nierentonika-Gruppe machten weitere Kontrollgruppen überflüssig. Von den 34 Fällen, die im Zeitraum von 1973-1975 mit nierentonisierenden Tabletten behandelt werden, zeigten 62,5% eine deutliche Besserung (im Fünf-Jahres-Follow-up bestätigt) und 28,1% waren geheilt. Diese Ergebnisse bestätigten die Bedeutung der Kräftigung der Nierenfunktion im Rahmen der Behandlung der chronischen Bronchitis.

In diesen Studien wandten die Untersucher zwei Arten von nierentonisierenden Tabletten an. *Wen Yang Pian* (Nierentonisierende Tabletten bei Yang-Mangel), die bei chronischer Bronchitis indiziert ist und folgende Substanzen enthält: Radix Aconiti Lateralis Praeparata, Radix Rehmanniae, Rhizoma Dioscoreae, Herba Epimedii, Fructus Psoraleae, Semen Cuscutae und Pericarpium Citri Reticulatae. Treten im Laufe der Behandlung mit *Wen Yang Pian* Durst und Verstopfung auf, soll *Zi Yin Pian* (Nierentonisierende Tablette bei Yin-Mangel) hinzugegeben werden. Diese Kombination enthält Radix Rehmanniae, Radix Asparagi, Rhizoma Dioscoreae, Rhizoma Polygonati, Fructus Ligustri Lucidi und Pericarpium Citri Reticulatae.

Ein weiterer Bericht von der Chinesischen Akademie für TCM ist vielversprechend. Die Akademie wandte *Guben Wan* (Arzneipille zur Kräftigung der Konstitution) mit befriedigenden Ergebnissen zur Behandlung chronischer Bronchitis an. Diese Arzneipille setzt sich zusammen aus: Radix Astragali, Rhizoma Atractylodis Macrocephale Praeparata, Radix Saposhnikoviae, Radix Codonopsis Pilosulae, Poria, Radix Glycyrrhizae, Pericarpium Citri Reticulatae, Rhizoma Pinelliae, Fructus Psoraleae und Placenta Hominis.

Die nierentonisierenden Tabletten enthielten hauptsächlich nierenstärkende Substanzen, während *Guben Wan* milztonisierende Substanzen enthält. Allerdings war die Wirksamkeit beider Rezepturen vergleichbar. Bei der langfristigen Behandlung von 140 chronischen Bronchitikern über 3-5 Jahre wurden 23 (16,4%) geheilt, 76 (54,3%) zeigten eine deutliche Verbesserung und 26 (18,6%) eine Besserung bei einer Gesamtwirksamkeitsrate von 89,3%. In der Kontrollgruppe, die während den akuten Exazerbationen lediglich eine symptomatische Behandlung erhielt, zeigten 4,2% eine deutliche Besserung und 33,3% eine Besserung mit einer Gesamtwirksamkeitsrate von 37,5%.

Es ist interessant, zu bemerken, daß in experimentellen Studien sowohl die nierentonisierenden Tabletten *Guben Wan* und *Tanyin Wan* das Hypophysen-Nebennierenrinden-System stimulieren und die Immunfunktionen des Körpers verbessern. Diese Wirkungen können die Ursache der Wirksamkeit dieser tonisierenden Substanzen bei chronischer Bronchitis sein.

Kapitel 9

Bronchialasthma

Bronchialasthma ist eine Erkrankung der Luftwege, die durch wiederkehrende paroxysmale Dyspnoe mit pfeifender Atmung und Husten bei reversibler Bronchialobstruktion gekennzeichnet ist. Im Stadium des Asthmaanfalls ist der Spasmus der Bronchialmuskulatur der im Vordergrund stehende Faktor; im Laufe der Zeit tritt die Verdickung des schleimigen Sekrets als Folge starker Schleimbildung und Schwellung der Bronchialschleimhaut durch entzündliche Infiltrationen in den Vordergrund.

Die meisten Ärzte gehen davon aus, daß bei Asthma genetische Ursachen bestehen. Bei vielen Asthmatikern besteht eine Prädisposition zu Allergien. Sie alle haben eine grundlegende Hyperreaktivität der Luftwege, die sie gegenüber einer großen Anzahl von Substanzen, die einen Bronchialspasmus induzieren, übermäßig empfindlich machen.

In der Schulmedizin wird das Asthma in ein extrinsisches und ein intrinsisches Asthma eingeteilt. Das intrinsische Asthma tritt gewöhnlich während der Kindheit auf. Bei dieser Asthmaform lösen Umweltallergene die Anfälle aus. Häufige Allergene sind Pollen, Tierhaare, einige Nahrungsmittel (vor allem Eier), Fische und Shrimps, Staub, Hausstaubmilben und verschiedene Arzneimittel.

Extrinsisches Asthma tritt üblicherweise in mittleren Altersgruppen auf. Die Anfälle sind oft mit Infektionen des oberen Respirationstrakts, besonders mit viralen Infektionen verbunden. Ob es sich dabei um eine allergische Reaktion gegenüber dem infizierenden Agens oder lediglich um eine unspezifische Antwort der hyperreaktiven Bronchien auf die Infektion handelt, ist unsicher. Psychologischer Streß, körperliche Belastung und kalte Luft können ebenfalls Asthma auslösen.

Asthma zeigt sich typischerweise mit Phasen von Dyspnoe und Intervallen vollständiger oder fast vollständiger Remission. Zu Beginn des Asthmaanfalls erfährt der Patient ein Gefühl der Erstickung und Enge in der Brust mit Husten und keuchender Atmung. Im weiteren prägt sich die Dyspnoe aus, und es entwickelt sich eine laute, keuchende, verlängerte Exspiration, die von einer kurzen schnappenden Inspiration gefolgt ist. Im schweren Asthmaanfall ist der Patient ausgeprägt dyspnoisch und orthopnoisch und bevorzugt es, nach vorne gebeugt mit den Armen abgestützt zu sitzen. Das Weichteilgewebe des Halses ist eingezogen, und die akzessorische Atemmuskulatur ist aktiv. Es findet sich Zyanose. Das Sputum ist häufig klebrig und nur schwer abzuhusten. Purulentes Sputum findet sich bei Infektionen. Die Dauer des Asthmaanfalls liegt häufig zwischen einer halben Stunde und mehreren Stunden. Ist ein Asthmaanfall mehrere Stunden oder Tage therapieresistent, wird dieser Zustand als „Status asthmaticus" bezeichnet; er ist oft von Erschöpfungszeichen begleitet.

Einige Patienten beobachten eine graduelle Veränderung der Asthmasymptomatik. Die Anfälle werden seltener und schwächer, aber die Remission ist nicht mehr so deutlich. Der Patient entwickelt eine chronische Atemwegsobstruktion. Dieses Stadium weist meistens chronischen Husten und Sputum auf, und die Belastbarkeit der Patienten läßt zusehends nach.

Ätiologie und Pathogenese

In der TCM handelt es sich bei Asthma um eine konstitutionelle Schwäche mit einer übermäßigen Produktion von Schleim. Das Vorhandensein von schädlichem Schleim in den Lungen (Respirationstrakt) ist der grundlegende Mechanismus des Asthmas. Eine Vielzahl von Faktoren, wie Kälte, Infektionen, emotionale Belastungen, fehlerhafte Diät und körperliche Belastung können Asthmaanfälle triggern, indem Schleim, der die Luftwege verlegt, gebildet wird. Die Bedeutung des Schleims in der Pathogenese des Asthmas wird so deutlich betont, daß man davon ausgeht, daß das hörbare Pfeifen durch den Schleim in den Atemwegen entsteht. Außerdem geht einer Besserung des Asthmas üblicherweise das Abhusten reichlichen Auswurfs voran, und gewöhnlich sind zur Behandlung des Asthmas auch schleimbeseitigende Arzneimittel notwendig.

Obwohl die TCM ebenso davon ausgeht, daß Asthma eine Störung der Atmung ist, sind die pathologischen Veränderungen nicht nur den Lungen zugeordnet. Im Sinne einer konstitutionellen Erkrankung sind Nieren und Milz mitbetroffen, da die Nieren die Grundlage der ererbten Konstitution sind und die Milz die Grundlage der erworbenen Konstitution. Darüberhinaus helfen die Nieren den Lungen bei der Atmung. Eine geschwächte Nierenfunktion zeigt sich durch Dyspnoe mit verlängerter Exspiration. Eine geschwächte Milzfunktion führt zur Produktion großer Mengen Schleims. Aus diesem Grund ist Bronchialasthma verbunden mit einer Obstruktion der Luftwege der Lungen, einer Schleim-Produktion durch die Milz und einer Schwäche der Nieren, die Luft aufzunehmen.

Differentialdiagnose der Syndrome

Die Diagnose des Bronchialasthmas ergibt sich durch die Anamnese des Patienten und durch die klinischen Zeichen. Nach der Diagnose muß der Behandler eine Syndrom-Differenzierung durchführen, um zu einer korrekten chinesischen Arzneimitteltherapie zu kommen.

Während des akuten Asthmaanfalls findet man immer eines der zwei Haupt-Syndrome:

1. *Asthma vom Kälte-Typ*: Dyspnoe mit Husten und keuchender Atmung, dem häufig Niesen, wäßriger Nasenausfluß und juckender und kratzender Hals vorausgeht. Der Patient kann Frösteln oder eine Abneigung gegen Kälte haben. Das Sputum ist dünn und schaumig, der Zungenbelag weißlich und klebrig, und der Puls gespannt und oberflächlich.

2. *Asthma vom Hitze-Typ*: Dem Asthmaanfall kann Fieber und Husten vorausgehen. Der Patient ist häufig reizbar, hat ein gerötetes Gesicht, Durst und Verlangen nach kalten Getränken. Häufig liegt Obstipation vor. Das Sputum ist gelblich, klebrig und schwer abzuhusten, die Zunge ist gerötet mit gelblichem, klebrigem Belag, der Puls ist schlüpfrig und beschleunigt.

Die Klassifikation des Asthmaanfalls in der TCM in Kälte- und Hitze-Typ hat Ähnlichkeit mit der Klassifikation der Schulmedizin mit Asthma vom extrinsischen und intrinsischen Typ: Allgemein gesagt haben Patienten mit extrinsischem Asthma oft Kälte-Syndrome, während Patienten mit intrinsischem Asthma typischerweise eine Infektion des Respirationstrakts haben, die sich häufig in einem Hitze-Syndrom äußert. Diese Überlappung ist nicht vollständig, da beide Klassifikationen auf unterschiedlichen theoretischen Grundlagen beruhen.

In der Remissionsphase weisen Lungen, Milz oder Nieren oft ein Leere-Syndrom auf, und dementsprechend werden die Disharmoniemuster klassifiziert. Lungen-Schwäche zeichnet sich durch Spontanschweiße und Anfälligkeit gegenüber Erkältungen, die Asthmaattacken auslösen, aus.

Milz-Schwäche zeigt sich durch vermehrten Auswurf, Müdigkeit, Appetitlosigkeit, Blähungen nach dem Essen und weiche Stuhlgänge. Oft gehen Ernährungsfehler den Asthmaanfällen voraus. Nieren-Schwäche zeigt sich durch Kurzatmigkeit, die sich bei Anstrengung verstärkt, bei begleitendem Schmerz im Bereich der Lenden und einer Schwäche in den Beinen. Patienten mit chronischer Atemwegsobstruktion weisen häufig dieses Syndrom auf. Es kann weiter in ein Nieren-Yin-Mangel- und Nieren-Yang-Mangel-Syndrom differenziert werden. Ersteres zeigt sich durch trockenen Mund, rote Zunge und fadenförmigen Puls, letzteres durch kalte Extremitäten, Abneigung gegen Kälte, blasse Zunge und einen tiefen und schwachen Puls.

Arzneimittelbehandlung

Es ist eine allgemeine Regel der Heilpflanzentherapie, daß der Behandler bei einem akuten Asthmaanfall antiasthmatischen Substanzen zur symptomatischen Besserung den Vorzug geben soll. Außerdem sollte er in Fällen von Asthma vom Kälte-Typ wärmende Arzneimittel geben, um Kälte auszuleiten, und in Fällen von Asthma vom Hitze-Typ kühlende Arzneien, um die pathogene Hitze auszuleiten. Ebenso ist es wichtig, schleimlösende Arzneimittel zu rezeptieren, da die Schleimansammlung als grundlegende Ursache des Asthmas betrachtet wird. Aus diesen Gründen wird eine traditionelle Rezeptur zur Behandlung des Asthmaanfalls wenigstens 3 Bestandteile enthalten: Antiasthmatika, schleimlösende Arzneimittel und kälte- oder hitzebeseitigende Arzneimittel. Nach der Akutphase soll die Behandlung auf eine Kräftigung der Funktionen der Milz und/oder der Nieren ausgerichtet werden.

Die pflanzlichen Arzneimittel, die üblicherweise beim Asthmaanfall verschrieben werden, sind im folgenden aufgeführt. Es handelt sich dabei gewöhnlicherweise um die Arzneien einer zusammengesetzten Rezeptur.

1. *Antiasthmatische Arzneimittel*: Herba Ephedrae (Mahuang), Semen Armeniacae Amarum (Kuxingren), Fructus Perillae (Zisuzi), Flos Daturae (Yangjinhua), Fructus Aristolochiae* (Madouling) und Cortex Mori (Sangbaipi).

2. *Schleimlösende Arzneimittel*: Rhizoma Pinelliae Praeparatum (Banxia), Herba Asari (Xixin) und Semen Lepidii (Tinglizi).

3. *Kältebeseitigende Arzneimittel*: Ramulus Cinnamomi (Guizhi) und Rhizoma Zingiberis (Ganjiang).

4. *Hitzebeseitigende Arzneimittel*: Gypsum Fibrosum (Shigao) und Radix Scutellariae (Huangqin).

Die Heilpflanzen zur Behandlung des Asthmas in der Remissionsphase entsprechen den Heilpflanzen zur Behandlung von Leere-Syndromen bei anderen Störungen. Diese Rezepturen werden im folgenden beschrieben:

1. *Asthmaanfall beim Kälte-Typ*: Kälte eliminieren, Schleim beseitigen und Asthma lindern. *Xiaoqinglong Tang* (Kleines Dekokt des Blaugrünen Drachens[1]) wird üblicherweise angewandt. Die Zusammensetzung dieser Rezeptur und die Bedeutung jeder einzelnen Substanz werden später diskutiert.

2. *Asthmaanfall vom Hitze-Typ*: Hitze beseitigen, Schleim ausleiten und Asthma lindern. Die Rezeptur der Wahl ist *Ding Chuan Tang* (Dekokt, das dem Keuchen Einhalt gebietet), in dem Semen Ginkgo, Herba Ephedrae, Fructus Perillae und Semen Armeniacae Amarum als Antiasthmatika enthalten sind; Flos Farfarae und Rhizoma Pinelliae Praeparatum werden zur Schleimbeseitigung hinzugefügt; und Radix Scutellariae und Cortex Mori beseitigen Hitze aus den Lungen.

3. *Asthma im Intervall*: Es gibt drei Kategorien von Rezepturen, die üblicherweise angewandt werden, Rezepturen, die die Lungen kräftigen, die Milz kräftigen und die Nieren tonisieren.

(1) *Yu Ping Feng San* (Pulver des Jade-Paravent[2]) wird im breiten Rahmen benutzt, um die Lebensenergie zu ergänzen und dadurch die Oberflächenabwehrkraft des Körpers zu stärken und übermäßige Spontanschweiße infolge Lungen-Qi-Mangels, der zu einer Anfälligkeit für Erkältungskrankheiten führt, zu beheben. Aus diesem Grund ist diese Rezeptur für Asthma-Patienten mit Lungen-Schwäche indiziert. Sie setzt sich zusammen aus Radix Astragali, Rhizoma Atractylodis Macrocephalae und Radix Saposhnikoviae. Radix Astragali ist der Hauptbestandteil. Rhizoma Atractylodis Macrocephalae unterstützt die Wirkung von Radix Astragali, die Lebensenergie zu stärken, und Radix Ledebouriellae hilft, den Körper vor Kälte und Zuglufteinflüssen zu schützen.

(2) *Liu Junzi Wan* (Sechs Gentlemen Pille) ist eine typische Rezeptur zur Kräftigung der Milz-Funktion. Sie ist bei Asthma-Patienten mit Milz-Schwäche angezeigt. Sie beinhaltet Radix Codonopsis Pilosulae, Poria, Rhizoma Atractylodis Macrocephalae, Radix Glycyrrhizae Tosta, Pericarpium Citri Reticulatae und Rhizoma Pinelliae Praeparatum. Die ersten vier Arzneien kräftigen die Milz-Funktion, und die letzten beiden eliminieren Schleim.

(3) *Liu Wei Di Huang Wan* (Arzneipille der Sechs Bestandteile mit Radix Rehmanniae praeparata) kräftigt das Nieren-Yin; *Shen Qi Wan* (Arzneipille zur Tonisierung der Nieren-Energie) kräftigt das Nieren-Yang. Beide Rezepturen werden häufig bei Asthma-Patienten mit Nieren-Schwäche angewandt und sind bei Mangel des Nieren-Yin (Lebens-Essenz) und bei Mangel des Nieren-Yang (Vitalfunktion) indiziert.

Akupunkturbehandlung

Hauptpunkte: B 23, Di 4, Dingchuan (Th_1 bis Th_6 0,5 Cun lateral jedes Wirbels, 12 Punkte insgesamt) und Lu 6.

Zusatzpunkte: KG 22, M 40, KS 6 und KG 17.

Technik: Tonisierungs-Sedierungs-Methode. Gleichzeitig kann an den Punkten B 13 und B 12 für 15-20 Minuten moxibustiert werden.

Moderne Forschung

Die moderne medizinische Wissenschaft versteht bisher die Pathogenese des Asthmas nur teilweise. Die Anfangsexposition gegenüber einem Allergen (Antigen) bei einem Menschen mit entsprechender genetischer Konstitution verursacht die Produktion eines hochreagiblen Antikörpers, der sich an den Zellen in den Bronchien anheftet. Es spricht viel dafür, daß diese reagiblen Antikörper zur Immunglubolin E-Klasse gehören. Wenn das entsprechende Antigen sich mit dem zellfixierten IgE verbindet, werden chemische Mediatoren wie Histamin, langsam reagierender Wirkstoff der Anaphylaxie (SRS-A), thrombozytenaktivierender Faktor, Serotonin, Bradykinin und Prostaglandine aus den Mastzellen ausgeschüttet und verursachen eine erhöhte Sekretion, Mukosaödem und Spasmen der glatten Bronchialmuskulatur. Zusätzlich ist der Mediator des Parasympathikus, das Azetylcholin, an dem beginnenden Bronchialspasmus beteiligt, bei dem der Vagusreflex eine wichtige Rolle spielt.

Die immunochemische Pathogenese des Asthmas beinhaltet folgende Faktoren: IgE-Produktion, Mediatorenausschüttung und biologische Aktivierung dieser Mediatoren. In den letzten Jahren haben Wissenschaftler traditionelle Heilpflanzenrezepturen für Asthma untersucht. Sie konnten belegen, daß einzelne Heilpflanzen wirkungsvoll die Produktion von IgE und die Ausschüttung von Mediatoren kontrollieren. Zum Beispiel unterdrückt Radix Glycyrrhizae die Reproduktion von IgE bei Sensibilisierung von Tieren. Radix Scutellariae unterdrückt die Enzym-Aktivität, die zur Degranulierung der Mastzellen und zur Ausschüttung von Histamin und SRS-A notwendig ist. Einzelne Heilpflanzen haben antagonistische Wirkungen gegenüber der biologischen Aktivität der Mediatoren, die bei Asthma wirksam werden. Herba Ephedrae wirkt gegen histamininduzierten Bronchospasmus und Herba Asari gegen azetylcholininduzierten Bronchospasmus.

Es ist interessant, das traditionelle Wissen und das moderne wissenschaftliche Verständnis der Wirkung von *Xiao Qing Long Tang* (Kleines Dekokt des Blaugrünen Drachens) bei der Behandlung von Asthma zu vergleichen (siehe Tabelle 7). Die Verschreibung von zusammengesetzten Rezepturen zeigt deutlich bessere Wirkung als Einzelsubstanzen, da die Rezepturen vielfältige Wirkungsweisen haben.

Da Herba Ephedrae in der Behandlung allergischer Reaktionen und bei Asthma wirksam ist, ist es natürlich, den antiasthmatischen Effekt von *Xiaoqinglong Tang* (Kleines Dekokt des Blaugrünen Drachens) der Substanz Herba Ephedrae zuzuordnen, die Ephedrin enthält. Tatsächlich ist Herba Ephedrae einer der Hauptbestandteile dieser Rezeptur. Jedoch sind einige andere Arzneien ebenso wirksam, Asthma zu lindern. Untersuchungen an Meerschweinchen bei inhalativ induziertem Asthma mit einer Mischung aus Azetylcholin-Chlorid und Histamin-Phosphat zeigt, daß das Kleine Dekokt des Grünen Drachens ohne Herba Ephedrae und Rhizoma Pinelliae Praeparata ähnliche therapeutische Wirksamkeit wie das Dekokt mit allen Arzneien hatte.

Die Arzneimittelrezepturen für Asthma-Patienten in der Intervallphase haben keinen sofortigen antiasthmatischen Effekt, aber sie wirken präventiv bezüglich der immer wieder auftretenden Asthmaanfälle. Längerfristige Anwendung dieser Arzneien kann den Allgemeinzustand des Patienten verbessern, die Adaptationsfähigkeit gegenüber Wettereinflüssen erhöhen und die Anfälligkeit gegen Erkältungskrankheiten senken. Diese Ergebnisse lassen vermuten, daß diese Arzneien die Immunabwehr stärken.

Tabelle 7: Vergleich zwischen traditionellem und modernem Verständnis der Wirkung von *Xiaoqinglong Tang* (Kleines Dekokt des Grünen Drachens)

	traditionell	modern
Herba Ephedrae	Erleichtert Asthma und verursacht Diaphorese	Erleichtert ACh-induzierten Bronchospasmus
Ramulus Cinnamomi	Leitet Kälte durch Schweißförderung aus	Unterdrückt Mastzelldegranulation und Mediatorenausschüttung
Herba Asari	Leitet Kälte aus	Lindert H-induzierten Bronchospasmus
Rhizoma Zingiberis	Leitet Kälte aus	
Rhizoma Pinelliae	Beseitigt Schleim	
Fructus Schisandrae	Lindert Asthma	Erleichtert ACh-induzierten Bronchospasmus
Radix Paeoniae Alba	Lindert starke Schweiße	Lindert ACh-induzierten Bronchospasmus
Radix Glycyrrhizae	Harmonisiert die Wirkung der anderen Arzneien	Unterdrückt IgE-Produktion und Mastzelldegranulation

ACh = Azetylcholin; H = Histamin; IgE = Immunoglobulin E

Die Wirkungen von *Yu Ping Feng San* (Jade-Paravent-Pulver) auf das Immunsystem wurden bereits dargestellt. Es wirkt als bidirektionaler Immunmodulator, der sowohl eine geschwächte Immunreaktion stärkt und eine überschießende Immunreaktion dämpft. Radix Astragali, der Hauptinhaltsstoff dieser Rezeptur, ist für die immunologische Aktivität verantwortlich.

Liu Wei Di Huang Wan (Arzneipille der Sechs Bestandteile mit Radix Rehmanniae praeparata) und die vier ersten Bestandteile von *Liu Junzi Wan* (Sechs Gentlemen Pille), das auch *Si Junzi Wan* (Vier Gentlemen Pille) genannt wird, sind ebenso hinsichtlich ihrer immunologischen Wirkungen untersucht worden. Es konnten überzeugende Ergebnisse dargestellt werden, die den Immunmodulationseffekt dieser Rezepturen belegen. Allerdings wurde keine dieser drei Rezepturen bezüglich ihrer immunologischen Wirksamkeit bei Asthma-Patienten untersucht.

Wissenschaftler haben einige der nierenstärkenden Substanzen (einschließlichen nierentonisierender Rezepturen) aus endokrinologischer Sicht erforscht. Sie belegten, daß diese

Rezepturen die Hypophysen-Nebennierenrindenfunktion stimulieren. Außerdem konnte bei Asthmatikern eine herabgesetzte Nebennierenrindenfunktion gefunden werden, besonders bei Patienten mit Nieren-Yang-Mangel. Die Verabreichung entsprechender pflanzlicher Arzneimittel stellte eine normale Nebennierenrindenfunktion her und führte zu klinischen Verbesserungen. Diese Ergebnisse können Hinweise für den therapeutischen Mechanismus der nierenstärkenden Substanzen geben, wie sie bei Asthmatikern in Intervallen zur Prävention von Asthmaanfällen verabreicht werden.

Aufgrund der Ergebnisse der Erforschung der Heilpflanzen, die zur Behandlung von Asthma und anderen allergischen Erkrankungen angewandt werden, entwickelten die Ärzte in den frühen 80er Jahren eine neue Rezeptur, die Radix Scutellariae (Huangqin), Radix Glycyrrhizae (Gancao), Cortex Moutan (Mudanpi) und Ramulus Cinnamomi (Guizhi) enthält. Sie ist als Dekokt oder als Extrakt zur oralen Einnahme erhältlich. Erst „Antiallergische Mischung" genannt und später in *Xiaochuanning* (Antiasthmatische Mischung) umbenannt, handelt es sich um eine langsam wirkende Rezeptur, die eher zur längerfristigen Prävention wiederholter Asthmaanfälle als zur sofortigen Linderung schwerer akuter Asthmaanfälle geeignet ist. Schwere Asthmaanfälle können die zusätzliche Verabreichung von Bronchodilatatoren (z. B. Aminophyllin i. v.) erforderlich machen. Die neuentwickelte Rezeptur zeigt sehr erfolgsversprechende Ergebnisse. In einer Studie an 158 Asthma-Patienten mit häufigen Anfällen und Behandlung mit *Xiaochuanning* über einen halben Monat, konnten bei 53,2% der Patienten die Anfälle vollkommen oder grundlegend verbessert werden, bei einer Gesamtwirkungsrate von 77,2%. In der Plazebo-Kontroll-Gruppe konnten nur 13,3% der Fälle komplett oder grundlegend gebessert werden. Bessere Ergebnisse sind beim extrinsischen Asthma (Asthma vom Kälte-Typ entsprechend der TCM-Diagnose) erzielt worden, jedoch zeigten sich auch deutliche Wirkungen beim intrinsischen Asthma (Asthma vom Hitze-Typ) und ebenso bei asthmoider Bronchitis. 50% der Patienten, die *Xiaochuanning* in der Jahreszeit vor Auftreten der Episoden erhielten, hatten keine Asthmaanfälle. Die klinische Beobachtung zeigte bisher keine Nebenwirkungen.

Die pharmakologischen Untersuchungen zeigten, daß der Hauptmechanismus von *Xiaochuanning* bei der Behandlung von Asthma in der Suppression der SRS-A-Ausschüttung und einer Antagonisierung ihrer Aktivität besteht. Zusätzlich wirkt Radix Scutellariae gegen Histamin und Azetylcholin, und Cortex Moutan gegen Histamin. Die Untersuchungen zeigten außerdem, daß *Xiaochuanning* nicht nur allergische Reaktionen vom Typ I (wie beim allergischen Asthma), sondern allergische Reaktionen vom Typ III (entsprechend einer Serum-Erkrankung) sowie vom Typ IV (verzögerte Form) unterdrücken kann. Diese Kombination scheint eine spezifische Wirkung auf allergische Reaktionen zu haben, ohne Suppression der zellulären wie humoralen Immunität.

Die erfolgreiche Prävention von Asthmaanfällen mit nierenstärkender Substanzen ist signifikanter als die Entdeckung antiallergischer Wirkstoffe in der Heilpflanzentherapie. Die Anwendung nierenstärkender Substanzen in der Behandlung des Asthmas ist ein einzigartiger Bestandteil der Traditionellen Chinesischen Medizin. Die klinischen Beobachtungen haben wiederholt die Wirksamkeit dieser speziellen Behandlungsmethode bestätigt. Zum Beispiel berichteten Shen et al. aus der Medizinischen Hochschule Shanghai über zufriedenstellende Ergebnisse bezüglich Verhinderung oder deutlicher Linderung von Asthmaanfällen bei 57,5% von 45 Asthmatikern, die über 3 Jahre jährlich ungefähr 6 Monate mit nierentonisierenden Substanzen behandelt wurden. In der Kontrollgruppe von 19

Kapitel 9

Asthmatikern, die nur eine symptomatische Behandlung mit Verabreichung von Theophyllin und Ephedrin erhielten, zeigten nur 10,6% der Fälle zufriedenstellende Ergebnisse. Wiederholte, ähnliche Beobachtungen anderer Patienten während der folgenden 3 Jahre zeigten ähnliche Ergebnisse.

Aufgrund dieser Beobachtung entwickelten Ärzte eine neue nierentonisierende Rezeptur zur Kräftigung der vitalen Nierenfunktionen. Sie wird *Wenyang Pian* (Nierentonisierende Tablette bei Yang-Mangel) genannt und setzt sich zusammen aus Radix Aconiti Lateralis Praeparata (Fuzi), Radix Rehmanniae (Dihuang), Rhizoma Dioscoreae (Shanyao), Herba Epimedii (Yinyangsuo), Fructus Psoraleae (Buguzhi) und Semen Cuscutae (Tusizi). Hu et al. (Medizinische Universität Shanghai) berichteten über die präventive Wirksamkeit von *Wenyang Pian*, beobachtet an einer Gruppe von 60 Asthma-Patienten mit einer Anamnese von jahreszeitenabhängigen Asthmaanfällen, die jedes Jahr im Oktober auftraten. Die Ärzte verabreichten in diesen Fällen *Wenyang Pian* von August bis Oktober wenigstens einen halben Monat lang. Eine Kontrollgruppe von 36 Asthmatikern erhielten im selben Zeitraum *Xiaoqinglong Tang*. 75% der ersten Gruppe wiesen eine zufriedenstellende Besserung auf, wohingegen nur 19,5% der zweiten Gruppe befriedigende Besserung zeigten. In dieser Studie wurde Serum IgE bestimmt, da Asthmatiker mit jahreszeitenabhängigen Anfällen gleichförmige Veränderungen der Serum-IgE-Konzentration aufweisen. Im Juli war die durchschnittliche Serum-IgE-Konzentration beider Gruppen ähnlich, während im Oktober die Kontrollgruppe eine deutliche Erhöhung der Serum-IgE-Konzentration zeigte und sich in der mit *Wenyang Pian* behandelten Gruppe keine Veränderungen nachweisen liesen. Die Autoren erhielten ähnliche Ergebnisse in wiederholten Untersuchungen und legen nahe, daß die Unterdrückung der jahreszeitlichen Erhöhung des Serums IgE in der Wirkung von *Wenyang Pian* zur Prävention von Asthmaanfällen liegen könnte.

Die therapeutischen Mechanismen von *Wenyang Pian* und anderer nierentonisierender Substanzen bedürfen weiterer Untersuchungen. Jedoch bestehen genügend Hinweise, zu vermuten, daß es sich nicht um immunsuppressive Wirkstoffe handelt und sie bezüglich ihres Einflusses auf die Immunität nicht wie Korticosteroide wirken. Sie unterdrücken die normale Immunreaktion nicht; sie fördern im Gegenteil sogar die normalen Immunreaktionen, wenn diese herabgesetzt sind. Aus diesen Gründen hat die erfolgreiche Anwendung nierenstärkender Substanzen in der Behandlung von Asthma einen neuen Weg bei einer effektiven Versorgung von Asthma-Patienten eröffnet.

Anmerkungen:

1 „Grüner Drachen" ist eine Gottheit in der Chinesischen Mythologie (vergleichbar mit Neptun bei den römischen Gottheiten). In der TCM wurden Rezepturen nach Gottheiten benannt, wenn man die außerordentliche Wirkung dieser Rezeptur hervorheben wollte.

2 „Paravent" ist eine aufrechtstehende leichte Wandkonstruktion zum Schutz vor Luftzug. „Jade" impliziert großen Wert und Zuverlässigkeit. Diese Rezeptur ist aufgrund ihrer Wirksamkeit, die Oberflächenwiderstandsfähigkeit des Körpers gegenüber Kälte- und Zuglufteinflüssen zu stabilisieren, so benannt.

Anmerkung des Übersetzers: Aniotolochia-Pflanzen sind aufgrund nierentoxischer Wirkungen und concerogener Effekte im Tierversuch in Deutschland verboten.

Kapitel 10

Gastritis

Gastritis (Entzündung der Magenschleimhaut) kann diffus auftreten und alle Teile des Magens betreffen oder nur auf einen speziellen Bereich lokalisiert sein.

Die Einteilung der Gastritis in eine akute oder chronische Form erfolgt primär auf der Grundlage der histologischen und/oder endoskopischen Ergebnisse und des klinischen Verlaufs der Erkrankung. Man geht davon aus, daß die akute Gastritis eine selbstlimitierende Erkrankung ist, während die chronische Gastritis per definitionem längerfristig persistiert.

Die *akute Gastritis* zeigt sich in epigastrischen Schmerzen, Übelkeit und Erbrechen, in schweren Fällen begleitet von Hämatemesis und/oder Meläna.

Die *chronische Gastritis* wird entsprechend der histologischen Schleimhautveränderungen in drei Formen eingeteilt: Oberflächengastritis, chronisch atrophische Gastritis und Magenschleimhautatrophie (schwere Form der atrophischen Gastritis). Die chronische Gastritis weist dieselben Symptome wie die akute Gastritis auf. Da epigastrischer Schmerz das Hauptsymptom der chronischen Gastritis ist, hat sich die traditionelle chinesische Behandlung auf die Prinzipien der Syndrom-Differenzierung von epigastrischen Schmerzen gestützt.

Ätiologie und Pathogenese

Folgende pathogene Faktoren verursachen epigastrische Schmerzen:

1. Schädigung von Milz und Magen durch fehlerhafte Ernährung

Unregelmäßige Nahrungsaufnahme, übermäßiges Essen oder Hunger und Aufnahme schmutziger, verdorbener und giftiger Speisen können das Qi von Milz und Magen schädigen. Fehlerhafte Ernährung beinhaltet die übermäßige Aufnahme roher oder kalter Nahrung, die zu einer Fülle von pathogener Kälte mit einer Qi- und Blutstagnation im Magen führt, sowie die Aufnahme zu fettiger Speisen oder alkoholischer Getränke mit Nässe-Hitze-Bildung in Milz und Magen. Diese pathogenen Faktoren stören das Magen-Qi, das nicht mehr absteigen kann, es kommt zu einer Magen-Qi-Stagnation und dadurch zu epigastrischem Schmerz. Die Ätiologie und Pathogenese der akuten Gastritis fällt üblicherweise in diese Kategorie.

2. Leber-Qi greift den Magen an

Ängste, Wut und Depression schädigen die Leber, verursachen eine Leber-Qi-Stagnation, die die normale Magen-Funktion und das Absteigen des Magen-Qi beeinträchtigt und Magenschmerzen verursacht. Diese Erkrankung wird als „Disharmonie zwischen Leber und Magen" bezeichnet. Im Falle langanhaltender Leber-Qi-Stagnation kann es zur Hitzebildung kommen, die zu einem Verbrauch von Magen-Yin mit dem Syndrom des Magen-Yin-Mangels führt.

3. Leere-Kälte der Milz und des Magens

Pathogene Faktoren, wie Überarbeitung und Streß, langanhaltende Krankheit und fehlerhafte Behandlung sowie angeborene Schwäche des Milz- und Magen-Yang verursachen dieses Krankheitsbild. Diese pathogenen Faktoren schädigen die Transport- und Transformationsfunktion der Milz und die absenkende Funktion des Magens und führen zu einer Ansammlung pathogener Nässe in Milz und Magen mit epigastrischen Schmerzen. Allgemein gesagt, fällt die Ätiologie und Pathogenese der chronischen Gastritis unter die beiden letztgenannten Kategorien.

Differentialdiagnose der Syndrome

1. Schädigung von Milz und Magen durch fehlerhafte Ernährung

Hauptsymptome: Plötzlicher Beginn starker epigastrischer Schmerzen, die durch Druck verschlimmert und durch Wärme gebessert werden, fötides Aufstoßen oder Erbrechen unverdauter Nahrung, Appetitlosigkeit, dicker, klebriger Zungenbelag und saitenförmiger und voller oder schlüpfriger Puls. Es ist darauf hinzuweisen, daß sich langanhaltende Fälle von pathogener Kälte in Hitze umwandeln können. In diesen Fällen können Symptome von Nässe-Hitze auftreten, wie trockener Mund ohne Verlangen, zu trinken, und rote Zunge mit gelbem, klebrigem Belag.

2. Leber-Qi greift den Magen an

Hauptsymptome: Schmerz und Spannungsgefühl im Epigastrium, in beide Hypochondrien ausstrahlend, Völlegefühl in der Brust und Aufstoßen, verschlimmert durch Angst und Depression, Reizbarkeit, dünner, weißer Zungenbelag und saitenförmiger Puls. Langanhaltende Leber-Qi-Stagnation kann sich in Hitze wandeln mit ausgeprägten Schmerzen, begleitet von saurer Regurgitation, trockenem Mund mit bitterem Geschmack, roter Zunge mit gelbem, klebrigem Belag und saitenförmigem, beschleunigtem Puls. Pathogene Hitze kann das Yin schädigen und zu einem Yin-Mangel von Milz und Magen führen.

3. Leere-Kälte der Milz und des Magens

Hauptsymptome: Anhaltender dumpfer Schmerz im Oberbauch, gebessert durch Druck und Wärme, Appetitverlust, Erbrechen klarer Flüssigkeiten, Schwäche, kalte Extremitäten, blasse und schwammige Zunge mit Zahneindrücken an den Zungenrändern, dünner, weißer Zungenbelag und schwacher, fadenförmiger Puls.

4. Blut-Stase in den Kollateralen

Hauptsymptome: Lokalisierter, stechender Schmerz oder Berührungsempfindlichkeit, verschlimmert durch Druck, Bluterbrechen, Meläna, dunkelpurpurfarbene Zunge oder purpurfarbene Flecken auf der Zunge und rauher Puls.

5. Yin-Mangel der Milz und des Magens

Hauptsymptome: Dumpfe Magenschmerzen mit Brennempfindung, trockener Hals und Durst mit Verlangen nach kalten Getränken, Verstopfung, gerötete Zunge mit dünnem, gelbem Belag oder fehlendem Belag und fadenförmiger, beschleunigter Puls, saitenförmiger oder fadenförmiger Puls.

Arzneimittelbehandlung

1. Schädigung der Milz und des Magens durch fehlerhafte Ernährung

Therapieprinzipien: Pathogene Kälte beseitigen, Verdauung anregen und Nahrungsretention beheben.

(1) Rezeptur der Wahl: *Liang Fu Wan* (Arzneipille mit Rhizoma Alpiniae Officinarum und Rhizoma Cyperi) ist bei Kälte-Akkumulation im Magen angezeigt; Rhizoma Alpiniae Officinarum beseitigt pathogene Kälte aus dem Magen; Rhizoma Cyperi fördert die Absenkung des Magen-Qi; beide Arzneimittel werden in Kombination zur Linderung der epigastrischen Schmerzen verwendet; diese Rezeptur wird gewöhnlich als Dekokt zur Behandlung akuter Magenschmerzen angewandt; ist die pathogene Kälte sehr ausgeprägt, kann man Rhizoma Zingiberis und Fructus Evodiae hinzugeben, um die Wirkung des Anwärmens des Magens zu verstärken; steht die Qi-Stagnation im Vordergrund können Pericarpium Citri Reticulatae und Radix Aucklandiae zur Beseitigung der Qi-Stagnation angewandt werden; sind die epigastrischen Schmerzen von Frösteln und Fieber begleitet, gibt man Rhizoma Zingiberis Recens und Herba Agastachis hinzu, um Wind und Kälte auszuleiten.

(2) *Baohe Wan* (Pille, welche die Harmonie erhält) wird verwendet, um Magenschmerz durch Nahrungsretention zu behandeln; sie ist verdauungsfördernd, beruhigt den Magen und lindert Schmerzen; die übliche Dosierung ist dreimal zwei Arzneipillen pro Tag; in akuten Fällen kann sie auch als Dekokt zubereitet werden.

(3) Das Dekokt zur Beseitigung von Magen-Feuer ist angezeigt, wenn Nässe-Hitze in Milz und Magen vorliegen.

2. Leber-Qi greift den Magen an

Therapieprinzipien: Leber-Qi-Stagnation beseitigen und Magen-Qi regulieren.

Rezeptur der Wahl: *Chaihu Shugan San* (Bupleurum-Pulver, das die Leber verteilt), das zur Leber-Qi-Regulierung Radix Paeoniae Alba, Rhizoma Chuanxiong, Radix Bupleuri, Fructus Aurantii und Rhizoma Cyperi enthält und zur Magen-Qi-Regulierung Pericarpium Citri Reticulatae und Radix Glycyrrhizae Tosta; wandelt sich die Leber-Qi-Stagnation in Hitze, gibt man Fructus Gardeniae und Cortex Moutan hinzu (Anmerkung: Da Arzneimittel, die das Leber-Qi regulieren, scharf und warm sind und damit das Yin von Leber und Magen schädigen können, sollten sie nicht in größeren Mengen und längere Zeit verabreicht werden; bestehen Hitze-Zeichen, ist es besser, diese Substanzen mit Arzneimitteln zu kombinieren, die das Leber-Blut und das Magen-Yin nähren.).

3. Leere-Kälte der Milz und des Magens

Therapieprinzipien: Milz und Magen tonisieren und Kälte beseitigen.

Rezeptur der Wahl: *Huang Qi Jianzhong Tang* (Dekokt mit Radix Astragali, das die Mitte aufbaut), das das Qi der Milz und des Magens wärmt und tonisiert und Schmerz lindert.

Kapitel 10

Sind die Schmerzen sehr ausgeprägt, fügt man Rhizoma Alpiniae Officinarum, Rhizoma Zingiberis und Rhizoma Cyperi hinzu; sind die Schmerzen gelindert, kann *Xiangsha Liujunzi Tang* (Sechs Gentlemen Dekokt mit Radix Aucklandiae und Fructus Amomi) angewandt werden, um die Funktion von Milz und Magen zu harmonisieren und wiederherzustellen.

4. Blut-Stase in den Kollateralen

Therapieprinzipien: Blutzirkulation fördern und Blut-Stase beheben; es ist notwendig zu unterscheiden, ob die Blut-Stase durch Qi-Stagnation oder durch Qi-Mangel bedingt ist. Im Falle von Qi-Stagnation besteht das Therapieprinzip darin, den Qi-Fluß zu regulieren und die Blut-Stase zu beheben, um Schmerz zu lindern; im Falle von Qi-Mangel sollte mit Arzneimitteln, die das Qi nähren und die Blutzirkulation fördern, behandelt werden.

Rezeptur der Wahl:

(1) *Sini San* (Kaltes Extremitäten Pulver) oder *Shixiao San* (Plötzliches Lächeln Pulver) werden in Fällen von Blut-Stase infolge Qi-Stagnation angewandt; Radix Bupleuri und Fructus Aurantii Immaturus regulieren das Leber-Qi, und Radix Paeoniae Alba, Pollen Typhae und Faeces Trogopterorum fördern die Blutzirkulation und beheben die Blut-Stase.

(2) *Liang Fu Wan* (Arzneipille mit Rhizoma Alpiniae Officinarum und Rhizoma Cyperi) wird gemeinsam mit dem Dekokt zur Kräftigung des Yang zur Wiederbelebung bei Fällen von Blut-Stase angewandt, die durch Qi-Mangel verursacht ist; in dieser Rezeptur ist die Hauptsubstanz zur Tonisierung des Qi Radix Astragali; Rhizoma Alpiniae Officinarum und Rhizoma Cyperi wärmen den Magen und regulieren das Qi; die anderen Arzneien beheben die Blut-Stase.

5. Yin-Mangel der Milz und des Magens

Therapieprinzipien: Yin nähren und Magen regulieren.

Rezeptur der Wahl: *Yiguan Jian* (Verbindungsdekokt) und Magennährendes Dekokt; in diesen Rezepturen behebt Fructus Toosendan die Leber-Qi-Stagnation; die anderen Arzneien nähren das Yin; bei Obstipation fügt man Semen Trichosanthis hinzu; im Falle von trockenem Mund mit bitterem Mundgeschmack gibt man eine kleine Menge von Rhizoma Coptidis zur Beseitigung der Magen-Hitze hinzu; bei ausgeprägtem Schmerzbild werden Radix Paeoniae Alba und Radix Glycyrrhizae zur Schmerzlinderung und Beseitigung von Spasmen hinzugefügt.

Akupunkturbehandlung

Hauptakupunkturpunkte: KG 12, KS 6 und M 36; M 36 ist der He-(Meer-)Punkt des Magen-Meridians, und KG 12 ist der Mu-Alarm-Punkt des Magens. Gemeinsam gestochen beruhigen diese Punkte den Magen und fördern das Absteigen des Magen-Qi; KS 6 ist der Luo-(Passage-)Punkt und lindert das Völlegefühl des Magens.

Zusätzliche Akupunkturpunkte:

(1) Bei Kälte-Akkumulation und Nahrungsretention im Magen fügt man KG 13 und B 20 zur Beseitigung von Kälte und unverdauter Nahrung hinzu.

(2) Greift das Leber-Qi den Magen an, sticht man zusätzlich Le 14 und Le 3, um die Leber-Qi-Stagnation zu beheben, den Leber-Qi-Fluß zu regulieren und den Schmerz zu lindern.

(3) Bei Leere und Kälte der Milz und des Magens akupunktiert und moxibustiert man KG 6, B 20, MP 4 und Le 13, um Milz und Magen zu wärmen, Kälte zu beseitigen, den Qi-Fluß zu regulieren und Schmerzen zu lindern.

(4) Bei Blut-Stase in den Kollateralen wird zusätzlich B 17, B 18 und B 20 gestochen, um den Qi-Fluß zu regulieren und das Blut zu bewegen.

(5) Bei Yin-Mangel der Milz und des Magens behandelt man zusätzlich B 20, B 21, MP 6 und N 3, um das Yin zu nähren und Hitze aus dem Magen zu beseitigen.

Moderne Forschung

Da die akute Gastritis eine selbstlimitierende Erkrankung ist, ist es schwierig, die Wirksamkeit der traditionellen Behandlungsmethoden zu evaluieren. Wissenschaftler haben jedoch große Anstrengungen unternommen, die Behandlung der chronischen Gastritis zu untersuchen, da in der Schulmedizin keine spezifische Therapie zur Behandlung bekannt ist.

Obwohl bezüglich der Syndrom-Klassifizierung der chronischen Gastritis die Meinungen differieren, geben die meisten Autoren folgende häufige Syndrome an:

Leber-Qi greift den Magen an (auch als Disharmonie zwischen Leber und Magen bezeichnet), Leere-Kälte der Milz und des Magens, Yin-Mangel des Magens und Blut-Stase in den Kollateralen. Einige Autoren gehen davon aus, daß Patienten mit einer Oberflächengastritis oder einer beginnenden chronischen Gastritis eine Disharmonie zwischen Leber und Magen aufweisen, während Patienten mit atrophischer oder fortgeschrittener chronischer Gastritis Leere-Syndrome zeigen.

Da die TCM die Zunge als den Spiegel den Magens bezeichnet, haben sich viele Untersucher auf die Beziehung zwischen Gastroskopiebefunden und Zungeninspektion konzentriert.

Zhan Jianlie et al. (Longhua Krankenhaus, Shanghai Hochschule für TCM) beobachteten die Gastroskopiebefunde bei 2000 Fällen chronischer Verdauungserkrankungen. Sie fanden in 470 Fällen eine oberflächliche atrophische Gastritis, in 367 Fällen eine atrophische Gastritis, in 174 Fällen Magengeschwüre, in 211 Fällen Duodenalulzera und 94 Fällen Magenkarzinome. Zur Untersuchung der Beziehung zwischen Gastroskopiebefunden und Syndrom-Differentierung teilten die Autoren die Patienten in 4 Syndrom-Typen und ihre entsprechenden Gastroskopiebefunde ein.

(1) Kälte des Magens in 547 Fällen (27,4%): Die Magenschleimhaut war blaß und rosa und von dünnem Schleim überzogen; es bestand Kapillarkongestion, und die Kapillaren waren bläulich-grau.

(2) Magen-Hitze in 597 Fällen (29,8%): Die Magenschleimhaut war tiefrot mit disseminierter Kongestion; die kongestionierten purpurfarbenen Kapillaren zeichneten sich wie ein Netz ab; die Schleimhautoberfläche war trocken, brüchig, rauh und hypertrophiert.

(3) Qi-Stagnation greift die Magen-Kollateralen an bei 484 Fällen (24,2%): Die Magenschleimhaut war dunkelrot mit verzweigten Kapillaren; es fanden sich granuläre und noduläre Hyperplasien und petechiale Hämorrhagien.

(4) Schädigung des Magens und der Kollateralen durch pathogene Hitze in 372 Fällen (18,6%): Die Magenschleimhaut war brüchig und dunkelrot mit disseminierter Kongestion, petechialen Hämorrhagien und Erosionen sowie granulären Hyperplasien und bedeckt mit gelbem, dickem und schmutzigem Schleim.

Einige chinesische Ärzte stellen, basierend auf den Ergebnissen der Gastroskopien, traditionelle Differentialdiagnose der Syndromen bei chronischer Gastritis und wählen entsprechende Rezepturen. Zum Beispiel empfiehlt Zheng Jingren et al. (Erstes Volkskrankenhaus Shanghai) Radix Paeoniae Rubra und Fructus Forsythiae, um in Fällen von Mukosaerosionen oder Hämorrhagien Hitze auszuleiten; Flos Inulae und Haematitum bei Gallenreflux trugen zur Senkung des Magen-Qi bei; Herba Oldenlandiae Diffusae in Fällen von intestinaler Metaplasie zur Beseitigung von Hitze und Behebung von Schwellungen; Radix Salviae Miltiorrhizae, Radix Paeoniae Rubra und Radix Angelicae Sinensis bei blasser Magenschleimhaut und Verringerung der schleimbildenden Zellen, um die Blutzirkulation anzuregen und Blut-Stase zu beseitigen.

Ebenso berichtet diese Gruppe über die Wirkungen einer Rezeptur aus Caulis Perillae, Rhizoma Cyperi, Radix Paeoniae Alba, Radix Glycyrrhizae und Rhizoma Atractylodis Macrocephalae bei der Behandlung von 122 Fällen mit chronischer Gastritis. Nach 3 Monaten Behandlung lag die Gesamtwirkungsrate bei 87,7%. In den 32 Fällen mit intestinaler Metaplasie besserten sich die histologischen Ergebnisse in allen Fällen, und bei 10 Behandlungen verschwand nach Behandlung die intestinale Metaplasie.

Chu Hang et al. (Erstes Medizinisches Klinikum, Chinesische Medizinische Universität Shenyang) berichten über 106 Fälle chronischer Gastritis, die nach den Prinzipien der Qi-Tonisierung und der Beseitigung von Blut-Stase behandelt wurden. Als Kontrollgruppe wurden 30 Fälle randomisiert und mit Plazebo behandelt (getrocknete Hefe). Die Wirksamkeitsrate in der Behandlungsgruppe lag bei 88,3% und in der Kontrollgruppe bei 6,7%. Die Ärzte wiederholten in 32 Fällen der Behandlungsgruppe nach der Behandlung die Gastroskopien und registrierten in 15 Fällen (46,9%) im gastroskopischen Befund eine Verbesserung und in 17 Fällen (53,1%) eine histologische Verbesserung.

Zhu Yunhua et al. (Jiangsu Bezirkskrankenhaus für TCM) beobachteten die Beziehung zwischen den Syndromen der TCM und Helicobacter pylori (CP) induzierten Syndromen an 100 Patienten mit chronischer Gastritis. Die Patienten wurden in 2 Gruppen geteilt: Gruppe I beinhaltete 57 Fälle einer Schwäche des Mittleren Erwärmers mit Qi-Stagnation; Gruppe II beinhaltete 36 Fälle einer Disharmonie zwischen Leber und Magen und 7 Fälle mit Magen-Yin-Mangel. Die pathohistologischen Untersuchungen und der Ureasetest zeigten, daß die CP-Infektionsrate in der Gruppe I bei 92,9% lag und in der Gruppe II bei 58,1%. Pharmakologische Studien belegten, daß Rhizoma Coptidis, Radix et Rhizoma Rhei, Fructus Mume, Radix Salviae Miltiorrhizae und Radix Notoginseng Campylobakter pyloridis wirksam inhibieren.

Feng Yangzheng et al. (Institut für Arbeitsmedizin, Nationale Kommission für Industriellen Maschinenbau) berichten von 103 Fällen chronischer atrophischer Gastritis mit Daoyin-Tuina-Qigong-Therapie (eine spezielle Qigong-Übung, die mit Massage kombiniert wird).

Die Patienten führten diese Übung viermal täglich durch, jeweils eine Stunde über 79 Tage. Nach der Behandlung konnte in 97,1% der Fälle eine symptomatische Besserung erzielt werden, und die Wirksamkeitsraten bezüglich gastroskopischer und pathohistologischer Untersuchungen lagen bei 64,5% bzw. 87,1%.

Gao Shouzheng et al. (Beijing Jishuitan Krankenhaus) berichten von 408 Patienten mit chronischer Oberflächengastritis diagnostiziert durch Fiberglasgastroskopie und Histologien bei Randomisierung in zwei Gruppen: 325 Patienten der Gruppe A erhielten *Weining*-Granulat (zusammengesetzt aus Radix Codonopsis Pilosulae, Poria, Rhizoma Atractylodis Macrocephalae, Radix Aucklandiae, Fructus Toosendan, Fructus Mume usw.), dreimal 20 g täglich, über 3 Monate; 83% der Gruppe B erhielten Plazebo im einfachen Blindversuch. In der Gruppe A lag die symptomatisch, gastroskopisch und histologisch belegte Wirksamkeitsrate bei 90,5%, 91,9% bzw. 72,8%, während in der Gruppe B 50,6% bzw. 46,3% und 16,7% Wirksamkeitsrate nachzuweisen waren. Weitere Untersuchungen haben gezeigt, daß *Weining* an Ratten und Meerschweinchen magenschleimhautprotektiv ist.

An Versuchstieren mit arzneimittelinduzierter Gastritis und Magengeschwür war die Wirkung des *Weining*-Granulats dem Cimetidin ähnlich. Andere pharmakologische Untersuchungen haben belegt, daß *Weining*-Granulat die Pepsinsekretion inhibiert. Diese Ergebnisse führten zur Einführung von *Weining*-Granulat als Alternative zu H_2-Rezeptorinhibitoren bei der Behandlung chronischer oberflächlicher Gastritis.

Zhou Zuhua (Geriatrie-Forschungs-Institut Changsha, Provinz Hunan) berichten über 150 Fälle mit chronischer Oberflächengastritis, die durch Gastroskopien und pathohistologische Untersuchungen diagnostiziert wurden. Zhou randomisierte die Patienten in zwei Gruppen (60 Männer und 50 Frauen in jeder Gruppe). Die Patienten in Gruppe I erhielten *Wei Yang Kang* (Rezeptur zur Heilung von Gastritis) bestehend aus Radix Glycyrrhizae, Radix Paeoniae, Ramulus Cinnamomi, Rhizoma Alpiniae Officinarum, Rhizoma Coptidis und Radlx Bupleuri).

Die Gruppe II wurde mit Cimetidin behandelt. Die Dosierung von *Wei Yang Kang* lag bei zweimal 4 g täglich, Cimetidin wurde im ersten Monat 1 g pro Tag verabreicht und während des zweiten und dritten Monats der Untersuchung 0,4 g abends. Die Wirksamkeitsraten bezüglich der Verbesserung der gastroskopischen Befunde, der histologischen Ergebnisse sowie der subjektiven Symptomatik lagen in Gruppe I bei 73,3%, 68,4% bzw. 86,0%, und in der Gruppe II bei 68,0%, 61,1% und 93,3%. Zhou beobachtete 41 Fälle in Gruppe I und 40 Fälle in Gruppe II über zwei Jahre und fand ein Wiederauftreten der Symptomatik in 63,4% der Fälle von Gruppe I und in 90,0% der Fälle von Gruppe II. Die Rückfallrate bezüglich schwerer Symptome lag in Gruppe I bei 19,5%, in Gruppe II bei 45%. Diese Ergebnisse weisen darauf hin, daß langfristig *Wei Yan Kang* bei der Behandlung chronischer Oberflächengastritis wirksamer als Cimetidin ist.

Kapitel 11

Peptisches Ulkus

Die Verdauungsaktivität der Magensäure und des Pepsins auf der Mukosa verursacht Geschwüre im oberen Gastrointestinaltrakt. Sie werden als „peptische Ulzera" bezeichnet. Peptische Ulzera treten im Magen, Pylorus und Duodenalbulbus auf. Sie können sich auch im Ösophagus und im postbulbären Duodenum entwickeln. Die klinischen Manifestationen peptischer Ulzera sind epigastrische Schmerzen mit Völlegefühl, Übelkeit, Erbrechen und Appetitlosigkeit. Die klinische Diagnose peptischer Ulzera basiert primär auf ihrer Lokalisation und dem Schmerzcharakter. Klassischerweise wird der Ulkusschmerz als im Epigastrium lokalisiert beschrieben, ist von brennendem und nagendem Charakter und wird durch Nahrungsaufnahme und Antazida gebessert. Der Schmerz tritt episodenweise für Tage oder Wochen auf, unterbrochen von langen asymptomatischen Phasen. Die definitive Diagnose eines peptischen Ulkus erfolgt durch Darstellung des Ulkus mit Röntgenkontrastmittel oder Endoskopie.

In der TCM ist das peptische Ulkus in der Differentialdiagnose der Syndrome und Behandlung mit „epigastrischen Schmerzen" verbunden.

Ätiologie und Pathogenese

Die Ätiologie und die Pathogenese des epigastrischen Schmerzes wurden in Kapitel 10 im Rahmen der Gastritis beschrieben. Die folgenden Ausführungen konzentrieren sich auf die klinischen Formen des peptischen Ulkus.

In den meisten Fällen peptischer Ulzera ist die zugrundeliegende pathologische Ursache ein Leere-Kälte-Syndrom der Milz und des Magens. Schmerzen treten häufig nach dem Essen kalter Speisen oder bei leerem Magen auf und werden durch Aufnahme warmer Nahrung oder durch Druck gebessert. Die Schmerzen treten gehäuft in kühlen oder kalten Jahreszeiten auf. Die Pathogenese des peptischen Ulkus ist ein Milz-Yang-Mangel, der zu Bildung innerer Kälte mit Schwächung der Milz-Funktion der Verteilung und der Transformation der Nahrung sowie mit Absenkung des Magen-Qi führt. In einigen Fällen kann eine Leber-Qi-Stagnation das Leere-Kälte-Syndrom der Milz und des Magens komplizieren. Dies führt zu einer Beeinträchtigung des Magens und kann zu einer Umwandlung in Hitze oder zu Blut-Stase führen.

Differentialdiagnose der Syndrome

1. Leere-Kälte von Milz und Magen

Hauptsymptome: Dumpfer epigastrischer Schmerz, gebessert durch Druck und Wärme oder nach dem Essen, Erbrechen wäßriger Flüssigkeit, Mattigkeit, kalte Extremitäten, blasse und schlaffe Zunge mit dünnem, weißem Belag oder Zahneindrücken an den Zungenrändern und schwacher und fadenförmiger Puls. Dieses Syndrom rezidiviert häufig in den kalten Jahreszeiten.

2. Leber-Qi greift den Magen an

Hauptsymptome: Spannungsgefühl im Epigastrium, saure Regurgitation und Aufbrechen, verschlimmert durch Ängste und Depression, dünner, weißer Zungenbelag und saitenförmiger Puls.

Besteht die Leber-Qi-Stagnation über längere Zeit, kann sie sich in Hitze umwandeln, mit Entwicklung von Durst, einer roten Zunge mit gelbem Belag und einem beschleunigten und saitenförmigen Puls.

Eine Leber-Qi-Stagnation kann auch eine Blut-Stase verursachen, die sich in einem lokalisierten stechenden Schmerz, der durch Druck verschlimmert wird, dunkelpurpurfarbener Zunge und/oder Petechien und dünnem, weißem Zungenbelag und rauhem Puls zeigt.

3. Akkumulation von Schleim-Nässe im Mittleren Erwärmer

Hauptsymptome: Epigastrische Schmerzen nach dem Essen, Durst ohne Verlangen, zu trinken, Appetitlosigkeit, weißer und klebriger Zungenbelag und schlüpfriger Puls. Diese Symptome weisen auf ein Schleim-Nässe-Syndrom vom Kälte-Typ hin. Wird die Zunge rot mit einem gelben und klebrigen Belag und empfindet der Patient Durst, hat einen konzentrierten Urin und leidet unter Obstipation, hat sich das Schleim-Nässe-Syndrom in ein Nässe-Hitze-Syndrom umgewandelt.

Behandlung

1. Leere-Kälte von Milz und Magen

Therapieprinzipien: Den Mittleren Erwärmer stärken und den Magen wärmen.

Rezeptur der Wahl: *Huang Qi Jianzhong Tang* (Astragalus-Dekokt, das die Mitte aufbaut) ist eine berühmte Rezeptur zur Stärkung und Wärmung der Milz und des Magens bei epigastrischem Schmerz; in dieser Rezeptur kräftigt Radix Astragali das Qi des Mittleren Erwärmers, Ramulus Cinnamomi wärmt den Mittleren Erwärmer und beseitigt pathogene Kälte, und Radix Paeoniae Alba mit Radix Glycyrrhizae Tosta wirken spasmolytisch und analgetisch; die klassische Rezeptur beinhaltet Rhizoma Zingiberis Recens, das durch Rhizoma Zingiberis Praeparatum ersetzt werden kann; ebenso kann zur Wärmung und Kräftigung des Mittleren Erwärmers Malzzucker hinzugegeben werden; liegt jedoch eine saure Regurgitation vor, kann Malzzucker nur in geringen Mengen beigegeben oder muß aus der Rezeptur weggelassen werden; Os Sepiellae Seu Sepiae oder Rhizoma Pinelliae Praeparatum und Pericarpium Citri Reticulatae können zur Regulierung der Magenfunktion beigegeben werden und senken das Magen-Qi.

2. Leber-Qi greift den Magen an

Therapieprinzipien: Leber-Qi-Stagnation beheben und den Magen harmonisieren.

Rezeptur der Wahl: *Chaihu Shugan* (Bupleurum-Pulver, das die Leber verteilt); wird das Syndrom von einer Blut-Stase begleitet, gibt man Rhizoma Corydalis, Radix Salviae Miltiorrhizae und Faeces Trogyopterorum zur Förderung der Blutzirkulation und zur Behebung der Blut-Stase bei.

3. Akkumulation von Schleim-Nässe im Mittleren Erwärmer

Therapieprinzipien: Milz kräftigen und Schleim-Nässe ausleiten.

Rezeptur der Wahl: *Erchen Tang* (Zweifach behandeltes Dekokt) und *Liang Fu Wan* (Arzneipille mit Rhizoma Alpinae Officinarum und Rhizoma Cyperi); Poria und Radix Glycyrrhizae Tosta stärken die Milz und leiten Nässe aus; Rhizoma Pinelliae Praeparata wird mit Poria und Radix Glycyrrhizae angewandt, um die Schleim-Nässe-Ausleitung zu verstärken; Pericarpium Citri Reticulatae, Rhizoma Cyperi und Rhizoma Alpiniae regulieren das Qi und wirken schmerzlindernd; hat sich Schleim-Nässe in Schleim-Hitze umgewandelt, sollte mit *Banxia Xiexin Tang* (Rhizoma Pinelliae Dekokt, welches das Epigastrium abfließen läßt) behandelt werden; in dieser Rezeptur klären Rhizoma Coptidis und Radix Scutellariae innere Hitze, Rhizoma Zingiberis und Rhizoma Pinelliae beseitigen Schleim und Radix Ginseng, Radix Glycyrrhizae Praeparate und Fructus Jujubae kräftigen die Milz und harmonisieren den Magen.

Die therapeutischen Prinzipien und Rezepturen sowie die Akupunkturpunkte, die in Kapitel 10 über Gastritis beschrieben wurden, sind ebenso zur Behandlung peptischer Ulzera basierend auf der Syndrom-Differenzierung geeignet.

Moderne Forschung

Pang Ninghai et al. (Erste Medizinische Klinik, Medizinische Universität Beijing) haben Kälte- und Hitze-Syndrome bei 62 Patienten mit peptischen Ulzera beobachtet. Sie klassifizierten diese Patienten in 3 Kategorien: Hitze-Syndrome (23 Fälle), Kälte-Syndrome (16 Fälle) und unklarer Hitze- oder Kälte-Syndrome (23 Fälle). Die Autoren untersuchten die Katecholamine im Urin dieser Patienten und bei 26 gesunden Personen. In Fällen mit Hitze-Syndromen lagen die Katecholamin-Werte über der Norm, bei den Patienten mit Kälte-Syndromen unter der Norm und im Fall der unklaren Hitze- oder Kälte-Syndrome waren sie normal. Diese Ergebnisse lassen eine Überfunktion des Sympathikus-Nebennierenrinden-Systems bei Hitze-Syndromen und eine Unterfunktion dieses Systems bei Kälte-Syndromen vermuten. Nach Behandlung mit Heilpflanzen zeigten Patienten eine Besserung des klinischen Bildes, und die Katecholamin-Werte der Patienten mit Hitze- und Kälte-Syndrom normalisierten sich. Dies weist darauf hin, daß eine Dysfunktion des Sympathikus-Nebennierenrinden-Systems eine der grundlegenden Veränderungen ist, auf der die Differenzierung von Kälte- und Hitze-Syndromen gründet. Die Harmonisierung oder Korrektur dieser gestörten Funktion ist ein Hauptprinzip der TCM.

Wang Jiuchun et al. (Allgemeinkrankenhaus der Jinan-Führung der Volksbefreiungsarmee) berichtet über 180 stationäre Patienten mit peptischem Ulkus, die in drei Gruppen randomisiert wurden. Gruppe A wies 60 Patienten auf. Sie erhielten Heilpflanzenbehandlung entsprechend der Syndrom-Differenzierung. Gruppe B wies 60 Patienten auf, die Antazida und Spasmolytika, wie Aluminiumhydroxid und Probenzin, jedoch keine H_2-Rezeptor-Antagonisten erhielten. Die 60 Patienten der Gruppe C erhielten eine Kombination aus traditioneller chinesischer und schulmedizinischer Behandlung. Die Heilungsrate in Gruppe A lag bei 55%, in Gruppe B bei 41,6% und in Gruppe C bei 68,9%. In diesem Beispiel war die Kombinationsbehandlung am wirkungsvollsten.

Pu Changsheng et al. (Zweite Medizinische Klinik des Medizinischen Zentrums von Lanzhou) beobachteten die Wirkung der Tablette für peptisches Ulkus (PUT) an 125 Patienten mit peptischem Ulkus. Diese Tablette beinhaltet Kronopolites Svenhedini Verhoeff (enthält 45,18% Calciumcarbonat), Radix Notoginseng, Radix Aucklandiae, Radix Glycyrrhizae, Radix Salviae Miltiorrhizae, Radix Paeoniae Alba, Rhizoma Atractylodis Macrocephalae, Rhizoma Corydalis und Rhizoma Cyperi.

Eine andere Gruppe von 91 Patienten mit peptischem Ulkus diente als Kontrollgruppe und wurde mit Cimetidin behandelt. Nach vierwöchiger Behandlung wiesen die Patienten, die mit PUT behandelt wurden, eine Heilungsrate von 64,8% auf, weitere 18,4% zeigten eine Abnahme der Ulkusgröße. Die Gesamtwirkungsrate lag bei 83,2%. Die Ergebnisse der Gruppe, die mit Cimetidin behandelt wurde, zeigten in 69,23% eine Heilung, in 16,84% eine Abnahme der Ulkusgröße sowie eine Gesamtwirkungsrate von 85,71%. Dies belegt, daß PUT ohne Nebenwirkungen die gleiche Wirksamkeit wie Cimetidin hatte.

Wissenschaftler haben sich auch auf die pharmakologischen Wirkungen der Arzneimittel und Dekokte zur Tonisierung der Milz und Kräftigung des Qi wie Ginseng, Codonopsis Pilosula, Astragalus, *Si Junzi Tang* (Vier Gentlemen Dekokt) und *Buzhong Yiqi Tang* (Dekokt zur Tonisierung der Mitte und zur Nährung des Qi) konzentriert. Sie fanden, daß die Hauptwirkung dieser Arzneien in der Regulierung und Stärkung der Verdauung, der immun- und neurohumoralen Funktionen und des Energiehaushalts besteht. Das Dekokt der Vier Wertvollen Arzneien fördert z. B. die Pankreassekretion, erhöht die Xyloseabsorptionsrate, reguliert die Magensekretion und erleichtert gastrointestinale Spasmen. Entsprechend der Wirkung des Atropins unterdrückt das Dekokt einen Hypertonus der glatten Muskulatur, der durch Azetylcholin und Histamin verursacht wird.

Behandlung bei Komplikationen

I. Perforation

Bei Patienten mit peptischem Ulkus und Perforation, Hämorrhagie und Obstruktion sehen schulmedizinische Ärzte typischerweise eine chirurgische Intervention als notwendig an. Chinesische Ärzte haben allerdings in den letzten 30 Jahren die Wirkung einer kombinierten traditionellen chinesischen und schulmedizinischen Behandlung bei perforierten peptischen Magenulzera untersucht. Diese Art der Behandlung ist bei Patienten unter 60 Jahren angezeigt, die einen guten Allgemeinzustand, normalen Blutdruck, Puls und Atmung aufweisen und keine offensichtlichen Abnormalitäten des Herzens, der Lunge, der Leber und der Nieren zeigen, die außerdem erst seit kurzer Zeit an einem peptischen Ulkus leiden, ohne Neigung zu wechselnden Stuhlgängen und deren Körpertemperatur unter 39°C liegt. Das therapeutische Vorgehen besteht aus drei Stufen.

Erste Stufe: Der Patient sollte sich in halbgebeugter Rückenlage befinden. Eine Nahrungsaufnahme ist untersagt. Die Hauptbehandlung beinhaltet gastrointestinale Druckentlastung, intravenöse Infusionen mit Antibiotika und Akupunktur mit Elektrostimulation. Die Hauptakupunkturpunkte sind M 36, KG 16, M 25 und M 21. Die Nadeln sollten für 12 bis 24 Stunden belassen werden, bei 30minütiger Elektrostimulation alle 2 Stunden. Der Patient muß für 12 bis 24 Stunden streng überwacht werden. Bessert sich der Zustand des Patienten, kann die Behandlung fortgeführt werden; ist dies nicht der Fall, ist umgehend eine chirurgische Intervention erforderlich. Experimentelle Studien haben die vielfachen Wirkungen der Akupunkturtherapie in diesem Stadium belegt: Die Sekretion der Magensäfte, der Säure und des Peptins wird unterdrückt; die Magenperistaltik wird angeregt und durch die Öffnung des Pylorus der Mageninhalt entleert. Außerdem wird die Phagozytenaktivität erhöht.

Zweite Sufe: In dieser Stufe der Behandlung bestehen die Hauptprinzipien in der Klärung der Hitze und der Behebung der toxischen Effekte. Man wendet *Da Chaihu Tang* (Größeres Bupleurum Dekokt) mit Modifikationen für 5-7 Tage an. Seine Hauptbestandteile sind Radix Bupleuri, Radix Scutellariae, Radix et Rhizoma Rhei, Fructus Aurantii Immaturus, Radix Paeoniae Alba, Cortex Phellodendri, Herba Taraxaci, Radix Aucklandiae, Fructus Toosendan, Rhizoma Corydalis und Radix Glycyrrhizae. Empfindet der Patient wieder Appetit, normalisiert sich seine Körpertemperatur und verschwinden die anfangs bestehenden Symptome, kann mit der dritten Stufe der Behandlung begonnen werden.

Untersuchungen haben gezeigt, daß das Große Bupleurum Dekokt entzündungshemmende und antibiotische Wirkungen hat, die gastrointestinalen Funktionen wiederherstellt und peritoneale Exsudationen absorbieren kann.

Dritte Stufe (Rekonvaleszenz): In dieser Stufe zielt die Behandlung auf die Heilung des peptischen Ulkus. In Fällen vom Hitze-Typ beinhaltet die Behandlung das Klären von Hitze und das Beseitigen von Feuer durch *Banxia Xiexin Tang* (Rhizoma Pinelliae Dekokt, welches das Epigastrium abfließen läßt) mit entsprechenden Modifikationen. In Fällen von Leere-Kälte-Typ beinhaltet die Therapie die Tonisierung des Qi und die Wärmung des Mittleren Erwärmers durch *Liu Junzi Tang* (Sechs Gentlemen Dekokt) oder durch *Lizhong Tang* (Dekokt zur Regulierung der Mitte) mit Modifikationen.

In 5.920 Fällen von Ulkusperforation, die mit dieser Kombinationstherapie behandelt wurden, lag die Heilungsrate bei 92,4%, die Mortalität bei 0,8%. Die Ärzte beobachteten 652 dieser Fälle über 5 Jahre. 83,4% dieser Patienten wiesen zufriedenstellende Ergebnisse auf, während nur bei 11,5% eine Gastrektomie erforderlich wurde.

II. Hämorrhagie

Eine andere schwere Komplikation des peptischen Ulkus ist eine akute Blutung. Auch in diesen Fällen zeigt die Kombination traditioneller chinesischer Methoden mit den schulmedizinischen Methoden günstige Wirkungen. Aus der Sicht der TCM ist eine akute Hämorrhagie bei peptischem Ulkus durch folgende Faktoren verursacht:

(a) Ansammlung von Hitze im Magen durch übermäßige hitzefördernde Arzneien oder ein Eindringen pathogener Hitze in die Magenkollateralen;

(b) Stagnierendes Leber-Qi greift den Magen an und wandelt sich in Hitze; und

(c) Milz-Qi-Mangel, wodurch das Blut nicht mehr in den Gefäßen gehalten werden kann.

Differentialdiagnose der Syndrome und Arzneimittelbehandlung:

1. Blutung durch Akkumulation von Hitze im Magen

Hauptsymptome: Spannungsschmerzen im Bereich des Epigastriums und des Abdomens, Hämatemesis, Durst mit Verlangen nach kalten Getränken, konzentrierter Urin, Obstipation, rote Zunge mit gelbem Zungenbelag und beschleunigter Puls.

Therapieprinzipien: Hitze aus dem Magen beseitigen, Blut-Stase beheben und die Blutung stillen.

Rezeptur der Wahl: *Qing Wei San* (Pulver, das den Magen klärt) und *Shihui San* (Pulver mit zehn halbverkohlten Substanzen) mit Modifikationen.

2. Blutung durch Leber-Hitze, die den Magen angreift

Hauptsymptome: Übelkeit, Hämatemesis, bitterer Mundgeschmack, Spannungsschmerzen in den Hypochondrien, Ruhelosigkeit, Reizbarkeit, rote Zunge und saitenförmiger Puls.

Therapieprinzipien: Pathogene Hitze aus der Leber und dem Magen klären und Blutung durch Kühlen des Blutes stillen.

Rezeptur der Wahl: *Longdan Xiegan Tang* (Radix Gentianae Dekokt, das die Leber entlastet) mit Cortex Moutan, Fructus Gardeniae und Radix Scutellariae.

3. Blutung durch Milz- und Magen-Qi-Mangel

Hauptsymptome: Blässe, Mattigkeit und Schwäche, Kurzatmigkeit, Blähungen, Übelkeit, Hämatemesis, blasse Zunge und fadenförmiger, tiefer Puls.

Therapieprinzipien: Qi nähren, um die Blutung zu stillen.

Rezeptur der Wahl: *Guipi Tang* (Dekokt, das die Milz wiederherstellt) mit Modifikationen.

In schweren Fällen sind zusätzlich zu Bluttransfusionen folgende Notfallbehandlungen angezeigt.

(1) Rhizoma Bletillae Pulver (10 g) mit Weißem Arzneimittelpulver (2 g): mit 150 ml warmem abgekochten Wasser als Paste zubereitet; am ersten Tag zweistündlich 15 ml einzunehmen; steht die Blutung, kann die Dosierung auf 15 ml viermal täglich für 3 Tage reduziert werden.

(2) Rhabarberpulver: Dreimal 3 g täglich oral. Jiao Donghai et al. (Xianghan TCM-Krankenhaus, Shanghai) berichten über die Anwendung alkoholischen Rhabarberextrakts (AER) in der Behandlung von 182 Fällen einer oberen gastrointestinalen Blutung. AER hatte eine Gesamtwirkungsrate von 96,1% mit einem Stehen der Blutung in 2-8 Tagen. Die üblichen Ursachen für Blutungen sind peptische Ulzera, Gastritis und Magenneoplasmen. Die blutstillende Wirkung von AER liegt in einer Kontraktion der lokalen Blutgefäße, einer Reduktion der Permeabilität und Motilität des Dünndarms und in einer Inhibition der Pepsinaktivität. Eine Erhöhung des osmotischen Plasmadrucks kann auch hämostatische Wirkung haben. Pharmakologische Untersuchungen zeigen, daß Rhabarber zwei aktive hämostatische Arzneien enthält: d-Catechin und Gallensäure.

(3) Alumen: Wan Kejiang et al. (Luzhou Medizin College in Sichuan) berichten über 35 Fälle von Magenblutungen, die durch Injektion einer 6%igen Alumenlösung direkt an die Blutungsstelle unter Gastroskopie behandelt wurden. In 34 Fällen stoppte die Blutung innerhalb einer Minute, in einem Fall innerhalb von zwei Minuten. Diese Lösung kann ebenso oral zur Behandlung einer Magenblutung angewandt werden.

(4) Folium Sennae: Jin Yacheng et al. (Dritte Medizinische Klinik Hangzhou) berichteten über die Wirkung von Folium Sennae bei akuten gastroduodenalen Blutungen in 340 Fällen. Ein Pulver aus Folium Sennae wurde dreimal täglich 1 g oral verabreicht. Nach der Behandlung kam es in 320 Fällen (94,1%) zur Blutstillung bei einer durchschnittlichen Blutstillungszeit von 2,68 ± 0,12 Tag, beurteilt anhand des Fehlens von okkultem Blut im Stuhl. Eine Kontrollgruppe von 100 Patienten erhielt Cimetidin. Die Blutstillungsrate lag bei 90% bei einer durchschnittlichen Blutstillungszeit von 4,55 ± 0,16 Tagen. Die Untersuchungen zeigten, daß sich die Koagulationszeit und die Thromboplastinzeit nach Einnahme von Folium Sennae deutlich verkürzen.

Kapitel 12

Cholezystitis und Cholelithiasis

Cholezystitis ist eine Entzündung der Gallenblase, die häufig bei Gallensteinleiden auftritt. Eine Gallengangsobstruktion ist üblicherweise die auslösende Ursache und führt sekundär zu einer bakteriellen Infektion.

Es gibt eine akute und eine chronische Cholezystitis. Die *akute Cholezystitis* geht in der Regel mit plötzlichem rechtsseitigen subkostalen Schmerz und Spannungsgefühl einher, aber bei mehr als zwei Drittel der Patienten traten bereits in der Vorgeschichte Gallenkoliken auf. Fieber, Appetitlosigkeit, Übelkeit und Erbrechen sind häufige Begleitsymptome. Schüttelfrost und hohes Fieber begründen den Verdacht auf eine eitrige Cholezystitis oder eine Begleitcholangitis. Etwa 20% der Patienten weisen einen leichten Ikterus auf. Die rechtsseitige Subkostalregion ist palpationsempfindlich mit positivem Murphy-Zeichen.

Die *chronische Cholezystitis* weist oft einen anhaltenden Schmerz im Epigastrium oder im rechten oberen Quadranten des Abdomens auf und ist von Übelkeit und Erbrechen begleitet. Der Schmerz nimmt bis auf einen leichten Residualschmerz ab oder persistiert über eine lange Zeit. Berührungsempfindlichkeit, muskuläre Verspannung, palpabler Tumor, Fieber oder Leukozytose fehlen. Es können Dyspepsie, Flatulenz, Sodbrennen und Aufstoßen auftreten.

35% der Patienten mit Cholelithiasis sind asymptomatisch. Die Hauptsymptomatik wird durch Gallenwegsobstruktion und Cholezystitis verursacht. Die Ultraschallsonographie ist die einfachste und verläßlichste Methode zum Nachweis von Gallensteinen.

Entsprechend ihrer klinischen Symptomatik werden die Cholezystitis und die Cholelithiasis in der TCM den Syndromen „Hypochondriumschmerz" und „Ikterus" zugeordnet.

Ätiologie und Pathogenese

1. Stagnation des Leber-Qi

Emotionale Belastungen, Ärger und Ängste beeinträchtigen den sanften Fluß des Leber-Qi. Dies führt zu einer Leber-Qi-Stagnation der Leber und der Gallenblase und wandelt sich in pathogene Hitze. Die Hitze verdampft die Galle und führt zur Bildung von Gallensteinen.

2. Akkumulation von Nässe-Hitze

Nässe-Hitze kann entweder äußeren Ursprungs (jahreszeitenabhängige oder epidemische pathogene Faktoren) oder inneren Ursprungs sein; innere Nässe-Hitze kann durch eine Schädigung von Milz und Magen, durch fehlerhafte Ernährung oder durch eine Milz-Schwäche mit eingeschränkter Funktion des Transports und der Umwandlung von Flüssigkeiten bedingt sein. Kommt es dadurch zu einer Akkumulation von Nässe-Hitze im Mittleren Erwärmer, führt dies zu einer Hitze in Leber und Gallenblase und verursacht Fieber und Gelbsucht.

3. Fülle-Syndrom bei toxischer Hitze

Eindringen und Akkumulation von epidemischer toxischer Hitze in Leber und Gallenblase schädigen das Yin, das Blut und das Perikard und führen zu hohem Fieber, Gelbsucht, geistigen Störungen und Blutungen.

Differentialdiagnose der Syndrome

1. Leber-Qi-Stagnation

Hauptsymptome: Leichter, dumpfer Schmerz im rechten oberen Quadranten des Abdomens, bitterer Mundgeschmack, Durst, Gelbsucht, kein Schüttelfrost oder Fieber, gelblicher Zungenbelag und normaler oder saitenförmiger Puls. Dieses Syndrom finden wir bei Patienten, die ein Gallensteinleiden ohne Infektion oder Gallenwegsobstruktion aufweisen sowie bei Patienten mit chronischer Cholezystitis.

2. Akkumulation von Nässe-Hitze

Hauptsymptome: Fieber, Gelbsucht, Übelkeit, Erbrechen, Schmerz und Berührungsempfindlichkeit im Bereich der Subkostalregion, vergrößerte, tastbare Gallenblase, rote Zunge mit gelbem, klebrigem Zungenbelag und saitenförmiger, schlüpfriger und beschleunigter Puls. Dieses Syndrom zeigt sich in Fällen von akuter Cholezystitis und Cholelithiasis mit Gallenwegsobstruktion und Infektion.

3. Fülle-Syndrom bei toxischer Hitze

Hauptsymptome: (Zusätzlich zu der Symptomatik, die unter dem Syndrom Akkumulation von Nässe-Hitze beschrieben wurde) Schüttelfrost, hohes Fieber, Delirium, Einschränkung des Bewußtseins bis zum Koma, gerötete Zunge mit trockenem, gelbem Belag und zarter, beschleunigter Puls. Dieses Syndrom finden wir bei einer akuten septischen Cholezystitis.

Arzneimittelbehandlung

1. Leber-Qi-Stagnation

Therapieprinzipien: Leber-Qi-Stagnation beheben, Hitze klären und Gallensekretion fördern.

Rezeptur der Wahl: *Chaihu Shugan San* (Bupleurum Pulver, das die Leber verteilt); Herba Artemisiae scopariae, der Hauptbestandteil, wird mit Fructus Gardeniae kombiniert, um Nässe-Hitze zu klären und den Ikterus zu beseitigen; Radix et Rhizoma Rhei leitet stagnierte pathogene Hitze aus. *Yinchenhao Tang* (Herba Artemisiae Dekokt) wird auch zur Beseitigung von Nässe-Hitze und zur Förderung des Gallenflusses angewandt.

2. Akkumulation von Nässe-Hitze in Leber und Gallenblase

Therapieprinzipien: Hitze und Nässe aus Leber und Gallenblase beseitigen.

Rezeptur der Wahl: *Longdan Xiegan Tang* (Radix Gentianae Dekokt, das die Leber entlastet) mit Modifikationen; Radix Gentianae hat einen starken bitteren Geschmack, ist von kühlender Natur und beseitigt dadurch Feuer aus Leber und Gallenblase; Radix Scutellariae und Fructus Gardeniae, von Geschmack bitter und von Natur kalt, beseitigen Feuer und eliminieren Nässe; Caulis Akebiaei, Semen Plantaginis und Rhizoma Alismatis klären Nässe-Hitze; Radix Bupleuri reguliert das Leber-Qi; Radix Angelicae Sinensis und Radix Rehmanniae schützen das Leber-Yin und das Leber-Blut, das durch die pathogene Nässe-Hitze geschädigt werden kann; in Fällen mit ausgeprägtem Ikterus fügt man Herba Artemisiae scopariae und Herba Lysimachiae zur Förderung der Gallensekretion hinzu. In Fällen hohen Fiebers gibt man Flos Lonicerae, Flos Chrysanthemi Indici, Herba Taraxaci und Herba Violae zur Beseitigung der pathogenen Hitze hinzu.

3. Fülle-Syndrom mit toxischer Hitze

Therapieprinzipien: Hitze und Toxine ausleiten.

Rezeptur der Wahl: *Qing Dan Tang* (Dekokt zur Ausleitung von Hitze aus der Gallenblase); in dieser Rezeptur reguliert Radix Bupleuri das Leber-Qi und beseitigt Leber-Hitze; Radix Scutellariae, Flos Lonicerae, Herba Taraxaci und Fructus Forsythiae beseitigen Hitze und eliminieren Toxine; Radix et Rhizoma Rhei und Natrii Sulfas leiten starke Hitze aus; Fructus Aurantii Immaturus und Rhizoma Pinelliae regulieren und harmonisieren den Mittleren Erwärmer; Radix Salviae Miltiorrhizae nährt das Blut und beseitigt Blut-Stase.

Akupunkturbehandlung

Hauptakupunkturpunkte: B 19, G 34, Le 3, G 24, Le 14 und M 36.

B 19, G 34 und Le 3 beseitigen gemeinsam Hitze und regulieren den Fluß des Leber- und Gallenblasen-Qi; G 24 und Le 14 beseitigen übermäßige Hitze aus Leber und Gallenblase; M 36 tonisiert die Milz und beseitigt Nässe. Es wird die sedierende Nadeltechnik angewandt. Liegen Übelkeit und Erbrechen vor, sticht man zusätzlich KG 12 und KS 6, um den Magen zu harmonisieren und das umgekehrt aufsteigende Magen-Qi zu senken.

Zusätzliche Akupunkturpunkte: Bei Ikterus wird LG 9 und Le 2 gestochen. Bei hohem Fieber akupunktiert man zusätzlich zur Beseitigung innerer Hitze Di 11, LG 14 und Di 4.

Moderne Forschung

In den letzten 30 Jahren haben chinesische Ärzte zur Behandlung der Cholezystitis und des Gallensteinleidens kombinierte traditionelle und schulmedizinische Medikamente angewandt. Ärzte aus dem Tianjin Nankai Krankenhaus haben über 1.408 Patienten mit Gallenwegsinfektion berichtet; 1.174 Fälle wurden erfolgreich mit Traditioneller Chinesischer Medizin behandelt, nur 234 Fälle bedurften eines chirurgischen Eingriffs. Diese Ergebnisse legen nahe, daß die meisten Fälle von Gallenwegsinfektion auch allein mit Traditioneller Chinesischer Medizin geheilt werden können.

Andererseits ist die Behandlung einer akuten schweren Cholangitis oder einer eitrigen obstruktiven Cholezystitis oder Cholangitis weiterhin ein schwerwiegendes Problem; die Mortalität ist weiterhin sehr hoch. Hu Jiashi et al. (Medizinische Hochschule Tianjin) zeigten, daß eine Kombination von Traditioneller Chinesischer Medizin und Schulmedizin gute Wirkungen haben kann. Sie untersuchten 38 Patienten mit einer akuten schweren Cholangitis und teilten sie in zwei Gruppen ein: 20 Fälle der Gruppe A erhielten eine Kombinationstherapie mit endoskopisch retrograder Gallenwegsdrainage und dem Dekokt zur Beseitigung von Hitze und Toxinen (bestehend aus Herba Taraxaci, Radix Pulsatillae, Herba Patriniae, Radix Scrophulariae, Radix Glycyrrhizae und Radix et Rhizoma Rhei, 15 g jeder Substanz, eine Verabreichung täglich); in 18 Fällen der Gruppe B wurde eine chirurgische Gallengangdrainage durchgeführt. Bei allen 38 Patienten bestanden ein sehr hoher Gallengangdruck (20-35 cm H_2O) und hohe Endotoxinspiegel in Galle und Blut. Der positive Nachweis von E. coli in der Galle lag bei 84%. Am sechsten Tag der Behandlung normalisierte sich in 16 Fällen (88%) in der Gruppe A der Plasmabilirubinspiegel, in der Gruppe B nur in 6 Fällen (33,3%). Nach den bei den Patienten aus Gruppe B durchgeführten Operationen traten bei 9 Fällen (50%) Komplikationen des Herzens, der Lungen und der Harnwege auf und 1% verstarb an multiplem Organversagen. Die Patienten der Gruppe A zeigten keine Nebenwirkungen oder Komplikationen. Die Autoren betonten jedoch, daß ohne Beseitigung der Gallenwegsobstruktion die Heilpflanzentherapie den Zustand der Patienten verschlechtert hätte, da diese Medikamente cholagoge Wirkungen haben und damit den Druck in den Gallenwegen erhöht und die Funktion der Leberzellen geschädigt hätten. Die endoskopische retrograde Gallenwegsdrainage beseitigte die Gallenwegsobstruktion und die Arzneimitteltherapie förderte die Gallendrainage. Gemeinsam wirken diese Methoden entzündungshemmend. Zusätzlich erhöhen die Heilpflanzen die Immunfunktionen und wirken gegen Endotoxin und Bakterien.

Die Ärzte studierten außerdem 89 Patienten mit extrahepatischem Ikterus. Sie randomisierten die Patienten in zwei Gruppen. Die Gruppe A erhielt eine Choledochotomie und eine Drainagetherapie, während Gruppe B *Li Dan Ling* erhielt. Patienten mit unvollständiger Gallenwegsobstruktion sowie Patienten, deren Obstruktion beseitigt wurde, wiesen eine schrittweise Normalisierung der Leberfunktionen auf, wobei die Patienten, die *Li Dan Ling* erhielten, ihre Leberfunktionen schneller besserten.

Li Dan Ling besteht aus Herba Artemisiae scopariae (30 g); Radix et Rhizoma Rhei (10 g); Radix Glycyrrhizae und Radix Salviae Miltiorrhizae (jeweils 20 g). Die Patienten erhielten die Medikation für 7-10 Tage vor den Operationen und zwei Wochen postoperativ.

In den letzten 30 Jahren haben chinesische Ärzte auch die Behandlung von Cholelithiasis, Choledocholithiasis und postoperativer Choledocholithiasis untersucht. Allgemein kann gesagt werden, daß ein Patient mit gutem Allgemeinzustand ohne Gallengangstenose und mit Steinen kleiner als 0,5 cm im Durchmesser in der Gallenblase oder kleiner als 1 cm im Durchmesser im Gallengang Hauptkandidaten zur Behandlung mit traditioneller Medizin oder mit einer Kombinationstherapie aus traditioneller und schulmedizinischer Behandlung sind. Die häufigst angewandte Rezeptur ist *Yinchenhao Tang* (Herba Artemisiae Dekokt) und *Dachaihu Tang* (Größeres Bupleurum Dekokt). In den Fällen mit Choledocholithiasis lag die Steinaustreibungsrate bei 60% und die Steinentleerungsrate bei 30%, bei Cholezystolithiasis lag die Steinentleerungsrate nur bei 20%. Die Steinaustreibung beginnt in der Regel 6-7 Tage nach Behandlungsbeginn.

In der Absicht, die Effektivität dieser Behandlungen zu erhöhen, haben He Reling et al. (Shenyang Akademie für Traditionelle Chinesische Medizin) die sogenannte „General attack therapy" (GAT = Allgemeine Angriffstherapie) vorgestellt. Diese Methode kombiniert zur Behandlung von Gallenwegssteinen traditionelle und schulmedizinische Medikamente.

Der Therapieplan von GAT lautet folgendermaßen:

8:30 Uhr orale Verabreichung des Heilpflanzendekokts.

Befindet sich der Patient in Remission, wird folgendes Dekokt angewandt: Herba Lysimachiae (30 g) oder Radix Bupleuri (9 g), Radix Aucklandiae (9 g), Fructus Aurantii (9 g), Fructus Toosendan (9 g), Radix Curcumae (12 g), Radix Scutellariae (6 g) und Radix et Rhizoma Rhei (6 g).

Befindet sich der Patient im akuten Stadium wird folgendes Dekokt verabreicht: Rhizoma Polygoni Cuspidati und Herba Artemsiae Scopariae (jeweils 30 g), Radix Aucklandiae, Fructus Aurantii und Rhizoma Corydalis (jeweils 15 g) und Fructus Gardeniae (12 g).

9:30 Uhr subkutane Injektion von 5 mg Morphin.

10:10 Uhr subkutane Injektion von 0,5 mg Atropin.

10:15 Uhr orale Verabreichung von 40 ml 33%igen Magnesiumsulfat.

10:20 Uhr orale Verabreichung von 30 ml 5%iger HCl.

10:25 Uhr Essen zweier gebratener Eier.

10:30 Uhr Akupunktur B 19 rechts.

Im allgemeinen wird GAT zwei- bis dreimal pro Woche bis zum Eintreten eines steintreibenden Effekts angewandt. Bei folgenden Symptomen während der Behandlung ist eine chirurgische Intervention erforderlich: Schmerzen, Fieber und Gelbsucht; peritoneale Reizung; sekundäre Pankreatitis oder Gallengangblutung; kein Ansprechen auf GAT. Nach dem Bericht von He Reling et al. kam es bei 91 Patienten mit intra- und extrahepatischer Choledocholithiasis unter der Behandlung mit GAT in 55 Fällen (60,4%) zu einer Steinaustreibung und bei 18% (33%) zu einer Steinentleerung. Diese Ergebnisse wurden durch Cholangiographien ermittelt.

Kapitel 13

Colitis ulcerosa

Bei der Colitis ulcerosa handelt es sich um eine chronische Erkrankung unklarer Ätiologie, die durch eine Entzündung der Mukosa und der Submukosa des Dickdarms gekennzeichnet ist. Die Entzündungszeichen betreffen in der Regel das Rektum und die Analregion und haben proximal im Kolon variable Ausdehnung.

Die fünf häufigsten Symptome der Colitis ulcerosa sind Rektalblutung, Durchfälle, Bauchschmerzen, Gewichtsverlust und Fieber. Die Erkrankung kann schleichend oder sehr akut auftreten. Die Patienten können den plötzlichen Beginn der Symptomatik in Verbindung mit kürzlich zurückliegenden Aufregungen, einer Infektion der oberen Luftwege oder einer oralen Antibiotikatherapie sehen. Die Diagnose einer Colitis ulcerosa beruht auf der klinischen Symptomatik, der Darstellung der Schleimhautentzündungen des Rektums und des Sigmoids in der Proktosigmoidoskopie, der Identifizierung spezifischer Infektionen durch entsprechende Stuhluntersuchung und durch Nachweis von Parasiten. Die Diagnose kann außerdem durch Röntgenuntersuchungen, Koloskopie und Rektumbiopsien gefestigt werden.

In der TCM ist die Colitis ulcerosa mit den Syndromen „Diarrhö", „abdominelle Schmerzen" und „blutiger Stuhl" assoziiert.

Ätiologie und Pathogenese

1. Eine schwache Milz ist nicht mehr in der Lage, das Blut in den Gefäßen zu halten, und es kommt zu blutigen Stühlen. Anhaltende Milz-Schwäche kann zu einer Schwächung der Nieren führen mit einer kombinierten Milz- und Nieren-Schwäche. Auf der anderen Seite kann eine Milz-Schwäche auch eine Ursache für eine Nässe-Akkumulation im Dickdarm sein.

2. Übermäßige Aufnahme scharfer und fettiger Nahrung oder Alkoholika verursacht eine Nässe-Hitze-Akkumulation im Unteren Erwärmer und schädigt die Darmkollateralen.

3. Aufregungen und Wut verursachen eine Leber-Qi-Stagnation, die die Milz angreift und zu einer Disharmonie zwischen Leber und Milz führt.

Differentialdiagnose der Syndrome

1. Milz-Schwäche

Hauptsymptome: Weicher, mukopurulenter, blutiger Stuhl, Unterleibsschmerz oder Mißempfindung im Unterleib, Blässe, Appetitlosigkeit, Gewichtsverlust, blasse Zunge und tiefer und zarter Puls.

Kapitel 13

2. Akkumulation von Nässe-Hitze im Mittleren Erwärmer

Hauptsymptome: Weicher und mukopurulent blutiger Stuhl, Unterleibsschmerz mit Berührungsempfindlichkeit, leichtes Fieber, Durst mit Verlangen nach kalten Getränken, rote Zunge mit gelbem, klebrigem Belag und beschleunigtem Puls.

3. Stagniertes Leber-Qi greift die Milz an

Hauptsymptome: Diarrhö mit mukopurulentblutigem Stuhl, Spannungen im Hypochondrium, Übelkeit, Nervosität, Durst mit bitterem Mundgeschmack, leicht gerötete Zunge mit dünnem Zungenbelag und saitenförmiger Puls.

Arzneimittelbehandlung

1. Milz-Schwäche

Therapieprinzipien: Qi tonisieren und die Milz kräftigen.

Rezeptur der Wahl: *Guipi Tang* (Dekokt, das die Milz wiederherstellt) und *Shen Ling Baizhu San* (Pulver mit Ginseng, Poria und Rhizoma Atractylodis Macrocephalae); in diesen Rezepturen stärken Radix Ginseng, Poria, Rhizoma Atractylodis Macrocephalae, Radix Glycyrrhizae, Radix Astragali, Semen Lablab album, Rhizoma Dioscoreae, Semen Nelumbinis und Semen Coicis die Milz und kräftigen das Qi der Mitte; Radix Angelicae Sinensis nährt das Blut; Radix Aucklandiae und Fructus Amomi regulieren das Qi und harmonisieren den Magen; die anderen Arzneien dieser Rezepturen können weggelassen werden; Patienten mit einem kombinierten Milz- und Nieren-Yang-Mangel, der sich in kalten Extremitäten, Blässe, Müdigkeit und frühmorgendlichen Diarrhö zeigt, sollten *Sishen Wan* (Vier Wunder Pille) und *Huangtu Tang* (Gelbe Erde Dekokt) verabreicht bekommen; in diesen Rezepturen stärkt Fructus Psoralae das Feuer des Lebenstores; Radix Aconiti Praeparata, Fructus Evodiae und Rhizoma Zingiberis wärmen den Mittleren Erwärmer und leiten Kälte aus; Semen Myristicae und Fructus Schisandrae wirken astringierend und damit antidiarrhoisch; Radix Rehmanniae und Colla Corii Asini nähren das Blut; die Terra Flava Usta stillt Blutungen; und Radix Scutellariae schützt das Blut bei einer Schädigung durch die Arzneimittel, die wärmenden Charakter haben.

2. Akkumulation von Nässe-Hitze im Mittleren Erwärmer

Therapieprinzipien: Nässe-Hitze ausleiten.

Rezeptur der Wahl: *Diyu San* (Radix Sanguisorbae Pulver) und *Chixiaodou Danggui San* (Pulver aus Semen Phaseoli und Radix Angelicae Sinensis); in diesen Rezepturen beseitigen Radix Sanguisorbae und Radix Rubiae die Hitze aus dem Blut und wirken blutstillend; Radix Angelicae Sinensis nährt das Blut; Radix Scutellariae, Rhizoma Coptidis und Fructus Gardeniae sind bittere und kühlende Arzneien, die Hitze klären und Nässe ausleiten; Poria und Semen Phaseoli tonisieren die Milz und beseitigen Nässe; hat der Patient einen klebrigen Zungenbelag oder Fieber, fügt man Herba Agastachis und Herba Eupatorii zur Beseitigung des äußeren Syndroms und zur Ausleitung von Nässe hinzu.

3. Stagniertes Leber-Qi greift die Milz an

Therapieprinzipien: Leber-Qi regulieren und Milz kräftigen.

Rezeptur der Wahl: *Tongxie Yaofang* (Wichtige Rezeptur für schmerzhafte Diarrhö); in dieser Rezeptur tonisiert Rhizoma Atractylodis Macrocephalae die Milz; Radix Paeoniae Alba nährt das Blut und harmonisiert die Leber; Pericarpium Citri Reticulatae reguliert das Qi der Mitte; Radix Saposhinkoviae reguliert das Leber-Qi; bei ausgeprägten rektalen Blutungen fügt man Flos Sophorae Immaturus, Radix Sanguisorbae, Radix Notoginseng (Pulver), Rhizoma Bletillae und Herba Agrimoniae hinzu.

Akupunkturbehandlung

Hauptpunkte: KG 12, M 25, M 36 und KG 6 genadelt oder moxibustiert regulieren die Funktion des Magens und des Darms.

Zusätzliche Punkte:

1. Bei Milz-Schwäche sticht man zusätzlich B 20 und MP 3, um die Milz-Funktion des Transports und der Transformation zu kräftigen und die Diarrhö zu stoppen.

2. Bei Nieren-Schwäche akupunktiert man zusätzlich B 23, LG 4 und KG 4 und N 3, um das Lebenstorfeuer und die Nieren zu kräftigen sowie die Verdauung zu fördern.

3. Im Falle einer Leber-Qi-Stagnation sticht man Le 14 und Le 3, um den Qi-Fluß zu regulieren, die Leber-Qi-Stagnation zu beseitigen und die Durchfälle zu stoppen.

Moderne Untersuchungen

Von 1975 bis 1987 untersuchten Ärzte 1.830 Fälle von Colitis ulcerosa, die mit TCM behandelt wurden. Die Gesamtwirkungsrate lag bei 95,2%. 62,6% der Patienten wurden geheilt, und 32,6% wurden gebessert. Die Ärzte fanden auch heraus, daß im Gegensatz zu der oralen Arzneimittelverabreichung Einläufe mit Heilpflanzen deutlichere Wirkungen erbrachten. Sie empfehlen folgende Einlauf-Rezepturen:

1. Einläufe mit sterilisiertem Rettichsaft (100-200 ml), einmal täglich.

2. Herba Portulacae (50 g), Radix Pulsatillae (50 g) und Cortex Phellodendri (50 g), zubereitet als 100 ml Dekokt mit Beigabe von 20 ml 2%igen Procain, täglich als Einlauf.

3. Radix Sophorae Flavescentis (30 g), Cortex Ailanthi (30 g), Radix Pulsatillae (30 g), Radix Arnebiae seu Lithospermi (30 g) und Rhizoma Coptidis (10 g), zubereitet als 200 ml Dekokt; 50-100 ml als Einlauf zweimal täglich.

4. Alumen (9 g), Radix et Rhizoma Rhei (6 g), Rhizoma Atractylodis (9 g), Radix Sophorae Flavescentis (9 g) und Flos Sophorae (9 g), zubereitet als 200 ml Dekokt; 50-100 ml als Einlauf, zweimal täglich.

5. Radix Pulsatillae (15 g), Cortex Phellodendri (15 g), Rhizoma Atractylodis (10 g), Rhizoma Polygoni Cuspidati (10 g), Radix Angelicae Sinensis (10 g), Rhizoma Ligustici (10 g), Radix Paeoniae Alba (10 g) und Fructus Aurantii (10 g) als 200 ml Dekokt zubereitet; 50-100 ml als Einlauf zweimal täglich.

Diese Behandlungen können in schweren Fällen mit schulmedizinischen Medikamenten kombiniert angewandt werden.

Kapitel 14
Akute Pankreatitis

Die Pathogenese der Pankreatitis ist bisher ungeklärt. Aufgrund dieser Tatsache ist die schulmedizinische Therapie eher palliativer und nicht spezifischer Art. Man unterscheidet akute und chronische Pankreatitiden. Eine Pankreatitis wird als Akutform definiert, wenn der Patient nach der Gesundung asymptomisch bleibt. Das Hauptmerkmal einer akuten Pankreatitis ist der abdominelle Schmerz. Bei der chronischen Pankreatitis klagt der Patient über anhaltende Schmerzen oder er leidet unter einer exokrinen oder endokrinen Pankreasinsuffizienz.

Ätiologie und Pathogenese

In der TCM wird die Pankreasfunktion den Funktionskreisen Milz/Magen sowie Leber/Gallenblase zugeordnet. Aus diesen Gründen ist die Pathogenese der akuten Pankreatitis mit Funktionsstörungen von Milz, Magen, Leber und Gallenblase verbunden. Die grundlegenden pathologischen Zustände sind Fülle-Hitze-Syndrome und innere Syndrome.

Folgende Faktoren spielen eine Rolle:

1. Aufregungen führen zu einer Leber-Qi-Stagnation, das Leber-Qi ist in seinem freien Fluß beeinträchtigt, und es kommt zu einer Störung der Gallensekretion.

2. Übermäßige Aufnahme von fetten Speisen oder großen Mengen Alkohols verursacht Nässe-Hitze, die sich im Mittleren Erwärmer ansammelt, die Leber und die Gallenblase erhitzt und den Qi Fluß der Fu-Organe stört. Sowohl Leber-Qi-Stagnation als auch Akkumulation von Nässe-Hitze im Mittleren Erwärmer können Blut-Stase verursachen.

3. Übermäßige pathogene Nässe-Hitze, die schnell in das Innere des Körpers eindringt, kann das Perikard schädigen und zu Bewußtseinsstörungen führen.

Differentialdiagnose der Syndrome

1. Leber-Qi-Stagnation

Hauptsymptome: Abdominelle Schmerzen, die oft im Epigastrium und im linken oberen abdominellen Quadranten lokalisiert sind, Übelkeit und Erbrechen, Blähungen oder Spannungsschmerzen beider Hypochondrien, Aufstoßen, niedriges Fieber, weißer Zungenbelag und saitenförmiger Puls. (Eine akute Pankreatitis mit leichtem interstitiellen Ödem weist diese Symptome auf.)

2. Akkumulation von Nässe-Hitze in Milz und Magen

Hauptsymptome: Starke abdominelle Schmerzen, häufig im Epigastrium und im linken Oberbauch lokalisiert, verschlimmert durch Druck, hohes Fieber, Übelkeit, Erbrechen, Durst ohne Verlangen, zu trinken, rote Zunge mit gelbem und klebrigem Belag und beschleunigter Puls.

Kapitel 14

3. Übermäßige Nässe-Hitze greift das Perikard an

Hauptsymptome: Hohes Fieber, abdominelle Schmerzen im Bereich des Epigastriums und des linken Oberbauchs mit Berührungsempfindlichkeit oder diffusen abdominellen Schmerzen, die in den Rücken ausstrahlen, Spontanschweiße, Blässe, Kurzatmigkeit, kalte Extremitäten, Schwäche, gerötete Zunge mit gelbem, klebrigem Belag und fadenförmiger und beschleunigter Puls. (Hämorrhagische und nekrotisierende Pankreatitiden weisen diese Symptomatik auf.)

Arzneimittelbehandlung

Therapieprinzipien: Leber-Qi regulieren, Hitze klären, Nässe ausleiten und Blut-Stase beseitigen.

Rezeptur der Wahl: Die Rezepturen beruhen auf *Da Chaihu Tang* (Großes Blupleurum Dekokt), *Chaihu Shugan San* (Bupleurum Pulver zur Beseitigung der Leber-Qi-Stagnation) und *Huanglian Jiedu Tang* (Antidotierendes Dekokt mit Rhizoma Coptidis).

Die Ärzte des Tianjin Nankai Krankenhauses entwickelten eine Basisrezeptur zur Behandlung verschiedener Formen akuter Pankreatitis mit Bezeichnung Dekokt Nr. 1 zur Behandlung akuter Pankreatitis. In dieser Rezeptur regulieren Radix Bupleuri und Radix Aucklandiae das Leber-Qi; Rhizoma Coptidis und Radix Scutellariae beseitigen Nässe und klären Hitze; Radix Paeoniae Alba und Rhizoma Corydalis fördern die Blutbewegung und beseitigen Blut-Stase; und Radix et Rhizoma Rhei und Natrii Sulfas leiten die innere Hitze und Toxine aus.

Folgende Modifikationen dieser Rezeptur werden angegeben:

In Fällen übermäßiger Hitze gibt man Flos Lonicerae und Fructus Forsythiae hinzu.

In Fällen übermäßiger Nässe-Hitze fügt man Fructus Gardeniae, Herba Artemisiae scopariae und Rhizoma Alismatis bei.

Im Fall einer Gallengangsobstruktion durch Askariden werden Semen Arecae, Fructus Quisqualis, Cortex Meliae und Herba Asari beigegeben.

Bei Spontanschweißen, Blässe, Kurzatmigkeit, fadenförmigem und beschleunigtem Puls ist die Behandlung des Schocks erforderlich. Da die akute hämorrhagische nekrotisierende Pankreatitis ein sehr schwerer Erkrankungszustand mit hoher Mortalitätsrate ist, ist eine kombinierte Behandlung mit Schulmedizin und TCM angezeigt.

Akupunkturbehandlung

Hauptpunkte: KG 13, KS 6, M 36 und G 34.

Zusätzliche Punkte: M 25 und KG 6 zusätzlich bei abdomineller Spannung; Le 11 und Di 4 zusätzlich bei Fieber; B 19 und G 40 zusätzlich im Falle von Ikterus; LG 26 und LG 20 zusätzlich beim niedrigen Blutdruck; 3E 5, Le 3 und MP 9 zusätzlich bei übermäßiger Nässe-Hitze.

Moderne Forschung

Bei der akuten nekrotisierenden Pankreatitis ist Chirurgie die Methode der Wahl. Die schulmedizinische Behandlung der akuten Pankreatitis ist überwiegend symptomatisch und unterstützend. Die durchschnittliche Sterblichkeit liegt bei 10%.

In den letzten 30 Jahren haben Ärzte in China zur Behandlung der akuten Pankreatitis traditionelle chinesische Arzneimittel angewandt. Leichte und mittelschwere Fälle konnten in über 90% geheilt werden, und die Mortalitätsrate lag zwischen 1 und 2%. Der traditionelle Ansatz unterscheidet sich vom schulmedizinischen Ansatz darin, daß üblicherweise Nahrungskarenz und Absaugen der Nahrungsflüssigkeit sowie prophylaktische Anwendung von Antibiotika nicht erforderlich ist.

Die hämorrhagische Pankreatitis sollte mit einer Kombination von traditioneller Medizin und Schulmedizin erfolgen. Im Frühstadium der hämorrhagischen Pankreatitis weisen die Patienten meist ein kompliziertes Syndrom von Leere und Fülle auf; z. B. ist die Körperabwehrkraft geschwächt, bei vorherrschenden pathogenen Faktoren. Aus diesem Grund zielt die Behandlung auf eine Kräftigung der Körperabwehrkraft zur Beseitigung der pathogenen Faktoren hin.

Die Hauptrezeptur ist *Shengmai San* (Pulver, das den Puls erzeugt), das zum Dekokt Nr.1 zur Behandlung akuter Pankreatitis zusätzlich gegeben wird. Das pulsbelebende Pulver tonisiert das Qi, nährt das Yin, ist schweißstillend und heilt Kollapszustände. Wang Baoen et al. (Freundschaftskrankenhaus, Beijing) berichtete über 29 Fälle akuter hämorrhagischer nekrotisierender Pankreatitis, die mit einer Kombinationsbehandlung von chinesischen Heilpflanzen und westlichen Arzneimitteln, inklusive Antibiotika, behandelt wurden. „Abführen" war die Hauptwirkung der angewandten Behandlungen, und Rhabarber war die Hauptarzneisubstanz. Die Rezepturen enthielten:

1. Größeres Bupleurum Dekokt.

2. Dekokt zur Beseitigung von Hitze mit Radix et Rhizoma Rhei (30 g), Natrii Sulfas (10 g), Radix Scrophulariae (15 g) und Radix Glycyrrhizae (6 g), zubereitet als 200 ml Dekokt, täglich drei- bis viermal 50-100 ml oral.

3. Radix et Rhizoma Rhei (30 g) als 200 ml Dekokt, drei- bis viermal täglich oral 50-100 ml.

Diese Rezepturen enthalten Radix et Rhizoma Rhei zur Klärung der Hitze. Kommt es zu einer leichten Diarrhö, sollten diese purgierenden Dekokte abgesetzt werden. Wang Baoen berichtete, daß von den 29 Fällen 27 geheilt werden konnten und nur 2 starben, die Mortalitätsrate lag bei 6,9%. Wang und seine Mitarbeiter gehen davon aus, daß die Arzneimitteltherapie eine wichtige Rolle bezüglich der Senkung der Mortalitätsrate gespielt hat.

Ren Shiguang et al. (Freundschaftskrankenhaus, Beijing) beobachteten virale Faktoren bei der hämorrhagischen Pankreatitis und die therapeutischen Wirkungen von Radix et Rhizoma Rhei. Ren und seine Mitarbeiter injizierten Lebend-Masern-Vaccine in den Ductus pancreaticus und die Ohrvene bei Ratten. Der Serum-Amylase-Spiegel war gegenüber den Ratten, denen Kochsalz injiziert wurde, deutlich erhöht. Die Thrombozytenaggregation war erhöht, und die Ärzte beobachteten Kongestion und Hämorrhagie des Pankreas. Sie teilten die Ratten mit experimenteller Pankreatitis in zwei Gruppen. In der mit Radix et Rhizoma Rhei behandelten Gruppe konnte im Vergleich zur Kontrollgruppe eine deutliche Abnahme der Serum-Amylase nachgewiesen werden. Die Thrombozytenaggregation war herabgesetzt. Die Kongestion und die Hämorrhagie des Pankreas waren weniger ausgeprägt. Zusätzlich zum Nachweis der Wirksamkeit von Radix et Rhizoma Rhei in der Behandlung hämorrhagischer Pankreatitiden gibt diese Untersuchung Hinweise darauf, daß eventuell Viren ein pathogener Faktor für die Entstehung dieser Krankheit sind.

Chen et al. beobachteten die Wirkung von Ginseng an Ratten mit akuter experimenteller hämorrhagischer Pankreatitis, die durch Injektion von Kochsalz-Taurocholat in den Ductus pancreaticus induziert wurde. Die Mortalitätsrate in der Kontrollgruppe lag bei 75%, in der Ginsenggruppe bei 40%. In der Ginsenggruppe war im Vergleich zur Kontrollgruppe die Herabsetzung der Durchblutung, die Hämorrhagie und die Nekrose sowie die Schädigung der Mitochondrien des Pankreasgewebes deutlich herabgesetzt. Ginseng senkte ebenso den Plasma-Amylase-Spiegel.

Kong Li et al. (Tianjin Nankai Krankenhaus) untersuchten die Wirkung von *Qing Yi*-Injektionen auf die exogene Pankreas-Funktion sowie die Schutzwirkung gegenüber Caerulein-induzierter akuter experimenteller Pankreatitis bei Ratten. Die *Qing Yi*-Injektion enthält Radix Bupleuri, Radix Scutellariae, Rhizoma Picrorrhizae, Radix Inulae, Pericarpium Arecae, Radix Aucklandiae und Radix Glycyrrhizae. Die Ergebnisse dieser Studie zeigten, daß die *Qing Yi*-Injektionen Amylase- und Pankreasflüssigkeitsexkretion fördern und die Amylaseaktivität im Serum im Pankreas herabsetzen. Sie bietet Schutz gegen Coerulein-induzierte Pankreatitis. Dies kann auf die Stimulation der exogenen Pankreasfunktion und auf die Inhibition der Pankreasenzyme zurückgeführt werden. Die Injektion hatte keine Wirkung auf Phospholipase A.

Wang Guixi et al. (Sun Yat-sen Medizinische Universität, Guangzhou) beobachteten die Wirkung von Elektrostimulationsakupunktur an M 36 auf die exokrine Pankreasfunktion bei Ratten. Die Studie belegte, daß die Elektrostimulationsakupunktur die Proteinsekretion sowohl bei normalen als auch bei narkotisierten Ratten inhibiert. Die Autoren vermuten, daß dieser Inhibitionsmechanismus der Wirkung der *Qing Yi*-Injektion auf die Proteinsekretion (Enzyme) des Pankreas ähnelt.

RDS (Respiratory Distress Syndrom, akute respiratorische Insuffizienz im Rahmen eines protrahierten Schockgeschehens) ist eine der Haupttodesursachen bei akuter hämorrhagischer nekrotisierender Pankreatitis. Zheng Shusen et al. (Erstes Lehrkrankenhaus der Medizinischen Universität, Chengdu) untersuchte die protektive Wirkung von Salviae Miltiorrhizae in Fällen früher Lungenschäden bei akuter hämorrhagischer nekrotisierender Pankreatitis bei Hunden. Zheng und seine Mitarbeiter induzierten bei 18 gesunden ausgewachsenen Hunden beiderlei Geschlechts durch retrograde Injektion von Kochsalz-Taurocholat in den Ductus pancreaticus künstlich akute hämorrhagische nekrotisierende Pankreatitiden. Die Autoren behandelten eine Gruppe der Hunde mit Radix Salviae Miltiorrhizae-Infusionen (5 g/kg), und die andere Gruppe mit Anisodamin 654 (5 mg/kg) oder normalem Kochsalz. Die Werte für LDH, Albumin und Lipidperoxid in dem durch Bronchoalveolarlavage gewonnenen Sekret waren bei den Hunden, die mit Kochsalz-Infusionen behandelt wurden, signifikant höher als in der Gruppe, die mit Salviae Miltiorrhizae behandelt wurde (P<0,05). Transmissionselektronenmikroskopisch beobachteten die Ärzte Nekrosen und Disruptionslösungen der Endothelzellen infolge von Defekten der Gefäßwände. Sie fanden, daß pulmonale vaskuläre und Typ II-Pneumozyten in der Salviae Miltiorrhizae-Gruppe normal waren, und hatten die Vermutung, daß Radix Salviae Miltiorrhizae Endothelzellen der pulmonaren Gefäße sowie Typ II Pneumozyten schützen kann.

Kapitel 15

Virus-Hepatitis

Virus-Hepatitiden sind durch Hepatitis-Virus A, B, C, D und E verursacht. Frühsymptome einer akuten Virus-Hepatitis sind unspezifisch mit vorherrschenden konstitutionellen und gastrointestinalen Problemen. Die Symptomatik kann Erschöpfung, Appetitlosigkeit, Übelkeit, Erbrechen, Ikterus und Schmerzen im Leberbereich umfassen. Im Falle von Fieber, ist dieses meist niedrig. Ein über sechs Monate anhaltender Entzündungsprozeß der Leber wird als chronische Hepatitis bezeichnet. In den meisten Fällen finden sich hepatozelluläre Nekrosen. Die meisten chronisch viralen Hepatitiden werden von Hepatitis-B- und Hepatitis C-Viren verursacht. Die Verläufe chronischer Hepatitiden variieren sehr stark. Die Patienten sind entweder asymptomatisch oder entwickeln eine breite Anzahl lokaler und konstitutioneller Symptome. Aufgrund der Symptomatik wird in der TCM die Virus-Hepatitis mit dem Begriff „Gelbsucht", „Hypochondriumschmerz", „Stagnations-Syndrom", „Erbrechen" und „abdominelle Schwellung" in Verbindung gesetzt.

Ätiologie und Pathogenese

Epidemische pathogene Faktoren oder pathogene Nässe-Hitze, die sich im Inneren des Körpers ansammelt, verursachen Virus-Hepatitis.

1. Epidemische pathogene Faktoren infizieren die Leber und die Gallenblase, dies führt zu Hitze oder Nässe-Hitze, die den sanften Fluß des Leber-Qi und die Gallensekretion beeinträchtigt und zu Ikterus, Appetitlosigkeit und Erschöpfung führt.

2. Fehlerhafte Diät oder extreme klimatische Einflüsse führen zu einer Störung der Milz-Funktion des Transports und der Transformation mit Retention von Nässe-Hitze in Milz und Magen, die zu einer Schädigung von Leber und Gallenblase führt.

3. Übermäßige pathogene Nässe-Hitze, die über einen langen Zeitraum im Körperinneren akkumuliert, schädigt die Lebens-Essenz. Als Folge können Yin-, Yang-, Qi- oder Blut-Mangel-Syndrome auftreten. In schweren Fällen können epidemisch pathogene Faktoren oder Nässe-Hitze in das Perikard eindringen und komatöse Zustände oder andere zentralnervöse Symptome hervorrufen.

Differentialdiagnose der Syndrome

1. Differenzierung zwischen Yang-Ikterus und Yin-Ikterus

Erkrankung infolge Nässe-Hitze führt zu einem *Yang-Ikterus*. Er ist charakterisiert durch eine hellgelbe Verfärbung der Haut und der Skleren, Fieber, Appetitlosigkeit, Übelkeit, trockenen Mund mit bitterem Geschmack, Schmerz im Bereich des rechten Hypochondriums, gelben, klebrigen Zungenbelag und saitenförmigen, schlüpfrigen und beschleunigten Puls.

Der *Yin-Ikterus* ist eine Erkrankung infolge von Kälte-Nässe und zeichnet sich durch dunkelgelbe Verfärbung der Skleren, gräuliche Hautfarbe, Müdigkeit, Appetitlosigkeit blasse

Zunge mit dickem, klebrigem Belag und tiefen, fadenförmigen und schwachen oder langsamen Puls aus.

Der Yang-Ikterus wird bei akuten Virus-Hepatitiden, der Yin-Ikterus bei chronischen Hepatitiden gesehen.

2. Festlegung des Vorherrschens von Hitze oder Nässe

Nässe-Hitze ist der häufigste pathogene Faktor bei Ikterus. Nässe-Hitze dringt auf unterschiedlichen Wegen im Körper ein, so daß bei manchen Patienten Hitze-Symptome und bei manchen Nässe-Symptome vorherrschen. Fieber, Durst, Obstipation, konzentrierter, dunkelgelber Urin, gerötete Zunge mit gelbem Zungenbelag und beschleunigter Puls zeigen Fälle mit vorherrschender Hitze an. Auf der anderen Seite sind Fälle mit vorherrschender Nässe durch Symptome wie Schwereempfindungen des Körpers, Appetitlosigkeit, Übelkeit, Völlegefühl im Abdomen und im Brustbereich, weiche Stühle, weißen, dicken und klebrigen Zungenbelag und schlüpfrigen Puls gekennzeichnet.

In chronischen Fällen kann die pathogene Nässe-Hitze das Yin der Leber und der Nieren angreifen und zu einem Yin-Mangel dieser beiden Organe führen. Dieser Zustand weist Symptome wie Hitzeempfindungen in den Handflächen und Fußsohlen, Durst, Schwindel, Tinnitus, Schlaflosigkeit, Lumbalgie, Schwäche in den Beinen, rote Zunge mit geringem oder fehlendem Belag und feinen und beschleunigten Puls auf (zusätzlich zu der allgemeinen Symptomatik von Nässe-Hitze).

3. Differenzierung zwischen Leere- und Fülle-Syndromen

Die meisten akuten Hepatitiden sind Fülle-Syndrome, während die Mehrzahl der chronischen Hepatitis-Patienten ein kombiniertes Leere/Fülle-Syndrom mit Schwäche, Müdigkeit, Appetitlosigkeit, Übelkeit und weichen Stühlen aufweisen. In einzelnen Fällen verbleibt übermäßige Nässe-Hitze im Körperinneren, oder es greifen virulente epidemische Faktoren den Körper an und führen zu einer Beeinträchtigung des Perikards und zu einer Schädigung des Yin-Blutes. Dieser Zustand zeichnet sich durch Fieber, progressiven Ikterus, Fötor hepaticus, Ruhelosigkeit, Delirium, Epistaxis, Zahnfleischbluten, Hämatemesis, Völle- und Spannungsgefühl im abdominellen Bereich, Oligurie, Ödeme, Aszites und hepatisches Koma aus. Die Zunge ist gewöhnlich trocken und gerötet mit gelbem, klebrigem Zungenbelag, der Puls ist fadenförmig, schwach und beschleunigt. Dieses Syndrom findet sich bei einer fulminanten Hepatitis oder subakuter hepatischer Nekrose.

4. Differenzierung zwischen Qi-Stagnation und Blut-Stase

Im Frühstadium dieser Erkrankung kommt es zu einer Leber-Qi-Stagnation, die die Milz- und die Magen-Funktion beeinträchtigt und zu einer Störung zwischen Leber und Magen führt, mit den Symptomen Appetitlosigkeit, abdominelle Spannung, Schmerzen im Hypochondrium bei emotionaler Belastung und Reizbarkeit. Bei einzelnen Fällen führt die Leber-Qi-Stagnation zur Blut-Stase, die sich in einer Hepatomegalie mit stechenden Schmerzen, Berührungsempfindlichkeit und dunkelpurpurfarbener Gesichtsfarbe, Spider-Nävi und Petechien oder Ekchymosen manifestiert (zusätzlich zu den Symptomen der Leber-Qi-Stagnation). Leber-Qi-Stagnation kann die Milz-Funktion des Transports und der Transformation stören und dadurch zu einer Akkumulation von Nässe im Körper führen. Zudem kann auch die Blut-Stase den Flüssigkeitshaushalt stören und dadurch Ödeme und Aszites hervorrufen.

Arzneimittelhandlung

1. Nässe-Hitze beseitigen

Herrscht die Hitze vor, wird das Dekokt *Yinchenhao Tang* (Herba Artemisiae Dekokt) zur Klärung von Nässe-Hitze angewandt. Um die Wirkung dieser Rezeptur zu verstärken, können Rhizoma Polygoni cuspidati, Radix Scutellariae, Flos Chrysanthemi Indici, Rhizoma Smilacis Glabrae und Radix Isatidis hinzugegeben werden. Im Fall von Fieber kann man zur Klärung von Hitze Radix Bupleuri, Radix Scutellariae und Radix Isatidis beigeben. Die Beigabe von Radix Paeoniae Rubra kann das Blut kühlen und bewegen. Bei ausgeprägter Übelkeit und Erbrechen sollten Rhizoma Pinelliae Praeparatum und Caulis Bambusae in Taeniam hinzugegeben werden, um den Magen zu harmonisieren und das Qi abzusenken. Bei Schmerzen im Bereich des rechten Hypochondriums gibt man Radix Curcumae und Fructus Toosendan zur Regulierung der Leber-Qi-Stagnation und zur Schmerzlinderung bei. Bei Appetitlosigkeit verschreibt man Massa Fermentata Medicinalis, Fructus Aurantii Immaturus und Fructus Crataegi zur Regulierung des Qi und zur Anregung des Appetits.

Ist Nässe vorherrschend, ist die Rezeptur der Wahl *Yinchen Wuling San* (Herba Artemisiae Scopariae Dekokt und Fünf Bestandteile Pulver mit Poria). Herba Artemisiae Scopariae eliminiert Nässe und steigert die Gallensekretion; die anderen Substanzen kräftigen die Milz und leiten Nässe aus.

2. Den Mittleren Erwärmer wärmen und Nässe ausleiten

Yinchen Zhu Fu Tang (Herba Artemisiae Scopariae, Rhizoma Atractylodis Macrocephalae und Radix Aconiti Lateralis Praeparata Dekokt) wird im Falle von Yin-Ikterus angewandt. In dieser Rezeptur beseitigen Herba Artemisiae Scopariae und Radix Aconiti Lateralis Praeparata die Kälte-Nässe; Rhizoma Atractylodis Macrocephalae, Radix Zingiberis Praeparata und Radix Glycyrrhizae wärmen den Mittleren Erwärmer und tonisieren die Milz; Poria und Rhizoma Alismatis leiten Nässe aus. In Fällen von Milz-Schwäche gibt man zur Tonisierung des Qi des Mittleren Erwärmers Radix Codonopsis Pilosulae und Radix Astragali hinzu.

3. Leber-Qi-Stagnation beheben und Milz nähren

Chaihu Shugan San (Bupleurum-Pulver, das die Leber verteilt) und *Si Junzi Tang* (Vier Gentlemen Dekokt) nähren die Milz und tonisieren das Qi.

4. Yin der Leber und der Nieren nähren

Im Falle eines Yin-Mangels von Leber und Nieren wird *Yiguan Jian* (Verbindungsdekokt) zur Behandlung des Leber- und Nieren-Yin-Mangels angewandt. In dieser Rezeptur nähren Radix Adenophorae Strictae, Radix Ophiopogonis, Radix Angelicae Sinensis, Radix Rehmanniae und Fructus Lycii das Leber- und das Nieren-Yin und Fructus

Toosendan reguliert das Leber-Qi. In Fällen mit nachmittäglichem Fieber gibt man Cortex Moutan, Cortex Lycii Radicis und Herba Artemisiae Scopariae zur Beseitigung der durch den Yin-Mangel entstehenden Hitze hinzu. In Fällen mit Durst und Appetitlosigkeit gibt man Herba Dendrobii, Fructus Crataegi und Endothelium Corneum Gigeriae Galli zur Nährung der Produktion der Körpersäfte und zur Anregung des Appetits bei.

5. Leber-Qi regulieren und Blut-Stase beheben

Xuefu Zhuyu Tang (Dekokt, das Stasen aus dem Haus des Blutes treibt) wird zur Behandlung der Leber-Qi-Stagnation und der Blut-Stase angewandt. In der Rezeptur bewegen Radix Angelicae Sinensis, Radix Rehmanniae, Semen Persicae, Flos Carthami, Radix Paeoniae Rubra und Rhizoma Chuanxiong das Blut und beseitigen die Blut-Stase. Radix Bupleuri und Fructus Aurantii regulieren das Leber-Qi. Radix Glycyrrhizae harmonisiert den Mittleren Erwärmer sowie die Wirkung der anderen Arzneien der Rezeptur. Radix Platycodi wirkt als Leit-Arzneimittel.

In schweren Fällen mit Eindringen pathogener Hitze in das Blut bei hohem Fieber, Hautausschlägen und Hämorrhagien wird *Xijiao Dihuang Tang* (Dekokt mit Cornu Rhinocerotis und Radix Rehmanniae) mit Modifikationen angewandt. In dieser Rezeptur kühlt Cornu Rhinocerotis das Blut und leitet Toxine aus; Radix Rehmanniae, Radix Paeoniae Rubra und Cortex Moutan kühlen das Blut, klären Hitze und beseitigen Blut-Stase.

Die eben beschriebenen Therapien können individuell oder kombiniert angewandt werden. Akute oder subakute Lebernekrose erfordert eine kombinierte Therapie von Traditioneller Chinesischer Medizin und Schulmedizin.

Akupunkturbehandlung:

Hauptpunkte: Man sticht Nadeln an B 18, B 19, B 20, M 36 und LG 9, um den Qi-Fluß der Leber- und Gallenblase zu regulieren und die Milz-Funktion zu stärken.

Zusätzliche Punkte:

(1) In Fällen von Akkumulation von Nässe und Hitze sticht man zusätzlich G 34, Le 3, LG 14 und KS 5, um Nässe-Hitze aus Leber und Gallenblase zu eliminieren.

(2) In Fällen einer Akkumulation von Kälte-Nässe nadelt und moxibustiert man B 48, MP 9 und MP 6, um die Milz zu wärmen und Nässe auszuleiten.

(3) In Fällen von Yin-Mangel akupunktiert man zusätzlich Le 3 und N 3, um das Yin der Leber und Nieren zu nähren.

(4) In Fällen mit Qi-Stagnation und Blut-Stase sticht man zusätzlich Le 3, Gb 40 und B 17, um das Leber- und das Gallenblasen-Qi zu regulieren, die Blutzirkulation anzuregen und die Blut-Stase zu beheben.

Moderne Forschung

In der Regel haben Patienten mit Fülle-Syndromen leichte pathologische Leberveränderung (entzündliche Reaktionen), Leberzell-Degenerationen und Infiltrationen der entzündeten

Zellen. In Fällen mit Leere-Syndromen weisen die Patienten unterschiedliche Grade von Nekrotisierung und Fibrosierung der Leber auf. Eine Stauung der Lebersinusoide, lobuläre Unterbrechung und Fibrosierungen werden oft in Fällen mit Blut-Stase gefunden.

Da es sich bei einer akuten Virus-Hepatitis um eine selbstlimitierende Erkrankung handelt, haben wir nur die Behandlung in der TCM bei chronisch viraler Hepatitis untersucht. Verschiedene Studien über die klinische Wirksamkeitsrate in der TCM bei chronischer Virus-Hepatitis aufgrund einer Syndrom-Differenzierung ergaben ein Wirksamkeitsraten zwischen 70 und 93,3%; die Negativ-Konversionsraten für HBsAg, HBeAg und HBV-DNA lagen bei HBV-Trägern zwischen 40 und 50%.

Han Jinghuan et al. (Shanxi Provinz-Institut für TCM, Taiyuan) untersuchten die therapeutische Wirksamkeit von Dekokt Nr. 1 und Nr. 2 zur Nährung der Leber bei chronischer Hepatitis. Von 358 Patienten erhielten 204 Patienten mit Leere-Syndrom das Dekokt Nr. 1, 154 Patienten mit Fülle-Syndrom erhielten das Dekokt Nr. 2. Dekokt Nr. 1 enthält Radix Codonopsis Pilosulae, Radix Astragali, Poria, Rhizoma Atractylodis Macrocephalae, Radix Glycyrrhizae, Radix Angelicae Sinensis, Radix Rehmanniae, Radix Salviae Miltiorrhizae, Radix Curcumae, Herba Artemisiae Scopariae, Radix Isatidis, Rhizoma Alismatis, Fructus Crataegi und Rhizoma Dioscoreae; Dekokt Nr. 2 enthält Flos Lonicerae, Herba Patriniae, Radix Gentianae, Fructus Gardeniae, Radix Salviae Miltiorrhizae, Radix Angelicae Sinensis, Radix Paeoniae, Radix Codonopsis Pilosulae, Rhizoma Atractylodis Macrocephalae, Poria, Radix Curcumae, Herba Artemisiae Scopariae, Semen Plantaginis, Fructus Aurantii, Radix Glycyrrhizae und Semen Raphani. Die Patienten erhielten täglich oral einmal das Dekokt über vier bis sechs Monate. Die kurzzeitige klinische Heilungsrate bei den Patienten, die das Dekokt Nr. 1 erhielten, lag bei 86,3% und bei den Patienten, die das Dekokt Nr. 2 erhalten hatten, bei 79,9%. In der Gruppe des Dekokts 1 normalisierte sich die Leber-Funktion in 87,3% und in der Gruppe mit Dekokt 2 in 80,5%. Diese Rezepturen haben leberzellprotektive Wirkungen, fördern die Bildung von Hepatozyten, unterdrücken die Leberfibrosierung, regulieren die immunologischen Reaktionen, verbessern die Mikrozirkulation und erhöhen die Gallensekretion.

Wu Weiyi et al. berichteten über 326 Fälle von chronischer Hepatitis, die mit Glycyrrhizinsäure, einem Inhaltsstoff, der aus Radix Glycyrrhizae extrahiert wurde, behandelt wurden. Die Gesamtwirksamkeitsrate betrug 86,5%. Die Behandlung zeichnete sich durch eine schnelle Verbesserung der Symptomatik, eine Abnahme des Ikterus sowie der pathologischen GPT- und GOT-Spiegel aus, allerdings ohne Beeinflussung der Eiweißregulation und der HBV-Titer.

In einer ähnlichen Studie wandten Wissenschaftler Diphenyldiester an, eine Substanz, die aus Fructus Schisandrae extrahiert wurde, zur Senkung erhöhter Plasmatransaminasespiegel und erzielten damit eine Wirksamkeitsrate von 90%. Diese Substanz führte jedoch in einzelnen Fällen zu einer Verschlimmerung der Erkrankung, die mit Absetzen der Therapie jedoch immer zum Stehen kam.

Wang et al. verglichen die Wirksamkeit einer Kombinationstherapie mit alleiniger schulmedizinischer Behandlung bei 215 Patienten, die an subakuter schwerer Hepatitis litten. Die Gruppe A (169) Patienten erhielten Herba Artemisisae Scopariae, Fructus Gardeniae und Radix Scutellariae als Injektionen (AGSI) und ein Mischdekokt mit Radix et Rhizoma Rhei (CDR) in Kombination mit schulmedizinischen Medikamenten. Die Gruppe B

Kapitel 15

(46 Patienten) erhielt nur schulmedizinische Behandlung. Die klinische Symptomatik beider Gruppen war vergleichbar. Die Mortalitätsrate in Gruppe A lag bei 70,4% und in Gruppe B bei 89,1%. Die Studie belegte, daß AGSI und CDR die virusinduzierte Interferonproduktion fördern konnten. Die Untersuchungen zeigten, daß die Interferon-Spiegel auf das Zweifache des Normalwerts anstiegen. Während der Kortikosteroidbehandlung lag die Inzidenz von Begleitinfektionen in der Gruppe A bei 7,7% und in der Gruppe B bei 24,5%.

Kapitel 16

Aplastische Anämie

Die aplastische Anämie beinhaltet eine unterschiedliche Gruppe potentieller schwerer Knochenmarkstörungen. Einige Formen sind durch eine periphere Panzytopenie gekennzeichnet, bei denen große Mengen von Fettgewebe die hämatopoetischen Zellen im Knochenmark verdrängen, während die Knochen ihre grundlegende Struktur und ihr Stroma erhalten. Bei anderen Formen manifestiert sich eine unizelluläre Aplasie, wie z. B. eine essentielle Erythroblastopenie.

In ungefähr 50% der aplastischen Anämien ist die Ursache unbekannt, und die Anämie wird als idiopathisch bezeichnet. In 50% der Fälle besteht ein Zusammenhang mit der Exposition gegenüber verschiedenen Chemikalien oder ionisierenden Strahlen oder mit neoplastischen autoimmunologischen und infektiösen Erkrankungen. Zwischen den idiopathischen und sekundären Formen dieser Erkrankung bestehen nur wenige klinische Unterschiede. Der Beginn der aplastischen Anämie ist gewöhnlich schleichend, kann jedoch auch sehr dramatisch sein. Als Erstmanifestation finden sich typischerweise Blutungen. Es sind häufig Schleimhautblutungen, Epistaxis und Petechien zu beobachten. Sie sind meist die Folge einer schweren Thrombozytopenie. In schweren Fällen kommt es häufig zu Erschöpfung, Blässe und verschiedenen Infektionen.

Die TCM klassifiziert die aplastische Anämie als eine „konsumierende Erkrankung" oder einen Blut-Mangel.

Ätiologie und Pathogenese

1. Schädigung des Marks durch virulente Hitze

Eine aplastische Anämie kann im Falle einer Schädigung des Marks durch virulente Hitze auftreten.

2. Milz-Qi-Mangel

Die Milz bildet Blut durch Transformation der Nahrungsessenzen. Darüberhinaus hält das Milz-Qi das Blut in den Gefäßen und verhindert Blutungen. Besteht ein Milz-Qi-Mangel, und die Milz kann ihre normale Transport- und Transformationsfunktion der Nahrung nicht mehr erfüllen, so können die verfeinerten Substanzen, die zur Blutproduktion und zur Kontrolle der Blutzirkulation benötigt werden, vermindert sein. Dies kann zu Anämie und Blutungen führen.

3. Leber- und Nieren-Yin-Mangel

Die Nieren speichern die Essenz, die in Blut transformiert werden kann, und beherrschen die Regeneration des Knochenmarks. Die Leber speichert das Blut. Aus diesen Gründen ist der Yin-Mangel (essentielle Substanzen) der Leber und der Nieren einer der grundlegenden pathogenen Faktoren bei aplastischer Anämie.

Differentialdiagnose der Syndrome

1982 empfahl die Hämatologische Gesellschaft, eine Sektion der Chinesischen Vereinigung zur Integration von Traditioneller Chinesischer Medizin und Schulmedizin, folgende Syndrom-Differenzierung bei aplastischer Anämie.

1. Schädigung des Marks durch virulente Hitze

Hauptsymptome: Plötzlicher Beginn, Gesichtsblässe, allgemeine Schwäche, Fieber, Schwindel, Palpitationen, Kurzatmigkeit, Petechien, Epistaxis oder Menorrhagie, Delirium und Koma in schweren Fällen, blasse Zunge mit gelblichem, weißem und klebrigem Belag und schwacher und beschleunigter Puls.

Dieses Muster findet man häufig bei akuter aplastischer Anämie, die durch virulente Hitze verursacht ist.

2. Yang-Mangel der Milz und der Nieren

Hauptsymptome: Blasse Gesichtsfarbe, allgemeine Schwäche, Abneigung gegen Kälte, kalte Extremitäten, Wundheit und Schwäche im Bereich der Lumbalregion und der Knie, Spontanschweiße, mangelnder Appetit, Blähungen, Schwellungen des Gesichts oder Ödeme der unteren Extremitäten, Petechien, Epistaxis oder Menorrhagie, blasse Zunge mit weißem Belag und fadenförmiger und schwacher Puls.

3. Yin-Mangel der Leber und der Nieren

Hauptsymptome: Allgemeine Schwäche, Schwindel, Tinnitus, Schlaflosigkeit, Gedächtnisschwäche, trockener Mund und Hals, fiebrige Sensationen der Handflächen, Fußsohlen und auf der Brust, Petechien, Epistaxis oder Menorrhagie, herabgesetzter Speichelfluß, dünner und gelber Zungenbelag und fadenförmiger und beschleunigter Puls.

4. Yin- und Yang-Mangel der Nieren

Hauptsymptome: Blasse Gesichtsfarbe, allgemeine Erschöpfung, Palpitationen, Kurzatmigkeit, Wundheit und Schwäche der Lumbalregion und der Knie, Spontanschweiße, kalte Extremitäten, Ruhelosigkeit, Schlaflosigkeit, trockener Mund und Hals, Schwindel, Petechien, Epistaxis, Menorrhagie, herabgesetzte Speichelproduktion, weißer Zungenbelag oder fehlender Belag und fadenförmiger, beschleunigter und schwacher Puls.

Die drei letztgenannten Muster finden sich häufig bei chronischer aplastischer Anämie.

Arzneimittelbehandlung

1. Akute Markschädigung durch virulente Hitze

Therapieprinzipien: Blut kühlen und virulente Hitze ausleiten.

Rezeptur der Wahl: *Qingwen Baidu Yin* (Dekokt, das Epidemien beseitigt und Toxine überwältigt) mit Modifikationen enthält *Baihu Tang* (Dekokt des Weißen Tigers), das Hitze ausleitet und die Produktion der Körpersäfte fördert, *Xijiao Dihuang Tang* (Dekokt mit Cornu Rhinocerotis und Radix Rehmanniae), das Hitze klärt und Toxine beseitigt, das Blut kühlt und Blut-Stase behebt und *Huanglian Jiedu Tang* (Rhizoma Coptidis Dekokt, das toxische Wirkungen lindert), das pathogenes Feuer und Hitze aus dem Dreifachen Erwärmer ausleitet.

2. Yang-Mangel der Milz und der Nieren

Therapieprinzipien: Milz- und Nieren-Yang wärmen und kräftigen.

Rezeptur der Wahl: *Yougui Wan* (Pille, welche die Rechte (Niere) wiederherstellt) und *Buzhong Yiqi Tang* (Dekokt zur Tonisierung der Mitte und des Qi); *Yougui Wan* wärmt das Yang und kräftigt die Nieren; Radix Rehmanniae Praeparata, Fructus Corni, Fructus Lycii und Radix Angelicae Sinensis, die in dieser Rezeptur enthalten sind, ergänzen und nähren das Leber- und Nieren-Yin; Radix Aconiti Praeparata und Cortex Cinnamomi wärmen und tonisieren das Nieren-Yang, und Cortex Eucommiae, Semen Cuscutae und Colla Cornus Cervi stärken die Nieren und kräftigen die Essenz.

3. Yin-Mangel der Leber und der Niere

Therapieprinzipien: Leber- und Nieren-Yin nähren.

Rezeptur der Wahl: *Zuogui Wan* (Pille, welche die Linke (Niere) wiederherstellt) und *Siwu Tang* (Vier Gentlemen Dekokt); diese Rezepturen enthalten folgende Arzneien: Fructus Lycii, Radix Rehmanniae Praeparata, Fructus Corni und Colla Plastri Testudinis, die das Leber- und Nieren-Yin nähren; Radix Angelicae Sinensis und Radix Paeoniae Alba nähren das Leber-Blut; Poria, Rhizoma Dioscoreae und Radix Glycyrrhizae Tosta nähren das Yin der Leber und der Nieren durch Stimulation der Milz Funktion; und Radix Ginseng und Radix Astragali tonisieren das Qi und fördern die Yin-Produktion.

4. Nieren-Yin- und Yang-Mangel

Therapieprinzipien: Yin und Yang der Nieren stärken.

Rezeptur der Wahl: *Zuogui Wan* und *Yougui Wan* mit Modifikationen. In Fällen mit Blut-Stase gibt man Radix Salviae Miltiorrhizae, Radix Paeoniae Rubra, Caulis Spatholobi und Herba Leonuri hinzu; bei Blutung fügt man Herba Agrimoniae, Radix Rubiae, Colla Corii Asini, Herba seu Radix Cirsi und Herba Cirsi japonici bei; liegt Fieber vor, gibt man Rhizoma Coptidis, Radix Scutellariae, Cortex Phellodendri, Herba Taraxaci, Rhizoma Polygoni Cuspidati und Flos Lonicerae bei.

Akupunkturbehandlung

(1) Bei Qi-Mangel akupunktiert und moxibustiert man B 15, B 20, KG 6, H 7 und M 36.

(2) Bei Yin-Mangel akupunktiert man B 18, B 23, B 43, N 3 und MP 6.

(3) Bei Yang-Mangel sticht und moxibustiert man LG 14, LG 4, B 23, KG 6 und M 36.

(4) Bei Blutungen akupunktiert man B 17, MP 10, MP 1 und Lu 5.

Kapitel 16

(5) Bei Diarrhö sticht man M 25.

(6) Bei Nachtschweißen akupunktiert man H 6.

(7) Bei Fieber sticht man LG 14 und Di 11.

Moderne Forschung

In den letzten dreißig Jahren wurden 27 Rezepturen der TCM zur Behandlung von aplastischer Anämie untersucht. Diese Rezepturen enthalten üblicherweise folgende Arzneien: Radix Codonopsis Pilosula, Radix Astragali, Rhizoma Atractylodis Macrocephalae, Poria und Radix Glycyrrhizae Tosta zur Stärkung des Qi; Fructus Ligustri Lucidi, Fructus Lycii, Radix Polygoni Multiflori, Fructus Psoraleae, Cortex Cinnamomi, Plastrum Testudinis, Cortex Moutan und Rhizoma Rehmanniae kräftigen die Nieren; Radix Angelicae Sinensis, Radix Paeoniae Alba und Caulis Spatholobi fördern die Blutproduktion; Radix Codonopsis Pilosulae und Radix Astragali tonisieren das Yang und fördern die Hämatopoese der roten Blutzellen. Bei Patienten mit ausgeprägtem Erythrozyten-Mangel fügt man Radix Ginseng, Radix Codonopsis Pilosulae, Colla Corii Asini und Magnetitum hinzu; bei Leukopenie gibt man von Squama Manitis, Caulis Spatholobi, Rhizoma Polygoni Cuspidati, Fructus Psoraleae, Colla Cornus Cervi und Testa Arachidis hinzu; bei Patienten mit Thrombozytopenie fügt man von Folium Kaki, Herba Agrimoniae, Testa Arachidis und Fructus Forsythiae bei.

Die Ärzte des Xiyuan Krankenhauses (Beijing) untersuchten 169 Fälle von aplastischer Anämie, die mit dem Dekokt mit Semen Cuscutae behandelt wurden (es enthält Semen Cuscutae, Fructus Lycii, Fructus Corni, Fructus Ligustri Lucidi, Radix Polygoni Multiflori, Fructus Psoraleae, Herba Cistanches, Fructus Mori, Radix Astragali und Radix Angelicae Sinensis). Die Behandlung mit diesem Dekokt führte bei 23 (13,6%) von 169 Patienten zur Heilung, bei 57 (33,7%) zu einer Remission und bei 61 (36,1%) zu einer deutlichen Verbesserung. Die Gesamtwirksamkeitsrate lag bei 83,4% (141 Fälle). Andere Untersuchungen belegen, daß diese Rezeptur die Spiegel von CFU-S, CFU-D und CFU-E in Myleran-inhibiertem Mäuseknochenmark deutlich anheben konnten. Ebenso konnte eine Zunahme der Phagozytoserate sowie der Anzahl der Makrophagen belegt werden. Diese Rezeptur kann über lange Zeit ohne Nebenwirkungen eingenommen werden. Dies ist von Bedeutung, da es sich bei der aplastischen Anämie um eine chronische Erkrankung handelt und eine TCM-Behandlung von 6 Monaten bis zu einem Jahr oder länger erforderlich ist.

Kapitel 17

Leukämie

Die *akute Leukämie* ist eine maligne Erkrankung der blutbildenden Organe; sie ist gekennzeichnet durch die Vermehrung unreifer Myelozyten und Lymphozytenvorstufen (Blasten). Diese Blasten ersetzen fortschreitend das normale Knochenmark und wandern und dringen in andere Gewebe ein. Die Produktion normaler Erythrozyten, Granulozyten und Thrombozyten wird herabgesetzt, und es kommt zu Anämieinfektionen und Hämorrhagien.

Die akute Leukämie wird morphologisch entsprechend der betroffenen Zellart klassifiziert: lymphatisch, myelitisch oder monozytär. Der Mechanismus der Pathogenese der menschlichen Leukämie ist unbekannt, jedoch sind auslösende Faktoren gesichert. Zu diesen Faktoren zählen ionisierende Strahlung, onkogene Viren, genetische und kongenitale Faktoren und chemische Substanzen. Die klinische Symptomatik der akuten Leukämie ist die Folge der Abnahme normaler hämatopoetischer Zellen und des Eindringens der Leukämiezellen in andere Organe. Anämie, Hämorrhagie, Infektionen und leukämische Infiltrationen sind die häufigsten pathologischen Veränderungen.

Die *chronische Leukämie* wird entsprechend der Klassifikation der akuten Leukämie eingeteilt. Die Ätiologie der chronischen Leukämie ist ebenfalls ungeklärt. Im Frühstadium der Erkrankung sind die Patienten meist asymptomatisch, in den fortgeschrittenen Erkrankungsstadien nehmen die Symptome zu. Dabei kommt es zu Müdigkeit, Schwäche, Appetitlosigkeit, Gewichtsverlust, niedrigem Fieber und Nachtschweißen.

Ätiologie und Pathogenese

Im Falle einer geschwächten Abwehrfähigkeit des Körpers kann toxische Hitze in den Körper eindringen, die die Ursache einer Leukämie sein kann.

1. Innere Schädigung der Lebens-Essenz

Endogene pathogene Faktoren können die Lebens-Essenz schädigen, zu einem Qi- und Yin-Mangel führen und sich in Form einer Anämie und Hämorrhagie manifestieren.

2. Schädigung des Blutes durch toxische Hitze

Ist die Körperabwehrkraft schwach, kann toxische Hitze leicht in den Körper eindringen, das Knochenmark und das Blut schädigen und Fieber und Hitze-Syndrome verursachen.

Differentialdiagnose der Syndrome

1. Qi- und Blut-Mangel

Hauptsymptome: Schwäche, Blässe, Kurzatmigkeit, Spontanschweiße, Kopfschmerz, Tinnitus, Epistaxis, Petechien, Ekchymosen, Menorrhagien, blasse Zunge mit dünnem, weißem Belag und schwacher und beschleunigter Puls; in einigen Fällen kann ein kombinierter Qi- und Yin-Mangel auftreten, der sich in Schwäche, Blässe, Kurzatmigkeit, Spontanschweißen und Fiebersensationen der Fußsohlen, Handflächen und der Brust sowie einer geröteten Zunge mit geringem Belag und einem schwachen und beschleunigten Puls zeigt.

2. Schädigung des Blutes durch toxische Hitze

Hauptsymptome: Hohes Fieber, trockener Mund und Hals, Durst mit Verlangen, zu trinken, tiefgelber Urin, rote Zunge mit gelblichem und trockenem Belag und oberflächlicher und beschleunigter Puls; in Fällen von Schädigung durch Nässe-Hitze beinhaltet die Symptomatik Fieber, Durst ohne Verlangen, zu trinken, eine gerötete Zunge mit gelbem, klebrigem Belag.

Behandlung

1. Qi- und Blut-Mangel

Therapieprinzipien: Qi kräftigen und Blut nähren.

Rezeptur der Wahl: *Bazhen Tang* (Dekokt der Acht Arzneien zur Korrektur) mit Modifikationen, das Radix Ginseng, Radix Astragali, Poria und Radix Glycyrrhizae zur Stärkung des Qi enthält; Radix Angelicae Sinensis, Radix Paeoniae Alba, Radix Rehmanniae und Colla Corii Asini nähren das Blut; und Fructus Ligustri Lucidi und Semen Cuscutae nähren das Nieren-Yin. In Fällen eines kombinierten Qi- und Yin-Mangels fügt man Radix Scrophulariae, Radix Ophiopogonis, Herba Dendrobii, Cortex Moutan zur Nährung des Yin hinzu.

2. Schädigung des Blutes durch toxische Hitze

Therapieprinzipien: Hitze klären und entgiften.

Rezeptur der Wahl: *Qingwen Baidu Yin* (Dekokt, das Epidemien beseitigt und Toxine überwältigt) mit Modifikationen; in Fällen mit Nässe-Hitze fügt man *Haoqin Qingdan Tang* (Herba Artemisiae Annuae und Radix Scutellariae Dekokt, das die Gallenblase klärt) mit Modifikationen; dieses Dekokt enthält folgende Bestandteile: Herba Artemisiae Annuae, Indigo Naturalis, Radix Scutellariae, Rhizoma Coptidis zur Beseitigung von Nässe-Hitze; Rhizoma Pinelliae Praeparatum, Poria und Radix Glycyrrhizae zur Tonisierung der Milz und zur Beseitigung von Nässe; und Fructus Aurantii und Pericarpium Citri Reticulatae zur Regulierung des Qi und zur Beseitigung von Nässe.

Moderne Forschung

In einer Studie erhielten 259 Patienten mit akuter nicht-lymphatischer Leukämie Harringtonin (Har) oder Homo-Harringtonin (Hom), das aus Cephalotaxos fortunei extrahiert wurde. Bei 20% der Patienten, die mit Har behandelt wurden, kam es zu einer kompletten Remission, bei 22,3% der mit Hom behandelten. Die Wirksamkeitsrate lag bei 72,7 % und 63,8%. Die Anzahl kompletter Remissionen bei den Patienten, die Har oder Hom erhalten hatten, lag höher als bei den Patienten, die mit 6-MP, MTX, CTX und Arzneien, die Ara-C oder DNR ähneln, behandelt wurden. Ärzte des Medizinischen Hochschule Suzhou beobachteten bei 278 Fällen akuter, nicht-lymphatischer Leukämie die Wirkung von Hom, kombiniert mit VCR, Ara-C und Prednison (HOAP). Die Anzahl kompletter Remissionen lag in dieser Gruppe bei 60,1% und lag damit höher als bei allen anderen Arzneien.

Li et al. berichteten über 110 Patienten mit akuter Leukämie, die traditionelle Arzneimittel kombiniert mit Chemotherapie erhielten. Die Rezeptur beinhaltete Radix Astragali, Radix Codonopsis Pilosulae, Rhizoma Atractylodis Macrocephalae, Poria, Radix Rehmanniae, Radix Ophiopogonis, Radix Glycyrrhizae, Radix Asparagi, Rhizoma Polygoni Cuspidati, Herba Oldenlandiae Diffusae, Herba Scutellariae Barbatae, Herba Cirsi japonici und Cortex Moutan. Diese Therapie führte zu kompletten Remissionen in 55,45% (61 Fälle), bei einer Gesamtwirksamkeitsrate von 76,4% (84 Fälle).

Es ist zu betonen, daß neben der Erhöhung der Wirksamkeit der Therapie und einer Abnahme der Rückfälle die kombinierte Anwendung von Chemotherapie und traditionellen Arzneien die Nebenwirkung der Chemotherapie verringerte.

Zur Behandlung der chronischen myeloischen Leukämie haben die Ärzte auch den Stoff Indirubin verwendet, der früher aus Indigo Naturalis isoliert wurde und jetzt auch künstlich synthesisiert wird. Das Institut für Hämatologie der Chinesischen Akademie für Medizinische Wissenschaft hat 314 Fälle chronischer myeloischer Leukämie bei der Behandlung mit Indirubin beobachtet. Ärzte berichteten, daß Moleküle des Indirubins in das Zytoplasma der Leukämiezellen infiltrieren und die DNA-Aktivität im Zellkern unterdrücken und damit zu morphologischer Veränderung der Leukämiezellen führen. In 82 Fällen (26,1%) kam es zu einer kompletten Remission, in 105 Fällen (33,4%) zu einer Teilremission und in 87 Fällen (27,7%) zu einer Verbesserung, bei einer Gesamtwirkungsamkeitsrate von 87,2%.

Zhou et al. berichten über 54 Fälle, bei denen die Behandlung der chronischen myeloischen Leukämie in der Gabe von *Qing Huang* Pulver bestand, das sich aus Indigo Naturalis und Realgar im Verhältnis von entweder 9:1 oder 7:3 zusammensetzt. Die Behandlung erreichte eine komplette Remissionsrate von 70% (38 Fälle) und Teilremissionen in 28% (15 Fälle) der Fälle, bei einer Gesamtwirkungsrate von 98%. Die Ärzte fanden, daß *Qing Huang* die DNA- und RNA-Synthese der L615 und S180 Zellinien inhibiert. Es waren keine ersichtlichen Nebenwirkungen für periphere Blutzellen zu beobachten. Damit ist die Wirksamkeitsrate von Indirubin und *Qing Huang* Pulver in der Behandlung der chronischen myeloischen Leukämie ähnlich der Behandlung mit Myleran, weist allerdings weniger Nebenwirkungen auf.

Kapitel 18

Idiopathische thrombozytopenische Purpura

Die idiopathische thrombozytopenische Purpura (ITP) zeigt sich bei akuten und chronischen immunologischen Thrombozytopenien ohne belegbare Grunderkrankungen. Die klinischen Hauptsymptome der ITP sind Petechien und Purpura, begleitet von verschiedenen Formen von Blutungen, hämorrhagischen Blasenbildungen in der Mundhöhle sowie von gastrointestinalen und urogenitalen Blutungen. Das Wissen der TCM über „Blutungen" kann zur Syndrom-Differenzierung und zur Behandlung von ITP angewandt werden.

Ätiologie und Pathogenese

1. Übermäßige epidemische Hitze

Übermäßige epidemische Hitze kann den Körper angreifen, in das Blutsystem eindringen und dadurch Blutungen verursachen.

2. Innere Hitze durch Yin-Mangel

Innere Hitze durch Yin-Mangel (bekannt als innere Hitze) kann in das Blut eindringen und zu Blutungen führen. Häufig findet man einen kombinierten Yin-Mangel der Leber und Nieren.

3. Unfähigkeit des Qi, das Blut zu kontrollieren

Normalerweise hält das Qi das zirkulierende Blut in den Gefäßen. Besteht ein Qi-Mangel kann das Qi das Blut nicht mehr kontrollieren und es treten Blutungen auf.

Differentialdiagnose der Syndrome

1. Übermäßige epidemische Hitze

Hauptsymptome: Petechien und Purpura, gewöhnlich plötzlich auftretend, verursacht durch Hitze-Ansammlung im Blut und begleitet von hämorrhagischer Blasenbildung in der Mundhöhle sowie von gastrointestinalen und urogenitalen Blutungen, Fieber, trockenem Mund, Durst, geringen Mengen dunkelgelben Urins, Obstipation, roter Zunge mit gelbem Belag und beschleunigtem Puls. Üblicherweise findet sich in der Anamnese ein vorangehendes Eindringen epidemischer Hitze (Infektionen des oberen Respirationstrakts) ein bis drei Wochen vor Beginn der Erkrankung.

2. Innere Hitze durch Yin-Mangel

Hauptsymptome: Die Erkrankung beginnt schleichend mit Petechien und Purpura oder anderen Hämorrhagien, begleitet von fieberhaften Empfindungen an den Fußsohlen, Handflächen und im Brustbereich, trockenem Mund, Schwindel, Tinnitus, Reizbarkeit,

Kapitel 18

Schlaflosigkeit, Nachtschweißen, roter Zunge mit wenig oder fehlendem Belag und fadenförmigem und beschleunigtem Puls.

3. Das Qi kontrolliert das Blut nicht mehr

Hauptsymptome: Petechiale Hämorrhagien und Purpura, begleitet von Blässe, Schwäche, Kurzatmigkeit, Spontanschweißen, blasser Zunge mit weißem Belag, fadenförmigem und schwachem Puls.

Arzneimittelbehandlung

1. Übermäßige epidemische Hitze

Therapieprinzipien: Pathogene Hitze beseitigen und Toxine aus dem Körper ausleiten.

Rezeptur der Wahl: *Qingwen Baidu Yin* (Dekokt, das Epidemien beseitigt und Toxine überwältigt), um Hitze zu klären und zu entgiften sowie das Blut zu kühlen. In dieser Rezeptur klären Gypsum Fibrosum und Rhizoma Anemarrhenae die Hitze aus dem Magen; Cornu Rhinocerotis, Radix Rehmanniae, Radix Scrophulariae, Cortex Moutan und Radix Paeoniae Rubra kühlen das Blut und beseitigen Toxine; Rhizoma Coptidis, Fructus Gardeniae und Radix Scutellariae dämpfen Feuer und entgiften; Herba Lophatheri beseitigt Feuer aus dem Herzen.

2. Innere Hitze durch Yin-Mangel

Therapieprinzipien: Yin nähren und Hitze beseitigen.

Rezeptur der Wahl: *Da Buyin Wan* (Pille, die das YIN großartig tonisiert) in Kombination mit *Yiguan Jian* (Verbindungsdekokt); in diesen zwei Rezepturen tonisieren Radix Rehmanniae, Plastrum Testudinis, Radix Ophiopogonis, Fructus Lycii und Radix Angelicae Sinensis das konstitutionelle Yin von Leber und Nieren und harmonisieren die Leber; Cortex Phellodendri und Rhizoma Anemarrhenae eliminieren pathogenes Feuer und schützen dadurch das Yin; und Fructus Toosendan dämpft die Leber und reguliert das Qi.

3. Das Qi kontrolliert das Blut nicht mehr

Therapieprinzipien: Das Qi tonisieren und das Blut in den Gefäßen halten.

Rezeptur der Wahl: *Guipi Tang* (Dekokt, das die Milz wiederherstellt) mit Modifikationen; in der Rezeptur ergänzen Radix Ginseng, Radix Astragali, Rhizoma Atractylodis Macrocephalae, Poria und Radix Glycyrrhizae Praeparate das Qi und stärken die Milz; Radix Aucklandiae reguliert das Qi, tonisiert die Milz und beugt Nebenwirkungen der Arzneien vor, die das Qi tonisieren; die anderen Arzneien der Rezeptur wie Arillus Longan und Semen Ziziphi Spinosae, die das Herz nähren und den Geist beruhigen, können bei der Behandlung von Purpura weggelassen werden.

Modifikationen: In Fällen mit schweren Blutungen gibt man Folium Artemisiae Argyi, Folium Biotae, Herba Agrimoniae und Crinis Carbonisatus hinzu; in Fällen von Yang-Mangel wird

Colla Cornus Cervi, Semen Cuscutae, Fructus Psoraleae und Rhizoma Curculiginis beigegeben.

Moderne Forschung

Zheng Yisheng et al. (Guiyang Hochschule für TCM) berichteten über 80 Fälle von ITP, die mit dem Dekokt von Fructus Gardeniae und Radix Rehmanniae behandelt wurden. Die Gesamtwirkungsrate dieser Studie lag bei 92,5% (76 Fälle). Nach der Behandlung war die Hämorrhagieneigung aller Patienten verringert, und bei 44 Patienten von 80 (55%) stieg die Thrombozytenzahl über 100 000 an. Die Mehrzahl der Patienten erhielt eine Behandlung über 3 Monate.

In letzter Zeit begannen chinesische Ärzte, die Petechien und Ekchymosen als Zeichen für Blut-Stase zu beurteilen; aus diesem Grund war ihr Interesse auf die Wirksamkeit der Arzneimittel, die das Blut bewegen und Blut-Stase beseitigen, im Rahmen der Behandlung von ITP konzentriert. Die Untersuchungen zeigten, daß Arzneimittel, die Blut-Stase beseitigen, die Bildung von Antikörperkomplexen gegen Thrombozyten sowie Immunreaktionen inhibieren.

Deng You'an et al. (Zweites Volkskrankenhaus Chongqing) berichten über 22 Patienten mit ITP, die eine Rezeptur zur Beseitigung von Blut-Stase erhielten. Die Hauptbestandteile dieser Rezeptur waren Radix Angelicae Sinensis, Rhizoma Chuanxiong, Radix Paeoniae Rubra, Flos Carthami, Caulis Spatholobi, Herba Leonuri, Radix Codonopsis Pilosulae und Radix Astragali. Die Patienten erhielten eine Dosis pro Tag, oral über 7 bis 66 Tage, durchschnittlich 31 Tage. Nach der Behandlung waren 5 Patienten deutlich gebessert, 15 Patienten zeigten eine leichte Verbesserung, die Gesamtwirksamkeitsrate lag bei 90,9%. Die Ärzte veranlaßten in 15 Fällen vor und nach Behandlung eine Knochenmarksuntersuchung und fanden, daß die Thrombozytenaggregation durch reife Megakaryozyten erhöht war und der PA-IgG und der PA-IgG-Spiegel von 616.9 ± 123.3 pg/10^7 Thrombus auf 213.6 ± 123.3 pg/10^7 Thrombus nach Behandlung verringert war. Diese Studie weist darauf hin, daß Arzneimittel, die Blut-Stase beseitigen, eine immunsuppressive Wirkung haben und außerdem das Gleichgewicht zwischen Th- und Ts-Zellen regulieren und die Funktion der Ts-Zellen stärken. Diese Substanzen verringern die Fragilität und Permeabilität der Kapillaren. Da die Pathogenese der ITP im Zusammenhang mit Immunmechanismen steht, gehen einige Ärzte davon aus, daß eine Blut-Stasebeseitigende Therapie der Schlüssel zur Behandlung für ITP sein könnte.

Vor kurzem untersuchten Liu Tianji et al. (Liaoning College für TCM, Shenyang) 50 Kinder mit ITP. Sie behandelten die Gruppe A (15 Fälle) mit Arzneimitteltherapie auf der Basis der Syndrom-Differenzierung und die Gruppe B mit Arzneimitteltherapie und Prednison. Die Wirksamkeitsrate in der Gruppe A lag bei 86,7%, in der Gruppe B bei 91,8%. Die Kombinationstherapie der traditionellen Medizin und der Schulmedizin hatte geringe oder gar keine Nebenwirkungen und ermöglichte eine deutliche Verkürzung der Behandlungsdauer.

Kapitel 19

Diabetes mellitus

Diabetes mellitus ist eine heterogene primäre, den Kohlenhydratstoffwechsel betreffende Erkrankung mit vielen ätiologischen Faktoren und immer vorliegendem absolutem oder relativem Insulin-Mangel, Insulinresistenz oder einer Kombination von beiden.

Alle Ursachen für Diabetes mellitus führen zur Hyperglykämie, die das Kennzeichen dieser Erkrankung ist. Der Diabetes mellitus wird in Typ I und II Diabetes eingeteilt. Im Falle des Typ I Diabetes (insulinpflichtiger Diabetes mellitus, IDDM) haben die Patienten nur die geringe oder komplett fehlende endogene Insulinsekretionskapazität, im Falle des Typ II Diabetes (nichtinsulinpflichtiger Diabetes mellitus, NIDDM) weisen die Patienten noch eine deutliche endogene Insulinsekretionskapazität auf.

Diabetes mellitus wird in der TCM als „Xiao Ke" bezeichnet, eine Erkrankung, die durch Polydipsie, Polyphagie und Polyurie gekennzeichnet ist.

Ätiologie und Pathogenese

Diabetes tritt in Verbindung mit folgenden ätiologischen Faktoren auf:

1. Milz und Magen werden durch übermäßige Aufnahme von fetter Nahrung oder zu großer Mengen von Alkohol geschädigt, die Milz-Funktion des Transports und der Transformation wird dadurch gestört, und es kommt zu einer Akkumulation von innerer Hitze und einem Verbrauch der Nährstoffen und Körpersäften mit der Entstehung eines Diabetes mellitus.

2. Angst, Wut und Depression schädigen die Leber und führen zu einer Leber-Qi-Stagnation. Eine anhaltende Leber-Qi-Stagnation wandelt sich in pathogene Hitze, die zu einem Verbrauch der Körpersäfte führt und eventuell die Ursache eines Diabetes mellitus ist.

3. Eine Nieren-Schwäche durch übermäßige sexuelle Aktivität oder ein Mangel an angeborener Essenz führen zu einer Abnahme des Nieren-Qi; das Nieren-Qi ist nicht mehr in der Lage, die Blasenfunktion, den Urin zu halten, aufrechtzuerhalten, und es kommt zu Polyurie.

Differentialdiagnose der Syndrome

Die TCM unterscheidet drei Typen von Diabetes mellitus. Einen oberen, einen mittleren und unteren Diabetes mellitus. Die Differentialdiagnose der Syndrome basiert auf diesen drei Diabetes-Typen.

Kapitel 19

1. Diabetes des Oberen Erwärmers

Pathogene Hitze verbraucht das Lungen-Yin und schädigt den Oberen Erwärmer.

Hauptsymptome: Starker Durst, begleitet von Trockenheit des Mundes und der Zunge, Polyurie, rote Zungenspitze und Zungenränder mit dünnem, gelbem Belag und voller und beschleunigter Puls.

2. Diabetes des Mittleren Erwärmers

Übermäßiges Magen-Feuer verbraucht das Magen-Yin.

Hauptsymptome: Polyphagie, Abmagerung, Obstipation, gerötete Zunge mit trockenem, gelbem Belag und schlüpfriger und kräftiger Puls.

3. Diabetes mellitus des Unteren Erwärmers

(1) Yin-Mangel: Erkrankung durch einen Mangel an Nieren-Essenz und einem Verbrauch des Nieren-Yin.

Hauptsymptome: Polyurie, trüber Urin, trockener Mund, rote Zunge mit wenig Belag und fadenförmiger und beschleunigter Puls.

(2) Kombinierter Yin- und Yang-Mangel: Erkrankung durch einen kombinierten Nieren-Yin- und -Yang-Mangel.

Hauptsymptome: Ausgeprägte Polyurie, trüber Urin, Schwäche, Spontanschweiße, Kurzatmigkeit, Impotenz, dunkle Gesichtsfarbe, blasse Zunge mit weißem Belag und tiefer und fadenförmiger Puls.

Arzneimittelbehandlung

1. Diabetes mellitus des Oberen Erwärmers

Therapieprinzipien: Hitze klären, Feuer beseitigen, Produktion der Körperflüssigkeiten fördern und Durst lindern.

Rezeptur der Wahl: *Erdong Tang* (Dekokt mit Radix Asparagi und Radix Ophiopogonis) mit Modifikationen; in dieser Rezeptur nähren Radix Asparagi und Radix Ophiopogonis das Yin der Lungen und des Magens und fördern die Produktion der Körpersäfte; Radix Scutellariae und Rhizoma Anemarrhenae klären die Hitze aus den Lungen und dem Magen; Radix Ginseng tonisiert das Qi und bildet Körpersäfte; für Patienten mit extremem Durst bei trockenem und gelbem Zungenbelag kann zur Beseitigung der Magen-Hitze Gypsum Fibrosum verschrieben werden.

2. Diabetes des Mittleren Erwärmers

Therapieprinzipien: Magen-Hitze klären und Yin nähren.

Rezeptur der Wahl: *Yunu Jian* (Gypsum Fibrosum Dekokt), in dem Gypsum Fibrosum und Rhizoma Anemarrhenae die Magen-Hitze klären; Rhizoma Rehmanniae und Radix

Ophiopogonis nähren das Yin der Lungen und der Nieren; und Radix Achyranthis Bidentatae senkt das Feuer ab; in Fällen mit gelbem, klebrigem Zungenbelag gibt man Rhizoma Coptidis und Radix Scutellariae zur Beseitigung von Nässe-Hitze aus dem Magen hinzu; in Fällen mit Obstipation werden Radix et Rhizoma Rhei, Cortex Magnoliae Officinalis und Fructus Aurantii Immaturus zur Beseitigung von Hitze hinzugefügt.

3. Diabetes des Unteren Erwärmers

(1) Yin-Mangel:

Therapieprinzipien: Nieren-Yin nähren.

Rezeptur der Wahl: *Liu Wei Di Huang Wan* (Arzneipille der Sechs Arzneien mit Radix Rehmanniae Praeparata); bei der Behandlung von Diabetes mellitus mit dieser Rezeptur wendet man eine große Menge von Fructus Corni, Radix Rehmanniae Praeparata und Rhizoma Dioscoreae an, um das Yin der Leber und der Nieren zu nähren und das Milz-Yin zur Linderung der Polyurie zu ergänzen.

(2) Qi- und Yin-Mangel

Therapieprinzipien: Qi tonisieren und Yin nähren.

Rezeptur der Wahl: *Liu Wei Di Huang Wan* (Sechs Bestandteile Pille mit Radix Rehmanniae Praeparata) und *Shengmai San* (Pulver, das den Puls erzeugt); für Patienten mit Abneigung gegen Kälte und kalten Extremitäten gibt man *Shenqi Wan* (Pille zur Tonisierung des Nieren-Qi) zur Kräftigung des Nieren-Yin und Yang.

Moderne Forschung

Kuang Ankun et al. (Ruijin Krankenhaus Shanghai) beobachteten die Beziehung zwischen den Blutspiegeln von Plasma-Östradiol (E_2), Testosteron (T) und E_2/T-Ratio und der Syndrom-Differenzierung der TCM. Sie zeigten, daß E_2-Spiegel und E_2/T-Ratio bei Männern mit Diabetes vom Typ II mit Yin- oder Yang-Mangel im Vergleich zu gesunden Männern erhöht und die T-Spiegel erniedrigt waren. Die Autoren nahmen an, daß ein erhöhter E_2/T-Wert beim männlichen Patienten eine Nieren-Schwäche anzeigen könnte. Sie behandelten 22 Männer mit Diabetes vom Typ II über 3 Monate mit Heilpflanzen zur Kräftigung der Nieren. (Die Grundrezeptur bestand aus Radix Codonopsis Pilosulae, Radix Astragali, Herba Epimedii, Semen Cuscutae, Fructus Lycii, Semen Platycladi, Radix Rehmanniae, Stigma Maydis, Colla Prunus und Bombycis.) Nach der Behandlung bewegten sich die erhöhten E_2 und E_2/T-Spiegel in Richtung der Normalwerte, und ein Rückgang der klinischen Symptomatik war zu beobachten. Der Nüchternblutzucker verringerte sich von 193,9 ± 67,1 mg/dl auf 140.0 ± 37,6 mg/dl.

Wissenschaftler (des Guanganmen Krankenhauses, Chinesische Akademie für TCM, Beijing) beobachteten die Wirkungen der Tablette A zur Senkung der Blutglukose (TALBG) bei Diabetes. TALBG setzt sich aus Radix Astragali, Rhizoma Polygonati, Radix Rehmanniae und Radix Trichosanthis zusammen. Jede Tablette enthält 2,3 g der Rohdroge. Die Patienten erhielten dreimal täglich oral sechs Tabletten. Die Ärzte behandelten 405 Fälle vom Typ II Diabetes mit TALBG über einen Zeitraum von drei Monaten. Sie teilten die

Patienten in drei Gruppen ein: Die Gruppe A (290 Fälle) litt an einem Qi- und Yin-Mangel, die Gruppe B (55 Fälle) an einem Qi- und Yin-Mangel mit übermäßiger Hitze und die Gruppe C (60 Fälle) an einem Yin- und Yang-Mangel. Die Wirksamkeitsrate lag in der Gruppe A bei 81,4%, in der Gruppe B bei 65,6% und in der Gruppe C bei 63,3%, und die Nüchternblutzuckerwerte senkten sich um 46,46 ± 3,11 mg/dl (in Gruppe A), 40,71 ± 6,55 mg/dl (B) und um 44,69 ± 7,29 mg/dl (C). Nach Absetzen der Therapie stiegen die Blutzuckerspiegel wieder an. Die Ärzte führten Glukosetoleranztests durch und bestimmten in 77 Fällen die Plasmainsulinspiegel mit dem Ergebnis, daß sich die Glukosetoleranz besserte und die Plasmainsulinspiegel signifikant anstiegen.

Ni Yanxia et al. (208. Krankenhaus der Volksbefreiungsarmee) zeigten die Wirksamkeit von Berberin auf Diabetes mellitus. Sie behandelten 60 Fälle von Typ II Diabetes mit 0,3-0,5 g Berberin, das über 1 bis 3 Monate einmal täglich oral verabreicht wurde. Nach der Behandlung sanken die Nüchternblutzuckerwerte von 208,65 ± 51,68 mg/dl auf 117,19 ± 25,98 mg/dl.

Ni Yanxia und seine Mitarbeiter führten diese Studie an Ratten mit Alloxon-induziertem Diabetes durch. Sie teilten die Tiere in die Gruppe A (Berberin-Gruppe) und Gruppe B (Kontrollgruppe). Die Gruppe A erhielt einmal täglich über 28 Tage intramuskuläre Injektionen mit 0,1 ml (2 mg) Berberin. Die Gruppe B erhielt die gleiche Menge Kochsalz. Nach zehntägiger Behandlung lag der durchschnittliche Blutzuckerwert in Gruppe B bei 191,67 mg/dl und in der Gruppe A bei 98,35 mg/dl (P<0,01). Die histologische Untersuchung der Rattenbauchspeicheldrüsen zeigte, daß die Anzahl der B-Inselzellen der Bauchspeicheldrüsen der Gruppe A wesentlich höher lag als die der B-Inselzellen in Gruppe B. Die Autoren stellten die Hypothese auf, daß der blutzuckersenkende Effekt von Berberin durch eine Förderung der Regeneration und funktioneller Reaktivierung der B-Inselzellen des Pankreas bewirkt sein könnte. Andere Untersuchungen der Wirksamkeit traditioneller chinesischer Heilpflanzen zeigten, daß Radix Ginseng nicht nur den Blutzucker senkt, sondern auch den Fettstoffwechsel normalisiert. Bei gesunden Probanden war 6 Stunden nach Verabreichung von Ginseng-Pulver der Spiegel an Plasma-ß-Lipoprotein verringert, und der Spiegel an HDL (High density-Lipoprotein) war erhöht. Rb_2, ein Ginseng-Saponin, senkte die Spiegel des Gesamtcholesterins und des LDL.

Zu et al. behandelten Typ II Diabetiker über drei Monate mit Radix Salviae Miltiorrhizae (36 g täglich). Die Ergebnisse zeigten, daß die Hemmung der Thrombozytenaggregation deutlicher war als bei Dipyridamol (75-100 mg dreimal täglich). Ebenso konnte Kong belegen, daß Arzneimittel zur Stärkung der Nieren beim Typ II Diabetes den Plasma-TXB_2-Spiegel senken können.

Chen berichtete, daß bei Diabetes durch Akupunktur die erhöhte Blutviskosität gesenkt werden konnte. Die Hauptakupunkturpunkte waren B 20, B 17, M 36, B 13, B 21 und B 23.

Da die Heilpflanzen in der Behandlung von Patienten mit Typ II Diabetes sehr wirksam sind, können sie auch in Kombination mit Insulin zur Behandlung des Typ I Diabetes angewandt werden, da diese Medikamente den Allgemeinzustand der Patienten verbessern können.

Kapitel 20

Hyperthyreose

Hyperthyreose ist eine Erkrankung, die durch eine erhöhte Menge von im Blut zirkulierendem Schilddrüsenhormon mit Hypermetabolismus gekennzeichnet ist. Die exakte Ätiologie der Hyperthyreose ist bisher nicht geklärt, es handelt sich aber wahrscheinlich um eine Autoimmunerkrankung, bei der Antikörper das menschliche Schilddrüsengewebe stimulieren. Der Auslöser für die Antikörperproduktion ist bisher unklar. Die Hyperthyreose zeigt die Symptome einer Struma, Nervosität mit Zittern, Gewichtsverlust (üblicherweise bei gesteigertem Appetit), Palpitationen, Hitzeunverträglichkeit, ausgeprägtes Schwitzen, emotionale Labilität, Muskelschwäche und Durchfälle.

Ätiologie und Pathogenese

Die TCM sieht emotionale Erregung als Ursache für Strumen an. Der geistige Zustand eines Menschen wirkt sich auf die Funktionen des Qi und des Blutes aus; werden diese Funktionen gestört, kann dies zu Erkrankungen der inneren Organe führen. Folgende Funktionsstörungen sind häufige ätiologische Faktoren für die Bildung von Strumen.

1. Leber-Qi-Stagnation, die das Leber-Yin schädigt: Anhaltend depressive Verstimmung kann zu einer Leber-Qi-Stagnation führen; eine langanhaltende Stagnation führt zur Bildung pathogener Hitze, die übermäßiges Leber-Feuer verursacht, das das Yin des Magens und des Herzens angreift; Leber-Qi-Mangel kann zur Blut-Stase führen, mit einer Schwellung der Schilddrüse.

2. Leber-Feuer greift den Magen an: Langanhaltende Leber-Qi-Stagnation kann sich in Leber-Feuer umwandeln. Der Magen kann durch Schrägläufigkeit des Leber-Feuers angegriffen werden, mit einer Schädigung des Magen-Yin durch den Verbrauch des Yin.

3. Angst schädigt das Herz: Da das Herz die geistigen und emotionalen Aktivitäten kontrolliert, führt anhaltende Angst zu einer Schädigung des Herz-Yin mit einem Herz-Yin-Mangel und übermäßigem Herz-Feuer. Zusätzlich wird in chronischen Fällen oft ein Qi-Mangel beobachtet.

Differentialdiagnose der Syndrome

1. Schädigung des Leber-Yin durch Qi-Stagnation

Hauptsymptome: Depression oder Reizbarkeit, Schlaflosigkeit, Spannungsgefühl in den Hypochondrien, Globusgefühl im Hals, Fiebersensationen der Fußsohlen, der Handflächen und der Brust, gerötete Zunge mit dünnem, weißem Belag und fadenförmiger und beschleunigter Puls.

2. Herz-Qi-Mangel mit übermäßigem Herz-Feuer

Hauptsymptome: Ruhelosigkeit, Palpitationen, Schlaflosigkeit, viele Träume, Gedächtnisschwäche, Spontanschweiße und/oder Nachtschweiße, niedriges Fieber, trockener Mund, rote Zunge mit wenig oder fehlendem Belag und fadenförmiger und beschleunigter Puls.

3. Leber-Feuer greift den Magen an

Hauptsymptome: Reizbarkeit, gerötetes Gesicht, bitterer Mundgeschmack, trockener Hals, Tinnitus, Hunger, Obstipation, Gewichtsverlust, rote Zunge mit gelbem, klebrigem Belag und schlüpfriger und beschleunigter Puls.

4. Qi- und Yin-Mangel

Hauptsymptome: Schwäche, Kurzatmigkeit, Gewichtsverlust und Abmagerung, Appetitverlust, Reizbarkeit, Spontanschweiße und Nachtschweiße, leicht gerötete Zunge mit dünnem, weißem Belag und schwacher und beschleunigter Puls.

Arzneimittelbehandlung

1. Schädigung des Leber-Yin durch Leber-Qi-Stagnation

Therapieprinzipien: Leber-Qi regulieren und Leber-Yin nähren.

Rezeptur der Wahl: *Chaihu Shugan San* (Bupleurum Pulver, das die Leber verteilt); diese Rezeptur, die das Leber-Qi reguliert, wird mit Radix Angelicae Sinensis und Radix Rehmanniae Praeparata zur Nährung des Leber-Yin angewandt.

2. Herz-Yin-Mangel mit übermäßigem Herz-Feuer

Therapieprinzipien: Yin nähren und Feuer ausleiten.

Rezeptur der Wahl: *Tianwang Buxin Dan* (Besondere Pille des himmlischen Kaisers, die das Herz tonisiert) und *Niuhuang Qingxin Wan* (Calculus Bovis Pille, die das Herz klärt) mit Modifikationen. In diesen Rezepturen beseitigt Calculus Bovis die Hitze aus dem Herzen; Rhizoma Coptidis, Radix Scutellariae und Fructus Gardeniae leiten Feuer aus; Radix Curcumae reguliert das Herz-Qi; Semen Ziziphi Spinosae, Cinnabaris und Semen Platycladi haben eine beruhigende Wirkung; Radix Ophiopogonis, Radix Asparagi, Radix Scrophulariae und Fructus Schisandrae nähren das Herz-Yin; und Radix Angelicae Sinensis und Radix Rehmanniae und Salviae Miltiorrhizae nähren das Herz-Blut.

3. Leber-Feuer greift den Magen an

Therapieprinzipien: Leber-Feuer beseitigen und Magen-Yin nähren.

Rezeptur der Wahl: *Yiguan Jian* (Verbindungsdekokt) mit Radix Bupleuri, Radix Scutellariae, Fructus Gardeniae und Radix Gentianae; in dieser Rezeptur nähren Radix Adenophorae, und Fructus Lycii das Leber-Yin, und Fructus Toosendan reguliert das Leber-Qi und beseitigt Leber-Hitze.

4. Qi- und Yin-Mangel

Therapieprinzipien: Qi tonisieren und Yin nähren.

Rezeptur der Wahl: *Buzhong Yiqi Tang* (Dekokt zur Tonisierung der Mitte und zur Nährung des Qi) und *Da Buyin Wan* (Pille, welche die Linke (Niere) wiederherstellt); in diesen Rezepturen tonisieren Radix Ginseng, Radix Astragali, Radix Atractylodis Macrocephalae und Radix Glycyrrhizae Tosta das Qi im Mittleren Erwärmer; Radix Rehmanniae Praeparata und Plastrum Testudinis und Medulla spinalis suis nähren das Leber- und Nieren-Yin; und Cortex Phellodendri und Rhizoma Anemarrhenae klären Feuer aus Leber und Nieren.

Akupunkturbehandlung

Hauptpunkte: KS 5, H 7, MP 6, Le 3, N 3, N 7, M 36, KS 6, KG 4, N 6, B 15, B 18 und B 23; diese Akupunkturpunkte sind entsprechend der Syndrom-Differenzierung auszuwählen; man wählt drei bis vier Punkte pro Behandlung.

Moderne Forschung

Nach den modernen klinischen Forschungen ist die TCM bei folgenden Formen der Hyperthyreose indiziert: leichte bis mittelgradige Hyperthyreose; Allergie auf Thyreostatika, z. B. Thiourea-Derivate; Hyperthyreose bei Leber-Erkrankungen mit Komplikationen; Wiedererkrankungen nach unregelmäßiger Einnahme von Thyreostatika; nach Operationen bei schlechtem Ansprechen auf thyreostatische Therapie; progressive Ophthalmopathie und Struma unter thyreostatischer Therapie.

Da bei der Mehrzahl der Patienten mit Hyperthyreose ein Qi- und Yin-Mangel besteht, haben die Ärzte der Shanghai Hochschule für TCM folgende Rezeptur zur Tonisierung und Nährung des Qi und des Yin entwickelt: Radix Astragali (45 g), Spica Prunellae (30 g), Radix Paeoniae Alba, Radix Polygoni Multiflori und Radix Rehmanniae (je 15 g) und Rhizoma Cyperi (12 g). Zu dieser Basisrezeptur fügten die Ärzte Rhizoma Coptidis zur Beseitigung des Herz-Feuers und Radix Gentianae zur Beseitigung des Leber-Feuers hinzu. In einer Vergleichsstudie dieser Grundrezeptur gaben die Ärzte einer Gruppe von Patienten die gesamte Rezeptur und einer zweiten Gruppe die Rezeptur ohne Radix Astragali. Beide Gruppen erhielten eine Verabreichung täglich. Die Gruppe, die die Rezeptur mit Radix Astragali erhalten hatte, zeigte eine deutlichere Besserung als die andere Gruppe. Außerdem verbesserte Radix Astragali die unspezifische zelluläre Immunfunktion der Patienten der ersten Gruppe. In dieser Gruppe war die Rückfallrate niedriger als in der zweiten Gruppe, die Radix Astragali nicht erhalten hatte.

Yi Ningyu et al. (Zweite Medizinische Universität Shanghai) zeigten an einem durch T_3-induzierten Hyperthyreose-Tiermodell, daß die erhöhte Anzahl alpha-adrenerger Rezeptoren und der Gesamtsauerstoffverbrauch durch Verabreichung von Radix Rehmanniae und Plastrum Testudinis normalisiert werden konnten. Diese Heilpflanzen wurden mit Rhizoma Coptidis zur Behandlung bei Hyperthyreose mit Yin-Mangel und übermäßigem Herz-Feuer angewandt und erbrachten symptomatische Besserungen.

Kapitel 20

Kuang Ankun et al. (Zweite Medizinische Universität Shanghai) untersuchten die Behandlung des Exophthalmus bei Anwendung des Therapieprinzips des Tonisieren des Qi, der Nährung des Yin und der Beseitigung der Leber-Hitze. Sie verwendeten eine Rezeptur, die Radix Ampelopsis, Radix Rhapontici seu Echinopsis, Radix Astragali, Herba Dendrobii, Flos Chrysanthemi, Fructus Lycii, Flos Buddlejae, Herba Senecionis Scandentis[1], Flos Eriocauli und Herba Dendrobii enthielt. In einigen Fällen wurde die Behandlung dieser Rezeptur durch Akupunktur und geringe Dosen von Tapazol (Methimazol) und Thyroxin ergänzt. Diese Rezeptur war bei leichten Fällen zu 90,9% wirksam, bei mittelgradigen bis schweren Fällen zu 75%. Durchschnittlich wurde die Ausdehnung des Exophthalmus um 2,3 mm verringert. Gleichzeitig wurden die Serum-T_3- und -T_4-Spiegel gesenkt. Die Autoren sind der Meinung, daß die Wirksamkeit der TCM in der Behandlung des Exophthalmus auf die Regulierung der immunologischen Funktionen sowie der Funktionen des vegetativen Nervensystems zurückzuführen ist.

Ebenso haben Ärzte die Wirkung der Akupunktur zur Behandlung der Hyperthyreose untersucht.

Huo Jingseng et al. (Shanghai Hochschule für TCM) berichteten über 120 Fälle von Hyperthyreose. Sie behandelten 46 Fälle mit Akupunktur, 41 Fälle mit Tapazol (10 mg viermal täglich) und 33 Fälle mit Akupunktur und Tapazol. Die Hauptakupunkturpunkte waren „Qiyin" (ein Punkt, der nahe bei M 10 liegt), KS 6, KS 5, M 36 und MP 6. Die Akupunkturtherapie erfolgte über drei Monate jeden zweiten Tag. Die klinische Remissionsrate lag in den drei Gruppen bei 47,8%, 65,9% bzw. 81,8%. Die Rückfallrate innerhalb eines Jahres lag bei 36,4%, 88,9% bzw. 29,6% und weist darauf hin, daß die Kombinationstherapie am wirkungsvollsten war.

Jing Shubai et al. (Shanghai Hochschule für TCM) beobachteten die Wirkung von Akupunktur bei Patienten mit Hyperthyreose und Exophthalmus. Sie behandelten 59 Fälle (108 betroffene Augen) mit den Hauptpunkten B 10 und B 20 und den Zusatzpunkten MP 6 und Le 3. Die Patienten erhielten über drei Monate jeden zweiten Tag Akupunktur. Von 108 behandelten Augen normalisierte sich bei 37 (34,3%) die Sehfähigkeit, bei 23 (21,3%) kam es zu einer deutlichen Verbesserung und bei 40 (37%) zu einer leichten Besserung.

---

[1] Anmerkung des Übersetzers: Senecio-(Kreuzkraut) Arten enthalten Pyrrolizidin-Alkaloide, die bei opezieller Veresterung hepatotoxisch, mutagen und kanzerogen wirken können.

Kapitel 21

Krebs

In der ganzen Welt ist Krebs eine der Haupttodesursachen. Er zeichnet sich durch ein unkontrolliertes Wachstum von Zellen aus, die ihren Ursprung in normalen Geweben hat und die durch die lokale Ausdehnung sowie durch Fernstreuung (Metastasierung) zum Tod des Patienten führen kann. Die Ätiologie der Krebserkrankung ist noch nicht vollständig geklärt, jedoch sind die grundlegenden Mechanismen der Ätiologie der menschlichen Krebserkrankung durch neue Informationen über Krebsgene, Viren, Karzinogene und Zellwachstum in der letzten Zeit deutlicher geworden.

Chinesische Forscher haben in den letzten drei Jahrzehnten die Rolle der TCM in der Behandlung der Krebserkrankung untersucht. Sie haben signifikante Ergebnisse gefunden.

Ätiologie und Pathogenese

1. Mangel an Lebensessenz

Mangel an Lebensessenz verursacht Leere-Syndrome. Essenz-Mangel wird als grundlegender pathogenetischer Faktor der Krebserkrankung angesehen, da bei Krebspatienten verschiedene Leere-Syndrome in Erscheinung treten. Essenz-Mangel hat seinen Ursprung in angeborenen Schwächen, Senilität, langanhaltenden Erkrankungen, Überarbeitung, fehlerhafter Diät, übermäßiger sexueller Aktivität oder im Eindringen äußerer pathogener Faktoren.

2. Blut-Stase und Schleim-Akkumulation

Die TCM geht davon aus, daß bösartige Tumoren das Ergebnis von Blut- oder Schleim-Stauungen oder einer Kombination beider Syndrome sind. Das Qi aktiviert und kontrolliert die Blutzirkulation. Qi-Mangel kann Blut-Stase verursachen. Die Qi-Stagnation, die üblicherweise eine Folge emotionaler Probleme oder eines Eindringens äußerer pathogener Faktoren ist, ist ein anderer häufiger Faktor, der den normalen Fluß des Blutes beeinträchtigt, zu einer Blut-Stase führt und damit eventuell zur Bildung eines Tumors. Schleim-Akkumulation ist die Folge verschiedener Leere-Zustände, die oben beschrieben wurden, speziell die Folge eines Milz-Qi-Mangels mit Beeinträchtigung der Funktion des Transports und der Transformation der reinen Substanzen aus der Nahrung und des Wassers.

3. Eindringen exogener pathogener Faktoren

Exogene pathogene Hitze oder Kälte können in den Körper eindringen, den sanften Fluß des Qi und des Blutes stören und eine Qi- und Blut-Stauung mit Bildung von Tumoren verursachen.

Differentialdiagnose der Syndrome

1. Qi-Mangel

Hauptsymptome: Allgemeine Schwäche, Kurzatmigkeit, erschwertes Atmen und Sprechen, Spontanschweiß, verschlimmert bei Anstrengung, blasse Zunge mit dünnem, weißem Belag und schwacher Puls.

Erkrankungszustände mit Husten und Auswurf großer Mengen dünnen Sputums weisen auf eine Lungen-Qi-Schwäche hin; Appetitmangel, abdominelle Völle nach den Mahlzeiten, weiche Stühle oder Ödeme zeigen einen Milz-Qi-Mangel an; Palpitationen oder Arrhythmien können in Fällen mit Herz-Qi-Mangel auftreten.

2. Yang-Mangel

Hauptsymptome: Kälteempfindlichkeit, kalte Extremitäten und langsamer Puls mit den Symptomen eines Qi-Mangels.

Nieren-Yang-Mangel zeigt sich in einem Schwächegefühl der Lumbalregion und der Knie, Impotenz, häufiger, nächtlicher Miktion, Harninkontinenz, frühmorgendlichen Durchfällen oder Ödemen begleitet von allgemeiner Yang-Mangel-Symptomatik.

3. Blut-Mangel

Hauptsymptome: Blasse oder fahle Gesichtsfarbe, blasse Zunge mit dünnem, weißem Belag und fadenförmiger Puls. Als zusätzliche Symptomatik können sich Palpitationen, Schlaflosigkeit, Gedächtnisschwäche und durch Träume gestörter Schlaf zeigen; dies weist auf einen Herz-Blut-Mangel hin; unscharfes Sehen, Schwindel, Tinnitus, Taubheitsgefühle der Hände und Füße oder schwacher Menstruationsfluß weisen auf einen Leber-Blut-Mangel hin.

4. Yin-Mangel

Hauptsymptome: Trockener Mund mit Verlangen, zu trinken, fehlender Zungenbelag, Obstipation und konzentrierter Urin zeigen den Verbrauch von Körpersäften an; Hitzeempfindungen in den Fußsohlen, Handflächen und der Brust, nachmittägliches Fieber, Nachtschweiße, sehr rote Zunge ohne Belag und beschleunigter, fadenförmiger Puls zeigen innere Hitze infolge eines Yin-Mangels an. Patienten mit Yin-Mangel, die an Ruhelosigkeit, Schwindel, trockenen Augen, nächtlichen Samenergüßen, Wundheitsgefühl und Schwäche in Lenden und Kniebereich leiden, haben einen Yin-Mangel der Leber und Nieren. Ein Yin-Mangel der Lungen wird durch die Symptome des trockenen Hustens oder des Hustens mit wenig klebrigem Auswurf bei allgemeiner Yin-Mangel-Symptomatik diagnostiziert.

5. Leber-Qi-Stagnation

Hauptsymptome: Völle- und Spannungsschmerz im Bereich der Hypochondrien, Reizbarkeit, Aufstoßen, Appetitlosigkeit, Völlegefühl im Brustbereich, dünner, weißer Zungenbelag und saitenförmiger Puls.

6. Blut-Stase

Hauptsymptome: Lokalisierter Schmerz oder Tumor in einer bestimmten Körperregion, Petechien oder Blutungen, dunkle Gesichtsfarbe, trockene Haut, Dysmenorrhö mit Ausfluß von dunkelrotem Blut oder Klumpen, purpurfarbene oder dunkelrote Zunge und zarter und verzögerter Puls.

7. Schleim-Feuchtigkeit

Hauptsymptome: Husten, Auswurf von klebrigem, weißem Sputum, Appetitverlust, abdominelles Spannungsgefühl, weißer, klebriger Zungenbelag und schlüpfriger Puls.

Arzneimittelbehandlung

1. Qi-Mangel

Therapieprinzipien: Qi tonisieren.

Rezeptur der Wahl: *Si Junzi Tang* (Vier Gentlemen Dekokt) mit den am häufigsten zur Qi-Tonisierung angewandten Heilpflanzen: Radix Ginseng, Radix Codonopsis Pilosulae und Radix Astragali.

Bei Lungen-Qi-Mangel verwendet man *Bufei Tang* (Lungentonisierendes Dekokt) an, in dem Radix Ginseng und Radix Astragali das Lungen-Qi tonisieren, Cortex Mori und Radix Asteris das Lungen-Qi senken und Radix Rehmanniae Praeparata und Fructus Schisandrae die Nieren als die Wurzel des Qi nähren.

Bei Milz-Qi-Mangel ist *Shen Ling Baizhu San* (Pulver aus Ginseng, Poria und Rhizoma Atractylodis Macrocephalae) eine wirkungsvolle Rezeptur. Sie setzt sich aus dem Vier Gentlemen Dekokt zusammen und enthält zur Tonisierung des Milz-Qi Semen Lablab album, Rhizoma Dioscoreae, Semen Coicis und Semen Nelumbinis; Fructus Amomi tonisiert die Milz und verstärkt die Wirkung der Hauptarzneien; und Radix Platycodi wirkt als Leit-Arznei.

In Fällen mit Herz-Qi-Mangel verwendet man *Yangxin Tang* (Dekokt zur Nährung des Herzens), das zur Tonisierung des Herz-Qi, Radix Ginseng, Radix Astragali, Radix Glycyrrhizae und Fructus Schisandrae enthält; Cortex Cinnamomi stärkt das Herz-Yang; Radix Angelicae Sinensis und Rhizoma Chuanxiong nähren das Herz-Blut; und Semen Ziziphi Spinosae, Poria, Radix Polygalae und Semen Platycladi harmonisieren den Geist.

2. Yang-Mangel

Therapieprinzipien: Yang durch Wärmen der Arzneimittel tonisieren.

Rezeptur der Wahl: *Fuzi Lizhong Tang* (Dekokt zur Regulierung der Mitte mit Radix Aconiti Praeparata) bei Milz-Yang-Mangel; in dieser Rezeptur ergänzen Radix Aconiti und Rhizoma Zingiberis Praeparata, beide von scharfem Geschmack und heißer Natur, das Yang der Milz und des Magens, indem sie den Mittleren Erwärmer wärmen und Kälte ausleiten; man fügt Radix Ginseng, Radix Atractylodis Macrocephalae und Radix Glycyrrhizae zur Tonisierung des Qi und zur Kräftigung der Milz hinzu.

Youguoi Yin (Dekokt, das die Rechte (Niere) wiederherstellt) ist eine wirkungsvolle Rezeptur zur Behandlung des Nieren-Yang-Mangels.

3. Blut-Mangel

Therapieprinzipien: Blut nähren.

Rezeptur der Wahl: *Siwu Tang* (Vier Substanzen Dekokt), um das Leber-Blut zu nähren; die Behandlung des Blut-Mangels wird üblicherweise mit Heilpflanzen zur Kräftigung des Qi und zur Nährung der Nieren kombiniert, z. B. enthält *Danggui Buxue Tang* (Radix Angelicae Sinensis Dekokt zur Nährung des Blutes) große Mengen an Radix Astragali; *Guipi Tang* (Dekokt, das die Milz wiederherstellt) wird häufig bei Herz-Blut-Mangel rezeptiert.

4. Yin-Mangel

Therapieprinzipien: Yln nähren und Körpersäfte mehren.

Rezeptur der Wahl: Da Yin-Mangel häufig zu Hitze führt, werden Behandlungen, die das Yin nähren, oft mit hitzebeseitigenden Behandlungen kombiniert; man verwendet *Da Bu Yuan Jian* (Dekokt, das das Quellen-Qi großartig tonisiert) zur Behandlung des Yin-Mangels der Leber und der Nieren; Radix Ginseng, Rhizoma Dioscoreae und Radix Glycyrrhizae nähren die Milz, Radix Rehmanniae Praeparata und Radix Angelicae Sinensis nähren das Leber-Yin und Fructus Corni und Fructus Lycii nähren das Nieren-Yin.

Lungen-Yin-Mangel kann mit *Baihe Gujin Tang* (Bulbus Lilii Dekokt zur Erhaltung des Metalls), das durch Radix Rehmanniae das Yin nährt und die Hitze aus dem Blut beseitigt; Radix Ophiopogonis, Radix Scrophulariae und Bulbus Lilii nähren das Yin, befeuchten die Lungen, beseitigen Schleim und wirken hustenstillend; Radix Angelicae Sinensis und Radix Paeoniae Alba nähren das Blut und das Yin; und Radix Glycyrrhizae und Radix Platycodi beseitigen Schleim und koordinieren die Wirkung der anderen Arzneien dieser Rezeptur.

5. Leber-Qi-Stagnation

Therapieprinzipien: Leber-Qi regulieren.

Rezeptur der Wahl: *Chaihu Shugan San* (Bupleurum Pulver, das die Leber verteilt).

6. Blut-Stase

Therapieprinzipien: Blutzirkulation anregen und Blut-Stauung beseitigen.

Rezeptur der Wahl: *Gexia Zhuyu Tang* (Dekokt zur Auflösung von Blut-Stase unter dem Diaphragma), in dem Radix Angelicae Sinensis, Rhizoma Chuanxiong, Radix Paeoniae Rubra, Semen Persicae, Flos Carthami, Faeces Trogopterorum und Cortex Moutan die Blutzirkulation fördern und die Blut-Stauung beseitigen und Rhizoma Cyperi, Fructus Aurantii, Radix Linderae und Rhizoma Corydalis zur Linderung der Schmerzen das Qi regulieren.

7. Schleim-Nässe

Therapieprinzipien: Nässe und Schleim beseitigen.

Rezeptur der Wahl: *Pingwei San* (Beruhige den Magen Pulver) und *Liu Junzi Tang* (Sechs Gentlemen Dekokt); in diesen Rezepturen stärken Radix Ginseng, Rhizoma Atractylodis, Poria und Radix Glycyrrhizae das Qi, tonisieren die Milz und beseitigen Nässe; Exocarpium Citri Grandis und Rhizoma Pinelliae sind zur Beseitigung von Nässe hinzugegeben; Cortex Magnoliae Officinalis und Pericarpium Citri Reticulatae regulieren das Qi und beseitigen Nässe; und Rhizoma Zingiberis Recens und Fructus Ziziphi Jujubae regulieren die Funktion des Magens.

Moderne Forschung

Sun Yan et al., (Tumorzentrum der Chinesischen Akademie der Chinesischen Wissenschaften, Beijing) konnten zeigen, daß die traditionelle Medizin einigen Krebspatienten zu einer Lebensverlängerung verhelfen konnte.

Sie entwickelten zwei Rezepturen zur Kräftigung der Körperabwehrfunktionen. Das eine setzte sich aus Radix Astragali (30 g), Fructus Ligustri Lucidi, Radix Angelicae Sinensis, Caulis Spatholobi, Fructus Lycii (je 15 g) und Pericarpium Citri Reticulatae (6 g) zusammen. Die Ärzte extrahierten diese Arzneien und verarbeiteten sie zu Tabletten (0,5 g pro Tablette entsprechen 3 g der Roharzneien) und verabreichten 8-10 Tabletten dreimal täglich oral. Die andere Rezeptur enthielt Radix Astragali (30 g) und Rhizoma Polygonati, Caulis Spatholobi, Semen Cuscutae und Fructus Ligustri Lucidis (je 15 g). Diese Rezeptur wurde in der gleichen Weise wie das erste Rezept zubereitet und verabreicht. Im 10 Jahres-Follow-up überlebten 32 der 43 Patienten mit Zervixkarzinom oder Mammakarzinom, die neben der Bestrahlung die Arzneimittelrezeptur erhielten, wohingegen nur 23 der 46 Patienten überlebten, die ausschließlich Bestrahlung erhielten.

Zhou Agao et al. (Zweite Medizinische Universität, Shanghai) untersuchten die Wirksamkeit der modifizierten Kleinen Goldenen Arzneipille in Kombination mit Chemotherapie in der Behandlung der Patienten mit mittelfristigen oder langfristig bestehenden Zuständen von Magenkarzinom nach Operation. Die Ärzte randomisierten 72 Patienten in eine Therapiegruppe und eine Kontrollgruppe. Die zwei Gruppen glichen sich in Geschlecht, der Alterszusammensetzung, den klinischen Symptomen sowie den chirurgischen Eingriffen. Einen Monat nach der Operation erhielten beide Gruppen die gleiche Chemotherapie, die Kontrollgruppe erhielt die modifizierte Kleine goldene Arzneipille nicht.

Die modifizierte Kleine goldene Arzneipille enthält Semen Strycyhni (0,5 g), Radix Angelicae Sinensis, Myrrha (je 6 g), Lumbricus, Faeces Trogopterorum, Radix Salviae Miltiorrhizae, Radix Aconiti Kusnezoffii Praeparata, Pericarpium Citri Reticulatae, Cortex Magnoliae Officinalis, Radix Aucklandiae (je 9 g). Die Ärzte verarbeiteten diese Arzneien zu Tabletten (0,4 g pro Tablette) und verabreichten sie in einer Dosierung von 5 Tabletten dreimal täglich oral. Die Patienten beider Gruppen erhielten FT-207 (100-200 mg dreimal täglich). Die Überlebensrate nach einem Jahr, eineinhalb Jahren und zwei Jahren lagen in der Therapiegruppe bei 93,2%, 82,4% und 80% und in der Kontrollgruppe bei 64,3%, 68,0% und 38,9%.

Qiu Jiaxin et al. (Longhua Krankenhaus, Shanghai) beobachteten an Patienten mit Spätstadien von Leberkarzinomen die Wirksamkeit der Therapiemethoden, die Milz zu stärken, das Qi zu regulieren, die Hitze und den Schleim zu beseitigen und harte Knoten aufzulösen. Die Ärzte verwendeten hauptsächlich Radix Codonopsis Pilosulae oder Radix Pseudostellariae, Rhizoma Atractylodis Macrocephalae Praeparatum, Poria, Cortex Moutan, Flos Lonicerae, Radix Kalimeridis, Concha Ostreae, Spica Prunellae, Squama Manitis Praeparata, Carapax Trionycis, Flos Rosae Rugosae, Lumbricus und Rhizoma Arisaematis in Form eines Dekokts, das einmal täglich oral verabreicht wurde. Sie behandelten 129 Fälle einer Therapiegruppe mit diesem Rezept und 97 Fälle einer Kontrollgruppe mit einer anderen Therapie. Die Einjahresüberlebensrate bei Patienten mit primärem Leberkarzinom lag in der Therapiegruppe bei 31% und in der Kontrollgruppe bei 4,5% ($P<0,05$); in Fällen sekundären Leberkrebses lag die Überlebensrate in der Therapiegruppe bei 33,8%, in der Kontrollgruppe bei 16% ($P<0,05$). Die Ärzte wendeten den Mutationsversuch (V79-Zelle) für das Initiationsmodell und die Stoffwechselkooperation für das Wachstumsmodell an, um zu untersuchen, ob das Multistadienkonzept der Karzinogenese (Initiation und Wachstum) durch die angegebenen Heilpflanzen beeinflußt werden kann. Die Ergebnisse belegten, daß die chinesischen Heilpflanzen mutations- und wachstumshemmende Wirkungen haben und auf menschliche Leberkarzinomzellen zytotoxisch wirken.

Chen Liming et al. (Fuzhou Institut für Medizinische Wissenschaften) berichteten über 49 Fälle von primärem Leberkarzinom, die mit AT2, einem Extrakt aus Schaben, behandelt wurden. Weitere 46 Fälle einer Kontrollgruppe erhielten TCM kombiniert mit Schulmedizin. In der AT2-Gruppe wurden die Symptome gelindert, einschließlich Leberschmerzen, Appetitlosigkeit, Abmagerung, abdominelle Spannung und Schwäche, die Hepatomegalie wurde verringert, die AFP-Spiegel sanken, und die Lebensdauer dieser Patienten wurde verlängert. Die Halbjahres- und Einjahresüberlebensraten für die AT2-Gruppe lagen bei 31,91% bzw. 14,89%, in der Kontrollgruppe bei 8,7% bzw. 0%. Die AT2-Gruppe wies keine toxischen Nebenwirkungen im Bereich des Herzens, der Leber und der Nieren auf; lediglich einige Patienten klagten als Nebenwirkung über Trockenheit des Mundes.

Experimentelle Studien wiesen darauf hin, daß der inhibierende Effekt von AT2 auf das Tumorwachstum bei S180 und S37 Mäusen bei 44-52% bzw. 34-42% lag. In den Zellen der S180 und ESC-Mäuse lag die tumorwachstuminhibierende Wirkung bei 50-60% bzw. 30-55%. Die Phagozytoseaktivität der Makrophagen in der Peritonealhöhle der Mäuse war gesteigert, und das Milzgewicht nahm zu.

Ning Chunhong et al. (Guanganmen Krankenhaus, Chinesische Akademie für TCM, Beijing) berichteten über ihren Versuch, bei Patienten mit fortgeschrittenem Magenkarzinom, die toxischen Nebenwirkungen der postoperativen Chemotherapie zu lindern. Sie untersuchten 326 Fälle mit Magenkarzinom (pathologisches Stadium III bis IV ohne Metastasierung in andere Organe). 180 Fälle erhielten TCM und Chemotherapie als Therapiegruppe und 146 Fälle der Kontrollgruppe erhielten nur Chemotherapie.

Beide Gruppen wurden für 4 bis 6 Wochen mit dem FMV-Schema (5-Flourouracil, Mitomycin und Vincristin) behandelt. Da bei diesen Fällen das Therapieprinzip in einer Kräftigung der Milz und Stärkung der Nieren liegt, wurden von den Ärzten Radix Codonopsis Pilosulae, Radix Atractylodis Macrocephalae, Fructus Psoralae, Fructus Ligustri Lucidi und Fructus Lycii angewandt.

Die Fünfjahresüberlebensrate der Patienten mit Magenkarzinom des Stadiums III lag in der Therapiegruppe bei 51,7%, in der Kontrollgruppe bei 31,2%. 95% der Patienten der Therapiegruppe erlitten während der Durchführung der Chemotherapie geringere Nebenbeschwerden als die Patienten der Kontrollgruppe. Die Kombinationstherapie verbesserte die Immunfunktionen der Patienten.

Pao Menji et al. (Euzhou Rotkreuz-Krankenhaus) berichteten über 150 Fälle von Nasopharynxkarzinomen, die kombiniert mit TCM und Bestrahlung behandelt wurden. Die angewandte Rezeptur in Dekoktform beinhaltete Radix Ophiopogonis, Radix Adenophorae Strictae, Radix Angelicae Sinensis, Poria, Rhizoma Atractylodis Macrocephalae, Radix Glycyrrhizae, Radix Asparagi, Rhizoma Imperatae, Radix Codonopsis Pilosulae, Radix Scrophulariae, Rhizoma Polygonati Odorati, Flos Lonicerae, Herba Oldenlandiae Diffusae und Radix Salviae Miltiorrhizae. Die Überlebensrate nach drei Jahren lag bei 72%, nach fünf Jahren bei 58% und nach 10 Jahren bei 30,8%.

Das Tumorzentrum der Chinesischen Akademie der Medizinischen Wissenschaften verglich die Wirkung von TCM mit Bestrahlung bei der Behandlung des Nasopharynxkarzinoms im Vergleich zur alleinigen Bestrahlungstherapie. Die Ärzte behandelten 92 Patienten mit der Kombinationstherapie und 105 Patienten erhielten als Kontrollgruppe ausschließlich Bestrahlung. In Dekoktform kamen Radix Astragali, Radix Paeoniae Rubra, Rhizoma Chuanxiong, Semen Persicae, Flos Carthami, Radix Puerariae, Radix Angelicae Sinensis, Caulis Spatholobi, Radix Salviae Miltiorrhizae und Pericarpium Citri Reticulatae zur Anwendung. Die Ein-, Zwei- und Fünfjahresüberlebensraten lagen in der Gruppe der Kombinationstherapie bei 91,3%, 67,4% und 52,5%, in der Kontrollgruppe bei 80%, 33,3% und 24%.

Zusammenfassend kann festgestellt werden, daß die TCM sich als wirkungsvolle Therapieform zur Krebsbehandlung bewährt hat. Sie ist in der Lage die Körperabwehrkräfte des Patienten zu kräftigen, die Immunfunktionen zu stabilisieren, Krebswachstum und Metastasierung zu inhibieren, die Wirkung der Chemotherapie und der Bestrahlung zu erhöhen, die Nebenwirkungen der Chemotherapie und der Bestrahlung zu verringern und die Überlebensraten zu erhöhen.

Die chinesischen Ärzte haben sich in ihren Forschungen auch auf die Mechanismen konzentriert, die die Wirksamkeit der TCM in der Krebsbehandlung bedingen. Hu et al. zeigten, daß Radix Codonopsis Pilosulae das Wachstum subkutan transplantierten Lewis-Lungen-Tumorgewebes und des metastatischen Gewebes bei Schweizer Mäusen alleingegeben nicht inhibieren konnte. Wurde es aber gemeinsam mit einer geringen Menge von Cyclophosphamid (20 mg/kg) verabreicht, entfaltete die Substanz Wirksamkeit. Die mittlere Überlebenszeit wurde in der Codonopsis Pilosulae-Gruppe ($33,24 \pm 1,31$ Tage) im Vergleich zur Kontrollgruppe ($28,0 \pm 1,35$ Tage) verlängert. In der ersten Gruppe wiesen die Tumoren eine Größenabnahme auf, und die Spontanmetastasierung war geringer.

Wei et al. untersuchten die Wirkung des Dekokts zur Kräftigung der Körperabwehr und zur Beseitigung von Toxinen auf den Tumornekrosefaktor, der durch peritoneale Makrophagen gesunder und EMT6-tumortragender Mäuse produziert wurde. Als Kontrollen wurden Cyclophosphamid und Lipopolysaccharide therapeutisch eingesetzt. Die in vitro Versuche zeigten, daß Lipopolysaccharide die Produktion des Tumornekrosefaktors induzieren konnten. Arzneienpflanzen und Cyclophosphamid konnten die Produktion des Tumornekrosefaktors nicht induzieren; wurden diese Substanzen allerdings in Kombination eingesetzt, stieg die Produktion des Tumornekrosefaktors durch die peritonealen Makrophagen bei tumortragenden Mäusen an.

Die in diesem Experiment angewandten Heilpflanzen waren Radix Astragali, Radix Rehmanniae, Radix Ophiopogonis, Pericarpium Citri Reticulatae, Flos Lonicerae, Caulis Bambusae in Taeniam, Rhizoma Atractylodis Macrocephalae und Fructus Ligustri Lucidi. Andere Studien konnten belegen, daß einige Heilpflanzen zur Beseitigung von Blut-Stasen wie Rhizoma Zedoariae, Rhizoma Sparganii, Radix Angelicae Sinensis, Rhizoma Chuanxiong, Flos Carthami, Radix Paeoniae Rubra, Eupolyphaga seu Steleophaga, Hirudo und Squama Manitis im begrenzten Maße Tumorwachstum inhibieren können.

Lu et al. untersuchten den krebshemmenden biologischen Effekt von Naphthoqinon-Pigment-LIII, einer aus Arnebia Euchroma extrahierten Einzelsubstanz. Sie zeigten, daß Naphthoqinon-Pigment-LIII die Proliferation der Magenkarzinomzellinie und der Ösophaguskarzinomzellinie inhibieren konnte. Bei der Wirkdosis von 5 µg/ml nahmen der Mitose-Index und die Wachstumskurve ohne Hinweise auf die Schädigung gesunder Zellen ab. Bei einer Dosierung von 5-10 µg/ml nahm die Koloniebildungsfähigkeit der Krebszellen signifikant ab. Die Wissenschaftler vermuten, daß der antikanzeröse Effekt von Naphthoqinon-Pigment-LIII in einer Beeinflussung der RNA-Menge sowie der Ultrastruktur der Krebszellen liegt.

Zhu et al. berichteten über die Wirkungen von Berbamin bei Mäusetumoren. Bei Berbamin handelt es sich um ein aus Berberis Poiretii Schn. extrahiertes Alkaloid. Die Ärzte transplantierten subkutan S180-Zellen sowie intraperitoneal HAC und EAC-Aszites-Tumorzellen bei drei unterschiedlichen Gruppen von Mäusen; die Mäuse der Berberingruppe enthielten 20 mg Berbamin/kg Körpergewicht intraperitoneal einmal täglich für 10 Tage. Als Ergebnis zeigte sich bei den Mäusen mit transplantierten S180 Tumorzellen eine Wachstumsinhibitionsrate von 75-78%, und in den HAC- und EAC-Gruppen eine Verlängerung der Lebensrate von 68-80%. Licht- und elektronenmikroskopische Untersuchungen belegten, daß in den mit Berbamin behandelten Tumorzellen Nekrotisierungen und metabolische Störungen nachweisbar waren. Die LD_{50}-Menge von Berbamin bei peritonealer Injektion lag bei $112 \pm 0,04$ mg/kg Körpergewicht.

Hu et al. untersuchten die krebshemmende Aktivierung von alpha-Asaron auf menschliche Karzinomzellen. Alpha-Asaron (C12H1603) wurde aus dem flüchtigen Öl von Acorus Calamus gewonnen. Die Ergebnisse zeigten, daß alpha-Asaron menschliche Karzinomzellen, SGC-7901 (Magenkarzinomzellen), Detroit-6 (Esophagus-Karzinomzellen) und Hela (Karzinomzellen des Cervix uteri) töten konnte. Die wirksame Menge von alpha-Asaron hinsichtlich ED_{50} der SGC-Zellen lag ungefähr bei 25 µg/ml. Alpha-Asaron verursachte eine Reihe morphologischer Veränderungen der menschlichen Karzinomzellen, die durch die Substanz geschädigt und in ihrer Vermehrung inhibiert wurden.

Auch wurden von Forschern die präventiven Wirkungen der TCM bezüglich Krebserkrankung studiert. Jiang et al. untersuchte die Wirksamkeit von *Liuwei Dihuang Wan* (Bolus der Sechs Arzneien mit Radix Rehmanniae) hinsichtlich der Prävention von Ösophaguskarzinomen. Sie beobachteten 507 Patienten mit ausgeprägten Ösophagusepithelveränderungen, die alle aus einer Region mit einer hohen Ösophaguskarzinominzidenz stammten. Sie randomisierten diese Patienten in zwei Gruppen: Gruppe A (290 Patienten) erhielt zwei

Heilpflanzen-Arzneiboli täglich über zwei Jahre; die Gruppe B (217 Patienten) erhielten keine Arznei. Im Zehnjahres-Follow-up lag die Ösophaguskarzinom-Inzidenz in der Gruppe A bei 1,4% und in der Gruppe B bei 7%.

Jiang et al. beobachteten 1097 Fälle chronischer Hepatitis mit positivem AFP. 270 Patienten dieses Patientenkollektivs wurden mit TCM behandelt. Nach einem Jahr lag die Leberkarzinom-Inzidenz der mit Heilpflanzen behandelten Patienten bei 2,6% im Vergleich zu 8,5% in der Gruppe der nichtbehandelten Patienten.

In den letzten 30 Jahren haben Ärzte 3000 Heilpflanzen und 200 Rezepte hinsichtlich ihrer antikarzinomatösen Wirkung untersucht. Die Ergebnisse weisen darauf hin, daß einige Heilpflanzen direkt Krebszellen töten können. Es handelt sich um folgende Substanzen: Rabdosia Rubescens und Rebescensine A und B; Brucea Javanica als Öl oder als Emulsion; Sophora Alopecuroides; Sophocarpin; Marsdenia Tenaccissima; Aconitum Carmichaeli und Akontin; Mylabris Phalerata und die Derivate aus Cantharidin und K^+_2-Cantharidinat; Lycoris Radiate; Lycorin; Sarcandra Glaber und seine Flavone; Cephalotaxus Fortunei; und Harringtonin.

Kapitel 22

Arterielle Hypertonie

Die systemische arterielle Hypertonie ist als erhöhter Blutdruck mit systolischen Werten über 160 mmHg und/oder diastolischen Werten über 95 mmHg definiert. Blutdruck, der anhaltend bei 140 mmHg systolisch und/oder 90 mmHg diastolisch oder höher liegt, wird als Borderline-Hypertonie bezeichnet.

Es gibt zwei Typen der Hypertonie: eine primäre und eine sekundäre Form. Die Ursache der essentiellen oder primären Hypertonie ist ungeklärt; 90 bis 95% der systemischen Hypertonien fallen in diese Kategorie. Die Ursachen der sekundären Hypertonie sind bekannt; 5-10% der systemischen Hypertonien sind sekundär. In diesem Kapitel behandeln wir nur die traditionelle Diagnose und Behandlung der essentiellen Hypertonie.

In der TCM ist die essentielle Hypertonie in die Syndrome Kopfschmerz und Schwindel aufgrund einer Schädigung der inneren Organe eingeschlossen.

Ätiologie und Pathogenese

1. Übermäßiges Leber-Yang

Geistige Aktivitäten, wie das Nachdenken und Besorgtheit, werden dem Leber-Funktionskreis zugeordnet. Aufregungen oder Wutausbrüche können ein übermäßiges Leber-Yang verursachen mit dadurch auftretenden Kopfschmerzen oder Schwindel. Übermäßiges Leber-Yang kann sich andererseits auch in Feuer wandeln, das das Leber-Yin schädigt und eventuell zu einem Aufsteigen des Leber-Yang führt.

2. Qi- und Blut-Mangel

Unter normalen Bedingungen nähren das Qi und das Blut das Gehirn. Überanstrengung und Streß können die Herz- und Milz-Funktion beeinträchtigen. Dies führt zu einer eingeschränkten Qi- und Blut-Produktion und damit zu einer mangelnden Nährung des Gehirns, und es kommt zu Kopfschmerzen oder Schwindel.

3. Nieren-Schwäche

Die Nieren verwenden die in ihnen gespeicherte Essenz zur Produktion des Marks; das Gehirn ist das Meer des Marks. Eine Nieren-Schwäche beeinträchtigt ihre Fähigkeit, genügend Mark zu produzieren und das Gehirn zu nähren, wodurch Schwindel oder Kopfschmerzen entstehen können.

4. Retention von Schleim-Nässe im Inneren

Fehlerhafte Ernährung, Überarbeitung und Streß oder langanhaltende Erkrankungen können die Milz und den Magen in ihrer Transport- und Transformationsfunktion schädigen; dies führt zu einer Bildung von Nässe und Schleim. Stagnierende Schleim-Nässe, die das Aufsteigen des reinen Qi und das Absteigen des trüben Yin behindert, verursacht Schwindel und Kopfschmerzen.

Differentialdiagnose der Syndrome

1. Übermäßiges Leber-Yang

Hauptsymptome: Kopfschmerzen oder Schwindel, verschlimmert durch Aufregungen, Reizbarkeit, gerötetes Gesicht, Tinnitus, trockener Mund mit bitterem Geschmack, Schlafstörungen mit vielen Träumen, gerötete Zunge mit gelbem Zungenbelag und saitenförmiger und beschleunigter Puls.

2. Qi- und Blut-Mangel

Hauptsymptome: Kopfschmerz oder Schwindel mit Schwäche, Kurzatmigkeit, Palpitationen, Schlaflosigkeit, Spontanschweiße, rosafarbene Zunge mit dünnem, weißem Belag und saitenförmiger und fadenförmiger Puls. (Diese Symptomatik findet sich üblicherweise bei Patienten mit Hypertonie und kardialen Erkrankungen.)

3. Nieren-Schwäche

Hauptsymptome: Kopfschmerz oder Schwindel mit Leere-Gefühl im Kopf, Schwindel, Schwäche im Bereich der Lendenwirbelsäule und der Knie, Impotenz oder nächtliche Samenergüsse, trockener Mund, rote Zunge mit wenig Belag und zarter und schwacher Puls.

4. Retention von Schleim-Nässe im Inneren

Hauptsymptome: Kopfschmerz oder Schwindel mit Schweregefühl oder Bandgefühl des Kopfes, Völle- und Oppressionsgefühl im Brustbereich oder Epigastrium, Appetitverlust, Somnolenz, geschwollene Zunge mit weißem, klebrigem Belag und weicher und schlüpfriger Puls.

Arzneimittelbehandlung

1. Übermäßiges Leber-Yang

Therapieprinzipien: Leber harmonisieren und übermäßiges Yang unterdrücken.

Rezeptur der Wahl: *Tianma Gouteng Yin* (Dekokt mit Gastrodia und Uncaria) mit Modifikationen; in dieser Rezeptur dämpfen Rhizoma Gastrodiae, Ramulus Uncariae, Concha Haliotidis und Poria (mit Zinnober zubereitet) die Leber und dämpfen das überschießende Yang; Fructus Gardeniae und Radix Scutellariae klären die Hitze aus der Leber und stärken die leberharmonisierende Wirkung; und Radix Cyathulae, Cortex Eucommiae und Ramulus Taxilli nähren die Nieren, um die Leber zu harmonisieren; in Fällen mit gerötetem Gesicht, blutunterlaufenen Augen, bitterem Geschmack im Mund, trockenem Hals, gelbem, klebrigem Zungenbelag und Zeichen aufwärtsflammendem Leber-Feuers verwendet man *Longdan Xiegan Tang* (Radix Gentianae Dekokt, das die Leber entlastet).

2. Qi- und Blut-Mangel

Therapieprinzipien: Qi tonisieren und Blut nähren.

Rezeptur der Wahl: *Bu Zhong Yi Qi Tang* (Dekokt zur Stärkung der Mitte und zur Tonisierung des Qi) mit Herba Asari, Fructus Viticis und Rhizoma Chuanxiong zur Tonisierung des Qi und zur Beseitigung des Windes bei Patienten, die hauptsächlich an einem Qi-Mangel leiden; *Siwu Tang* (Vier Gentlemen Dekokt) mit Flos Chrysanthemi und Fructus Viticis sollte bei Patienten mit Kopfschmerzen als hauptsächliche Folge eines Blut-Mangels angewandt werden, um das Blut zu nähren und Wind auszuleiten.

3. Nieren-Schwäche

Therapieprinzipien: Nieren kräftigen.

Rezeptur der Wahl: *Qi Ju Dihuang Wan* (Pille mit Radix Rehmanniae, Fructus Lycii und Flos Chrysanthemi); diese Rezeptur setzt sich zusammen aus *Liuwei Dihuang Wan* (Sechs Bestandteile Pille mit Radix Rehmanniae), das das Nieren-Yin nährt und Fructus Lycii und Flos Chrysanthemi, die die Leber nähren und harmonisieren; für Patienten mit Nieren-Yang-Mangel verwendet man *Yougui Wan* (Pille, die die Rechte (Niere) wiederherstellt); bei Patienten mit einem Nieren-Yin-Mangel kommt *Zuogui Wan* (Pille, die die Linke (Niere) wiederherstellt) zur Anwendung.

4. Retention von Schleim-Nässe im Inneren

Therapieprinzipien: Nässe und Schleim beseitigen.

Rezeptur der Wahl: *Banxia Baizhu Tianma Tang* (Dekokt mit Rhizoma Pinelliae, Rhizoma Atractylodis Macrocephalae und Rhizoma Gastrodiae); Pericarpium Citri Reticulatae, Rhizoma Pinelliae, Poria und Radix Glycyrrhizae lösen den Schleim; Rhizoma Gastrodiae und Fructus Viticis harmonisieren die Leber und leiten Wind aus; Rhizoma Atractylodis Macrocephalae und Fructus Jujubae regulieren den Mittleren Erwärmer und tonisieren die Milz, um den Therapieeffekt der Beseitigung von Schleim-Nässe zu verstärken.

Akupunkturbehandlung

(1) Punkte zur Harmonisierung der Leber: G 20, LG 20, G 5, G 43 und Le 2; sedierende Methode.

(2) Punkte zur Stärkung und Regulierung des Qi und des Blutes: LG 20, KG 6, B 18, B 20, B 23 und M 36; tonisierende Nadelung.

(3) Punkte zur Stärkung der Nieren: LG 20, B 23, MP 6, G 20, KG 6, N 3 und KG 4; tonisierende Nadelung.

(4) Punkte zur Schleimlösung und Beseitigung von Nässe: LG 20, G 20, M 8, B 20, KG 12, KS 6 und M 40; sedierende Methode.

Moderne Forschung

Die meisten traditionell arbeitenden Ärzte gehen davon aus, daß der hauptsächliche pathogenetische Faktor bei Hypertension in einer Störung des Yin-Yang-Verhältnisses besteht. Die häufigsten Syndrome sind übermäßiges Yang infolge von Yin-Mangel, aufsteigendes Leber-Feuer und Yin- und Yang-Mangel. Hypertonie ist eng mit Störungen der Leber, der Nieren und des Herzens verbunden. Untersuchungen haben belegt, daß die Behandlung der Hypertonie auf dem Boden einer Syndrom-Differenzierung in 90% der Fälle wirksam ist; im besonderen gilt dies hinsichtlich der Verbesserung und der klinischen Symptome wie Kopfschmerzen, Schwindel und Tinnitus.

Die Ärzte des Shanghai Shuguang Krankenhauses behandelten 832 Fälle von primärer Hypertonie mit dem Dekokt mit Rhizoma Curculiginis und Herba Epimedii. 80% der behandelten Patienten wiesen einen anhaltenden antihypertensiven Effekt bei Symptomlinderung und ohne Nebenwirkungen auf. Das Dekokt setzt sich aus Radix Curculiginis, Herba Epimedii, Radix Morindae Officinalis, Cortex Phellodendri, Radix Angelicae Sinensis und Rhizoma Anemarrhenae zusammen und ist vor allem bei weiblichen Hypertonie-Patienten mit klimakterischen Symptomen angezeigt.

Neuere Untersuchungen haben für folgende Pflanzen oder ihre Extrakte antihypertensive Wirkungen nachgewiesen:

Tetrandin, ein wirksames, aus Radix Stephaniae Tetrandrae extrahiertes Alkaloid, kann in einer Menge von 120-180 mg in Fällen von schwerer Hypertonie oder maligner Hypertonie intravenös verabreicht werden. In einer Menge von 100 mg dreimal täglich kann es außerdem oral in der Langzeitbehandlung in der primären Hypertonie angewandt werden. Studien belegen eine Wirksamkeitsrate von 69%. Es zeigten sich keine therapiebedingte Hypotonie oder andere Nebenwirkungen, auch traten keine Leber- und Nierenschäden auf.

Folium Apocyni Veneti ist ebenfalls eine wirksame Heilpflanze zur Behandlung der Hypertonie. Es wird üblicherweise als Getränk in der Dosierung von 3-6 g pro Tag eingenommen. In einer Studie an Hunden mit perinephritischer Hypertonie senkten sich die Blutdruckwerte unter oraler Verabreichung von Folium Apocyni Veneti von 194/142 mmHg auf 152/100 mmHg und die Blutdruckwerte lagen für drei Tage in einem niederen Bereich. Es waren keine schweren Nebenwirkungen nachweisbar, allerdings trat in einigen Fällen Schwäche und Schwindel auf.

Ramulus Uncariae cum Uncis ist eine Heilpflanze, die oft zur Harmonisierung der Leber und zur Klärung der Hitze angewandt wird. In klinischen und experimentellen Studien konnte auch ein antihypertensiver Effekt nachgewiesen werden. Bei dem blutdrucksenkenden Bestandteil in Ramulus Uncariae cum Uncis handelte es sich um Rhynchophyllin. Diese Substanz ist zur Behandlung leichter bis mittelgradiger Hypertonien geeignet.

Radix Aristolochiae hat ebenfalls blutdrucksenkende Wirkung. Der blutdrucksenkende Hauptbestandteil ist Magnoflorin. Diese Substanz hat einen offensichtlichen ganglienblockierenden Effekt, allerdings ohne spezifische Selektivität. Aus diesem Grund kann sie kein zufriedenstellender Ersatz für andere Ganglion-Antagonisten sein.

Die Ergebnisse experimenteller Studien an Tiermodellen mit Hypertonie belegten für folgende traditionelle chinesische Arzneimittel antihypertensive Wirkungen: Radix Puerariae, Flos Chrysanthemi Indici, Lumbricus, Rhizoma Coptidis, Radix Scutellariae, Cortex Phellodendri, Cortex Eucommiae, Cortex Moutan, Rhizoma Corydalis und Radix Adenophorae.

Qigong-Übungen haben ebenfalls vielversprechende Wirkungen bei Hypertonie gezeigt. Kuang Ankun et al. randomisierten 204 Patienten mit essentieller Hypertonie in zwei Gruppen: 104 Patienten übten Qigong mit einer geringen antihypertensiven Medikation; die 100 Patienten der Kontrollgruppe erhielten nur die leichte antihyertensive Therapie. Nach zweimonatiger Behandlung lag die blutdrucksenkende Wirksamkeitsrate in beiden Gruppen bei 91%. Nach einem Jahr lag sie in der Qigong-Gruppe bei 92% und in der Kontrollgruppe bei 80%. Nach 20 Jahren lag sie in der Qigong-Gruppe bei 88% und in der Kontrollgruppe bei 67%. Im Verlauf von 20 Jahren beobachteten die Ärzte den Krankheitsverlauf der Patienten und fanden, daß die Schlaganfallinzidenz und die Mortalitätsrate in der Qigong-Gruppe bei 16,35% bzw. 11,54% lagen und in der Kontrollgruppe bei 30% bzw. 23%. Diese Studien zeigen, daß Qigong eine wichtige Rolle bei der Verbesserung der Selbstregulationsmechanismen spielt und zu einer Verringerung der multiplen zerebrokardiovaskulären Risikofaktoren führt.

Im allgemeinen senkt die traditionelle Behandlung die Blutdruckwerte weniger, hat aber im Vergleich zur schulmedizinischen Medikation deutlichere Besserungen hinsichtlich der Hypertonie-Symptomatik. Aus diesen Gründen ergibt sich als logische Folge die Empfehlung zu einer Kombination der TCM und der Schulmedizin bei der Behandlung der Hypertonie.

Kapitel 23
Virus-Myokarditis

Virus-Myokarditiden werden häufig durch Coxsackie-Viren der Gruppe B, seltener durch Coxsackie-Viren der Gruppe A verursacht.

Eine Myokarditis bleibt häufig undiagnostiziert, da sie meist subklinisch verläuft und schwere begleitende Erkrankungszeichen im Vordergrund stehen. EKG-Veränderungen können die einzigen klinischen Zeichen sein. Seltener kommt es zur Herzvergrößerung und herabgesetzter Leistungsfähigkeit. Liegt eine Symptomatik vor, zeigt sich bei den erkrankten Patienten eventuell Fieber, Palpitationen, pleuroperikardiale Schmerzen, Dyspnoe, Ödeme oder Erschöpfung. Gelegentlich sterben Patienten auch plötzlich.

Ätiologie und Pathogenese

Entsprechend den Theorien der TCM wird die Virus-Myokarditis durch das Eindringen epidemischer Hitze in den Körper über Poren, Haut, Mund und Nase verursacht; die epidemische Hitze dringt in die Lungen und schließlich in das Herz ein, führt zu einer Schädigung des Herz-Qi oder Herz-Yang oder zu einem Verbrauch des Herz-Yin.

Differentialdiagnose der Syndrome

1. Retention epidemischer Hitze im Herzen

Akutes Stadium der Myokarditis nach einer Infektion des oberen Respirationstrakts.

Hauptsymptome: Niedriges Fieber, Spontanschweiße, Palpitationen, Obstipation, dunkelgelber Urin, rote Zunge mit gelbem Belag und beschleunigter Puls mit Arrhythmien.

2. Herz-Qi-Mangel

Hauptsymptome: Schwäche, Blässe, Palpitationen, Kurzatmigkeit, blasse Zunge mit dünnem Belag und zarter und schwacher Puls, häufig mit Arrhythmien.

3. Herz-Qi- und Yin-Mangel

Hauptsymptome: Schwäche, Kurzatmigkeit, Palpitationen, Hitzeempfindungen der Fußsohlen und Handflächen, trockener Mund und rote Zunge mit wenig Belag und zarter und beschleunigter Puls bei häufiger Arrythmie.

4. Yang-Mangel des Herzens und der Nieren

Hauptsymptome: Schwäche, Kurzatmigkeit, Palpitationen, Blässe, Kälteempfindlichkeit, kalte Extremitäten, blasse Zunge mit weißem Belag und zarter und schwacher Puls mit Arrhythmien oder langsamer Puls.

Kapitel 23

Arzneimittelbehandlung

1. Retention von epidemischer Hitze im Herzen

Therapieprinzipien: Epidemische Hitze aus dem Herzen beseitigen.

Rezeptur der Wahl: *Qing Wen Bai Du Yin* (Dekokt, das Epidemien beseitigt und Toxine überwältigt); in dieser Rezeptur kühlen Radix Rehmanniae, Rhizoma Coptidis, Radix Paeoniae Rubra, Fructus Forsythiae, Radix Scrophulariae, Cortex Moutan und Herba Lophatheri das Blut und klären Hitze aus dem Herzen; die anderen Arzneien beseitigen fieberfördernde Substanzen (aufgrund der hohen Kosten wird Cornu Rhinocerotis weggelassen).

2. Herz-Qi-Mangel

Therapieprinzipien: Herz-Qi tonisieren.

Rezeptur der Wahl: *Danggui Buxue Tang* (Dekokt mit Radix Angelicae Sinensis zur Nährung des Blutes), in dem Radix Astragali das Herz-Qi nährt und Radix Angelicae Sinensis das Herz-Blut nährt; sind die Patienten kälteempfindlich, wendet man das Pulver des Jade-Paravent an; in dieser Rezeptur tonisiert Radix Astragali das Qi und kräftigt die Oberflächenabwehr des Körpers; Rhizoma Atractylodis Macrocephalae stärkt die Milz und fördert das Qi und das Blut; und Radix Saposhnikoviae und Radix Astragali verstärken die kräftigende Wirkung für die Oberflächenabwehrkraft des Körpers.

3. Herz-Qi- und Yin-Mangel

Therapieprinzipien: Qi tonisieren und Yin nähren.

Rezeptur der Wahl: *Shengmai San* (Pulver, das den Puls erzeugt); in dieser Rezeptur tonisiert Ginseng das Herz-Qi, und Radix Ophiopogonis und Fructus Schisandrae nähren das Herz-Yin.

4. Yang-Mangel des Herzens und der Nieren

Therapieprinzipien: Herz und Nieren wärmen und kräftigen.

Rezeptur der Wahl: *Qi Fu Tang* (Dekokt mit Radix Astragali und Radix Aconiti); in dieser Rezeptur kräftigt Radix Astragali das Herz-Qi und Radix Aconiti wärmt das Nieren-Yang.

Moderne Forschung

Chen Shuxia et al. (Zweite Medizinische Universität, Shanghai) beobachteten die therapeutische Wirksamkeit von *Yupingfeng San* (Pulver des Jade-Paravent) und *Shengmai Ye* (Pulsaktivierende Lösung) bei Coxsackie-B-Virus-Myokarditis. Sie verabreichten 30 Patienten das Jade-Paravent-Pulver (15 g zweimal täglich oral) und die Pulsaktivierende Lösung (10 ml zweimal täglich oral) für 2-3 Monate; eine andere Gruppe von 20 gesunden Freiwilligen erhielt das Jade-Paravent-Pulver (15 g zweimal täglich oral) für eine Woche als Kontrollgruppe.

Nach der Behandlung waren die klinischen Symptome gebessert. Die EKG-Veränderungen, die Sinus-Tachykardie, die gehäuften ventrikulären Extrasystolen, die paroxysmalen ventrikulären Tachykardien und die sinoartrialen Blockierungen verbesserten sich dramatisch.

Die Ärzte bestimmten die Aktivität der natürlichen Killerzellen (NK) vor und nach der Behandlung. Vor der Behandlung lag die NK-Aktivität bei 24 Patienten (80%) niedriger im Vergleich zu den gesunden Probanten. Nach der Behandlung mit der TCM stieg die NK-Aktivität von 12,26 ± 1,31% auf 31,99 ± 4,23%.

Yang Yinzhen et al. (Zhongshan Krankenhaus, Medizinische Universität, Shanghai) berichteten über eine kontrollierte Studie bezüglich der Wirksamkeit von Radix Astragali in der Behandlung von Coxsackie-B-Virus-Myokarditiden. Eine Gruppe von Patienten erhielt Radix Astragali in Granulatform (16,5 g zweimal täglich oral über 3 Monate) während eine andere Gruppe konventionelle schulmedizinische Therapie erhielt (Coenzym A, Vitamin C usw.). Die Verbesserung der linksventrikulären Funktion lag in der mit Radix Astragali behandelten Gruppe höher als in der Kontrollgruppe.

Eine andere Gruppe von Patienten mit Coxsackie-B-Virus-Myokarditis erhielt intramuskuläre Radix Astragali-Injektionen täglich über 3-4 Monate in einer Dosierung von 4 ml (gewonnen aus 8 g roher Radix Astragali). Die NK-Aktivität, die vor Behandlung herabgesetzt war, war gegen Ende der Behandlung deutlich erhöht, während in der konventionell therapierten Gruppe diese Verbesserung nicht nachgewiesen werden konnte. Die therapeutische Wirksamkeit von Radix Astragali zeigte sich auch in dem Effekt der Substanz auf die elektrische Aktivität von kultivierten Myokardzellen bei Coxsackie-B-2 virusinfizierten Ratten, da das Auftreten von Extrasystolen, Tachykardien und Fibrillationen in dem mit Radix Astragali behandelten Myokardzellen wesentlich seltener war.

Rong Yizhi et al. (Sanhua Krankenhaus, Medizinische Universität, Shanghai) berichteten, daß das Pulsaktivierende Pulver das Myokard vor Schäden schützen kann, die durch Adriamycin (antikarzinomatöses Chemotherapeutikum) verursacht sind. Rong et al. beobachteten den protektiven Effekt von Ginsenosiden auf die aktiven Myokardzellkulturen von neugeborenen Ratten. Die Zellen wurden unter ungenügender Glukoseversorgung und Hypoxiebedingungen kultiviert. Die Myokardzellen, die mit Ginsenosiden behandelt wurden, wiesen deutlich bessere histologische Ergebnisse, Ultrastrukturen sowie eine erhöhte Aktivität der Succinat-Dehydrogenase im Vergleich zur Zellkontrollgruppe auf.

Kapitel 24

Koronare Herzkrankheit

Die koronare Herzkrankheit, auch als ischämische Herzerkrankung bekannt, ist üblicherweise durch atheromatöse Läsionen der koronaren Arterien verursacht. Die klinischen Hauptsymptome sind Angina pectoris und Myokardinfarkte.

Obwohl die Begriffe Angina pectoris und akuter Myokardinfarkt in den vergangenen Zeiten nicht verwendet wurden, findet man in dem alten Text der TCM die Beschreibungen der klinischen Symptomatik der koronaren Herzkrankheit.

Ätiologie und Pathogenese

Der präkordiale Schmerz ist das vorherrschende Zeichen der koronaren Herzkrankheit. Entsprechend den Theorien der TCM verursacht eine Obstruktion der Herzgefäße Schmerzen. Diese Gefäße können durch in der Brust gestauten Schleim blockiert sein, der das Yang-Qi blockiert, und/oder es liegt eine Blockierung durch Blut-Stase infolge Qi-Mangel oder Qi-Stagnation vor.

Differentialdiagnose der Symptome

1. Obstruktion des Yang-Qi in der Brust durch Schleim-Akkumulation

Hauptsymptome: Oppressionsgefühl im Brustbereich oder Brustschmerzen, die in den Rücken ausstrahlen, begleitet von Kurzatmigkeit, weißer, dicker, klebriger Zungenbelag und schlüpfriger Puls. Diese Symptomatik beschreibt den Kälte-Schleim-Typ. Wird der Zungenbelag gelb und klebrig, entwickelt sich ein Schleim-Hitze-Typ.

2. Blut-Stase durch Qi-Mangel

Hauptsymptome: Erschöpfung, Kurzatmigkeit, Palpitationen mit lokalisiertem Schmerz, dunkelpurpurfarbene Zunge mit dünnem Belag und rauher Puls. In Fällen mit kalten Extremitäten, Kälteempfindlichkeit, blasser und weicher Zunge und langsamer Puls ist die Blut-Stase eine Folge eines Yang-Mangels; in Fällen mit übermäßigen Schweißen, eiskalten Extremitäten, Müdigkeit und schwindendem Puls oder bei Koma ist das Yang erschöpft, und es tritt ein Schock auf. Bei manchen Patienten findet sich ein kombinierter Yin- und Qi-Mangel, der sich als Hitzeempfindung in den Fußsohlen, Handflächen, bei trockenem Mund, Verlangen nach kalten Getränken, roter Zunge mit wenig oder ohne Belag und zarten und beschleunigten Puls äußert.

3. Blut-Stase durch Qi-Stagnation

Hauptsymptome: Völlegefühl oder Schmerzen in der Brust, dunkelpurpurfarbene Zunge mit dünnem Belag, keine Zeichen eines Qi-Mangels (wie Kurzatmigkeit oder Erschöpfung).

Kapitel 24

Arzneimittelbehandlung

1. Obstruktion des Yang-Qi in der Brust durch Schleim-Akkumulation

Therapieprinzipien: Obstruktion des Yang-Qi in der Brust beseitigen.

Rezeptur der Wahl: *Gualou Xiebai Baijiu Tang* (Dekokt mit Fructus Trichosanthis und Bulbus Allii Macrostemi mit Wein); in dieser Rezeptur beseitigt Fructus Trichosanthis den Schleim und senkt das umgekehrt aufsteigende Qi; Bulbus Allii Macrostemi wärmt und aktiviert das Yang-Qi der Brust und lindert Schmerzen; der Wein wirkt als Lenker-Arznei.

2. Blut-Stase durch Qi-Mangel

Therapieprinzipien: Qi tonisieren und Blutzirkulation fördern.

Rezeptur der Wahl: *Buyang Huanwu Tang* (Dekokt zur Kräftigung des Yang, um die Fünf (Zehntel) wiederherzustellen); in dieser Rezeptur tonisiert Radix Astragali das Qi, um die Blutzirkulation zu fördern und verstärkt die Wirkung der anderen Arzneien zur Beseitigung der Blut-Stase.

In Fällen mit Yang-Mangel fügt man Semen Cuscutae, Radix Aconiti Praeparata und Fructus Psoralae hinzu, um das Yang-Qi zu wärmen und zu tonisieren.

Bei Kollapszuständen verwendet man *Shen Fu Tang* (Dekokt mit Radix Ginseng und Radix Aconiti) und *Fuzi Tang* (Radix Aconiti-Dekokt); in diesen Rezepturen ergänzen Radix Aconiti Lateralis Praeparata und Radix Ginseng das erschöpfte Yang und tonisieren Qi.

In Fällen mit Qi- und Yin-Mangel gibt man Radix Scrophulariae und Radix Ophiopogonis und Fructus Schisandrae und Radix Rehmanniae zu den oben angegebenen Rezepturen.

3. Blut-Stase durch Qi-Stagnation

Therapieprinzipien: Das Qi bewegen und Blut-Stase beseitigen.

Rezeptur der Wahl: *Xuefu Zhuyu Tang* (Dekokt, das Stasen aus dem Haus des Blutes treibt); in dieser Rezeptur beseitigen Fructus Aurantii und Radix Bupleuri die Qi-Stagnation; Radix Platycodi wirkt als Lenkerarznei; die anderen Arzneien fördern die Blutzirkulation und beseitigen die Blut-Stase.

Akupunkturbehandlung

Hauptakupunkturpunkte: KG 17, KG 14, KS 6 und B 15.

Zusatzakupunkturpunkte:

(1) Bei Qi-Stagnation: zusätzlich Le 14 und Le 3.

(2) Bei Schleim-Akkumulation: zusätzlich M 36 und M 40, um die Milz-Funktion zu fördern und Schleim zu beseitigen.

(3) Bei Yang-Mangel: zusätzlich B 23 und N 3 mit tonisierender Nadelung, um das Nieren-Yang zu wärmen und das Nieren-Qi zu tonisieren.

(4) Bei Yin-Mangel: zusätzlich MP 6, um das Qi der drei Yin-Meridiane zu regulieren.

Moderne Forschung

Seit 1970 haben Ärzte eine Anzahl von Studien über die Anwendung von Traditioneller Chinesischer Medizin zur Behandlung der koronaren Herzkrankheit (KHK) durchgeführt. Diese Untersuchungen belegten die gute Wirksamkeit vieler chinesischer Heilpflanzen und führten zu einer weiten Anwendung in der Behandlung der KHK in China. Die am häufigsten angewandten therapeutischen Prinzipien, Rezepturen und Arzneimittel werden im folgenden aufgeführt.

1. Prinzip der Tonisierung des Qi und der Aktivierung der Durchblutung

Da Qi-Mangel und Blut-Stase die häufigsten Syndrome bei KHK sind, wird das therapeutische Prinzip der Qi-Tonisierung und der Durchblutungsförderung oft angewandt. Im folgenden die entsprechenden Arzneimittel:

(1) Injektion für Qi und Blut (IQB), zusammengesetzt aus Radix Ginseng, Radix Astragali und Radix Angelicae Sinensis. Die klinische Wirksamkeit wurde in einer plazebokontrollierten Single-Blind-Crossover-Studie belegt. Die Gesamtwirkungsrate von IQB bei Angina pectoris lag bei 90,6%, während in der Plazebo-Gruppe die Gesamtwirkungsrate nur bei 16,6% lag. In der IQB-Gruppe zeigten sich in 56,25% der Fälle Verbesserung der ischämischen ST-T-Streckenveränderungen gegenüber 11,1% in der Plazebo-Gruppe. Ein submaximaler Ergometrie-Belastungstest zeigte die Wirksamkeit von IQB. Die Belastungsdauer in der IQB-Gruppe erhöhte sich von 348,50 auf 503,5 Minuten, blieb in der Plazebo-Gruppe jedoch unverändert.

(2) Die Mischung gegen Myokardinfarkt (AMIM), eine Rezeptur zur Tonisierung des Qi und zur Bewegung des Blutes, besteht aus 6 Heilpflanzen: Radix Astragali, Radix Codonopsis Pilosulae, Rhizoma Polygonati, Radix Salviae Miltiorrhizae, Radix Paeoniae Rubra und Radix Curcumae. Die Ärzte randomisierten 34 Patienten mit akutem Myokardinfarkt (AMI) in zwei Gruppen. Die Gruppe A (215 Patienten) erhielt AMIM in Kombination mit schulmedizinischen Arzneien; die Gruppe B erhielt ausschließlich schulmedizinische Behandlung. Die stationäre Mortalitätsrate lag in der Gruppe A bei 6,5%, in der Gruppe B bei 14,9%. Die weitere Untersuchung belegte, daß AMIM-Therapie die Mortalitätsrate durch Schock und Herzinsuffizienz senkte.

2. Das Prinzip der Bewegung des Blutes zur Beseitigung der Blut-Stase

Wissenschaftler untersuchten eine Mischung mit dem Namen „Koronarherz Nr. II" (KH-II) bestehend aus Radix Salviae Miltiorrhizae, Rhizoma Chuanxiong, Radix Paeoniae Rubra, Flos Carthami und Lignum Dalbergiae. An 112 Patienten mit Angina pectoris wurde eine plazebokontrollierte Doppel-Blind-Crossover-Studie durchgeführt. Die Häufigkeit und die Schwere der Angina pectoris-Anfälle nahmen bei den Patienten der KH-II-Gruppe in 80% der Fälle ab und die benötigten Nitroglyzerin-Dosierungen waren bei 44,2% der Patienten deutlich reduziert; in der Plazebo-Gruppe nahmen die Angina pectoris-Anfälle bei 16,1% der Patienten ab und bei 20,5% der Patienten war die benötigte Nitroglyzerin-Menge deutlich reduziert.

Die Mischinjektion Salviae Miltiorrhizae ist eine vereinfachte Zubereitung der KH-II-Mischung, die nur Radix Salviae Miltiorrhizae und Lignum Dalbergiae enthält. Sie ist in Fällen häufiger und schwerer Angina pectoris-Anfälle und bei akutem Myokardinfarkt angezeigt, da sie intravenös verabreicht werden kann und Schnellwirkung zeigt. Nach Anwendung dieser Injektion verbesserten sich bei 62,1% der Patienten die Angina pectoris-Anfälle deutlich und bei 50,9% der Patienten zeigten sich Besserung der ischämischen EKG-Veränderungen. Es waren keine Nebenwirkungen zu beobachten.

Man hat einige aktive Substanzen, die die Blutzirkulation fördern, aus diesen Arzneien isoliert; es handelt sich um Tanshinon II-A Kalium-Sulfonat (TS-IIA), Danshensu, Danshen-Diterpen (DS-781), 3,4-Dihydroxyacetophenon und Kalium-Ferulat. Zur klinischen Anwendung sind bereits einige chemisch synthetisierte Substanzen (z. B. Tetramethylpyrazin) erhältlich.

3. Das Prinzip der Qi-Tonisierung und Nährung des Yin

Die entsprechende Rezeptur ist *Shengmai San* (Pulsaktivierendes Pulver), das Radix Ginseng, Radix Ophiopogonis und Fructus Schisandrae enthält.

4. Das Prinzip der Qi-Tonisierung und Erwärmung des Yang

Dieses Prinzip ist bei Patienten mit KHK und bei Qi- und Yang-Mangel anzuwenden. Die anzuwendende Rezeptur wird Herzstärkendes Dekokt genannt und enthält Radix Aconiti Lateralis Praeparata und Radix Astragali als Hauptarzneien.

5. Das Prinzip der Beseitigung der Blut-Stase mit warmen Arzneien von aromatischem Geschmack

Die Rezepturen dieser Kategorie bringen bei Angina pectoris-Anfällen schnelle Linderung und werden häufig bei akuten Anfällen angewandt. Wärmende, aromatische Arzneien wie Resina Liquidambaris, Lignum Santali und Benzoinum fördern sehr schnell den Qi-Fluß, beseitigen Blut-Stase und lindern die Schmerzen. Beispiele für Rezepturen dieser Art sind Liquidambar-Koronararzneipille, Moschus-Herzarzneipille, Herzschmerz-Aerosol und *Kuan Xiong* Aerosol; diese Zubereitungen zeigen innerhalb von 3-5 Minuten Wirkungen, können mit Nitroglycerin verglichen werden und haben keine Nebenwirkungen.

Während die therapeutische Wirkungsweise der traditionellen chinesischen Arzneien unterschiedliche pharmakologische Mechanismen haben mögen, sind ihre gemeinsamen Wirkungen wie folgt:

(1) Sie senken die Blutviskosität und erhöhen die Myokarddurchblutung;

(2) sie erhöhen den Plasma 6-Keto-PGF_1-α-Spiegel;

(3) sie inhibieren die Thrombozyten-Aggregation und senken den Plasma TXB_2-, ß-TG-, PF_4-Spiegel;

(4) sie kräftigen die linksventrikuläre Kontraktionskraft; und

(5) sie erhöhen den 2,3-DPG-Spiegel im Hämoglobin.

Kapitel 25

Herzinsuffizienz

Die Herzinsuffizienz ist ein pathophysiologischer Zustand, bei dem der linke und/oder rechte Ventrikel nicht mehr in der Lage sind, die entsprechende Blutmenge, die zur Stoffwechselfunktion des Körpers erforderlich ist, zu bewegen und dies vor allem unter Belastung oder Streß. Ein breites Spektrum von Erkrankungen wie rheumatische Herzerkrankung, koronare Herzkrankheit, arterielle Hypertonie und Kardiomyopathien können zur Herzinsuffizienz führen.

Die Herzinsuffizienz wird allgemein bezüglich der Dauer ihres Auftretens (akut oder chronisch), der auslösenden Mechanismen und entsprechend des betroffenen Ventrikels beschrieben. Die häufigsten klinischen Syndrome der Herzinsuffizienz sind:

1. Akute oder chronische Herzinsuffizienz

Die Herzinsuffizienz beginnt in der Regel schleichend, bei einigen Patienten, wie z. B. nach akutem Myokardinfarkt, kann sie sehr plötzlich auftreten und wird dann als akute Herzinsuffizienz bezeichnet.

2. Links- oder Rechtsherzinsuffizenz

Bei der Herzinsuffizienz kommt es immer zu einer Insuffizienz eines Ventrikels vor dem anderen. Im Falle einer koronaren Herzerkrankung oder arterieller Hypertonie entwickelt sich üblicherweise eine linksventrikuläre Herzinsuffizienz. Im Gegensatz dazu kommt es bei einer rheumatischen Mitralklappenstenose anfangs zu einer rechtsventrikulären Insuffizienz.

Die Symptomatik der Herzinsuffizienz ist abhängig vom betroffenen Ventrikel und der Dauer der Erkrankung. Die linksventrikuläre Insuffizienz zeigt sich in einer pulmonalen Stauung und in Ödemen, die rechtsventrikuläre Insuffizenz in einer systemischen Venenkongestion und in peripheren Ödemen.

Ätiologie und Pathogenese

1. Eindringen äußerer pathogener Faktoren

Äußere pathogene Faktoren können in die Oberflächenschichten des Körpers eindringen, sich in den Meridianen stauen, das Blutsystem angreifen, damit zu einer Störung der Blutzirkulation führen und eine kardiale Dysfunktion verursachen.

2. Qi-Mangel des Herzens und der Milz durch Überarbeitung oder Angst

Wenn Überarbeitung oder Angst das Herz und die Milz schädigen, kommt es zu einem Qi-Mangel der inneren Organe. Qi ist die dynamische Kraft der Blutzirkulation. Besteht ein Qi-Mangel ist die Blutzirkulation beeinträchtigt, und es kommt zu einer Blut-Stauung.

3. Yang-Mangel der Milz und der Nieren

Besteht ein langfristiger Qi-Mangel des Herzens und der Milz, kommt es zu einer weiteren Verschlechterung im Sinne eines Yang-Mangels, besonders der Milz und der Nieren. Im Falle eines Milz-Yang-Mangels ist die Milz nicht mehr in der Lage, Nahrungsstoffe und Flüssigkeiten zu transportieren und zu transformieren. Dies führt zu einer Akkumulation von Flüssigkeit mit Ödembildung. Die pathogene Flüssigkeit beeinträchtigt das Herz und führt zu Palpitationen. Die akkumulierte Flüssigkeit greift die Lungen an, verursacht Husten, Auswurf, Kurzatmigkeit und Dyspnoe.

Differentialdiagnose der Syndrome

1. Herz-Qi-Mangel (Frühstadien der Herzinsuffizienz)

Hauptsymptome: Müdigkeit, Kurzatmigkeit, Spontanschweiße, Palpitationen, die durch Belastung verschlimmert werden, blasse Zunge mit Zahneindrücken an den Zungenrändern, dünner, weißer Zungenbelag und schwacher Puls oder Arrhythmien.

2. Kombinierter Qi- und Yin-Mangel

Hauptsymptome: Müdigkeit, Kurzatmigkeit, Palpitationen, gerötete Zunge mit wenigem oder fehlendem Belag, trockener Mund, Verlangen nach Getränken, Hitzesensationen der Fußsohlen und Handflächen und zarter, beschleunigter Puls oder Arrhythmien.

3. Blut-Stase bei Qi-Mangel

Hauptsymptome: Dunkle Gesichtsfarbe, Palpitationen, Kurzatmigkeit, Schwäche, stechende Schmerzen in der Brust, Dilatation der Halsvenen, Tumor im Oberbauchbereich, dünner, weißer Zungenbelag, dunkelpurpurfarbene Lippen und Zunge, gelegentlich mit Ecchymosen der Zunge, rauher Puls oder Arrhythmien.

4. Flüssigkeitsretention bei Yang-Mangel

Hauptsymptome: Palpitationen, Kurzatmigkeit oder Dyspnoe, Husten mit Auswurf, Ödeme, Mattigkeit, Kälteempfindlichkeit, kalte Extremitäten, blasse, geschwollene Zunge mit weißem Belag und tiefer oder langsamer Puls.

Arzneimittelbehandlung

1. Herz-Qi-Mangel

Therapieprinzipien: Herz-Qi tonisieren.

Rezeptur der Wahl: *Buzhong Yiqi Tang* (Dekokt zur Kräftigung der Mitte und zur Tonisierung des Qi); in dem Radix Ginseng, Radix Astragali, Radix Glycyrrhizae und Rhizoma Atractylodis Macrocephalae das Herz-Qi tonisieren; Radix Angelicae Sinensis nährt das Herz-Blut; und Rhizoma Cimicifugae und Radix Bupleuri heben das reine Qi und unterstützen den Qi-tonisierenden Effekt.

2. Kombinierter Qi- und Yin-Mangel

Therapieprinzipien: Qi tonisieren und Yin nähren.

Rezeptur der Wahl: *Shengmai San* (Pulver, das den Puls erzeugt).

3. Blut-Stase bei Qi-Mangel

Therapieprinzipien: Qi tonisieren, Blut bewegen und Blut-Stauung beseitigen.

Rezeptur der Wahl: *Buyang Huanwu Tang* (Dekokt zur Kräftigung des Yang, um die Fünf (Zehntel) wiederherzustellen); in dieser Rezeptur wird Radix Astragali als Haupt-Heilpflanze in den Dosierungen von 30 g oder mehr verabreicht. Die anderen Arzneien fördern die Bewegung des Blutes und die Beseitigung der Blut-Stase; Radix Astragali wirkt außerdem diuretisch, Herba Leonuri und Herba Lycopi beseitigen Blut-Stase, fördern die Diurese und können im Fall von Ödemen angewandt werden.

4. Retention von Flüssigkeit-Nässe durch Yang-Mangel

Therapieprinzipien: Yang wärmen, Diurese fördern, z. B. übermäßige Körperflüssigkeit durch eine Kräftigung des Milz- und Nieren-Yang (diuretischer Effekt) mit wärmenden Heilpflanzen beseitigen.

Rezeptur der Wahl: *Guizhi Fuzi Tang* (Dekokt mit Ramulus Cinnamomi und Radix Aconiti Praeparata) und *Wuling San* (Fünf Bestandteile Pulver mit Poria) mit Modifikationen; in diesen Rezepturen wärmen Ramulus Cinnamomi, Radix Aconiti Praeparata und Rhizoma Zingiberis das Yang; Poria, Polyporus, Rhizoma Atractylodis Macrocephalae, Rhizoma Alismatis und Radix Glycyrrhizae stärken die Milz und fördern die Diurese.

Moderne Forschung

Selt der Gründung der Volksrepublik China haben Ärzte die inotropen Effekte von Heilpflanzen auf das Herz studiert. Sie haben 30 Arten traditioneller Arzneidrogen gefunden, die unterschiedliche Herzglykoside enthalten und somit die Myokardkontraktion erhöhen.

Die bezüglich dieser Heilpflanzen durchgeführten Untersuchungen werden im folgenden beschrieben.

1. Dekokt aus Codonopsis, Astragali und Strophanthus

Yi Waijue et al. (Dongzhimen Krankenhaus, Hochschule für TCM, Beijing) wandte diese Rezeptur zur Behandlung chronischer Herzinsuffizienz an. Sie enthält Radix Astragali, Radix Codonopsis Pilosulae, Herba Lycopi, Herba Leonuri, Strophanthus Divaricatus, Poria, Rhizoma Zingiberis Recens und Rhizoma Pinelliae. In dieser Rezeptur tonisieren Radix Codonopsis Pilosulae und Radix Astragali das Qi, Herba Lycopi und Herba Leonuri bewegen das Blut und die anderen Arzneien entsprechen der diuretisch wirkenden Rezeptur *Wupi Yin* (Fünf Schalen Dekokt).

Die Ärzte untersuchten das Dekokt in der Behandlung von 33 Patienten mit kongestiver Herzinsuffizienz (die meisten Fälle NYHA III und IV), die Folge einer rheumatischen

Herzerkrankung oder einer koronaren Herzerkrankung war. Die Patienten erhielten ausschließlich einmal pro Tag diese Rezeptur ohne andere kardiotonischen Substanzen, wie z. B. Digitalis. 31 Patienten gaben eine Besserung der klinischen Symptomatik der Herzinsuffizienz, wie Dyspnoe, Palpitationen, Husten mit Auswurf und Ödeme innerhalb eines Zeitraums von 5 Tagen an. Dieses Dekokt reduzierte signifikant das Vorhofflimmern bei Patienten mit hoher Herzfrequenz und Digitalisrefraktärität. Die Ärzte fanden, daß 4-6 g von Strophantus Divaricatus, das in diesem Rezept enthalten ist, ein strophantinähnliches Glykosid enthält, das besser als Digoxin die artrioventrikuläre Überleitung blockiert. In 4 Fällen kam es zu gastrointestinalen Störungen, in 2 Fällen zu einem AV-Block II. Grades. Dies waren die häufiger auftretenden Nebenwirkungen von Strophantus Divaricatus und konnten jedoch schnell durch Dosisreduktion und Absetzen der Medikation beseitigt werden.

2. Sheng Mai San

Sheng Mai San (Pulver, das den Puls erzeugt) ist eine berühmte Rezeptur zur Tonisierung des Qi und Nährung des Qin. Liao Jiazhen et al. (Dongzhimen Krankenhaus, Beijing) berichteten über die Wirkung dieses Dekokt auf die linksventrikuläre Funktion bei koronarer Herzkrankheit (KHK) anhand systolischer und diastolischer Zeitintervalle (STI und DTI, im Mechanokardiogramm). Die Diagnose der koronaren Herzkrankheit wurde entsprechend der Kriterien der Weltgesundheitsorganisation formuliert.

Die Ärzte randomisierten 76 Fälle mit koronarer Herzkrankheit in drei Gruppen. Die 54 Patienten der Gruppe A erhielten intravenös 10 ml von *Sheng Mai San* (SMS), bestehend aus Ginseng (1 g), Radix Ophiopogonis (0,31 g), Fructus Schisandrae (0,15 g), gemischt mit 10 ml 10%iger Dextrose. Die 10 Patienten der Gruppe B erhielten intravenös als Kontrollgruppe mit einer positiven inotropen Substanz 0,6 mg Cedilanid-D, gemischt mit 10 ml 10%iger Dextrose.

Die 12 Patienten der Gruppe C erhielten als Plazebo-Kontrollgruppe intravenös nur 20 ml 10%iger Dextrose. 30 gesunde Personen galten als normale Kontrollgruppe. Die Ärzte zeichneten eine Stunde vor und eine Stunde nach Verabreichung der Medikationen sowie der Plazebo-Injektion Mechanokardiogramme auf. SMS zeigte einen positiv inotropen Effekt auf das Herz, der sich in verbesserten systolischen und diastolischen Zeitintervallen widerspiegelte. Diese Wirkungen werden wie folgt zusammengefaßt:

(1) Herzfrequenz: Die Herzfrequenz nach SMS-Injektion verlangsamte sich, der Blutdruck zeigte keine deutlichen Veränderungen; dies führt zur Annahme, daß SMS den myokardialen Sauerstoffverbrauch verringert.

(2) PEP/LVET-Ratio: Die PEP/LVET-Ratio ist umgekehrt proportional zur Herzfunktion. Bei Herzinsuffizenz kam es zu einer Erhöhung der PEP/LVET-Ratio: Nach SMS-Verabreichung fiel die PEP/LVET-Ratio signifikant ab und zeigte damit die Verbesserung der linksventrikulären Funktion an.

(3) a/H-Prozentverhältnis und LVEDP (linksventrikulärer enddiastolischer Druck): Das a/H-Prozentverhältnis ist ein wichtiger Index der linksventrikulären Compliance. Das a/H-Prozentverhältnis der Gruppe A verringerte sich nach SMS-Medikation; dies zeigte sich vor allem bei Patienten mit Hypertonie und weist auf eine Verbesserung der linksvertrikulären Compliance und auf eine Abnahme des LVEDP hin.

Zusätzlich behandelten Liao Jiazhen et al. 22 Patienten mit akutem Myokardinfarkt innerhalb von 48 Stunden nach Eintritt des Infarkts mit 10 ml SMS i. v. Die PEP/LVET-Ratio dieser Patienten wurde von 0,54 ± 0,04 (vor Therapie) auf 0,48 ± 0,02 (nach Therapie) gesenkt.

Außerdem führten die Ärzte eine Plazebo-kontrollierte, einfach verblindete Crossover-Studie an 14 Patienten mit Herzinsuffizienz durch, um die Wirkung von SMS auf das Herz mittels eines computerisierten Nuklearstethoskops zu beobachten. Die Patienten der Kontrollgruppe erhielten als Plazebo intravenös 20 ml 5%ige Glukoselösung injiziert. Eine Stunde vor und nach der Verabreichung der Glukoselösung oder von SMS wurde die linksventrikuläre Funktion gemessen.

Die Ergebnisse zeigten, daß SMS die Auswurfsfraktion (EF), den relativen kardialen Output (RCO) und das Schlagvolumen (SV) erhöhte. Die Wirkungen traten 10 Minuten nach Verabreichung der Medikation ein und erreichten die Höchstwerte nach 20 Minuten. Der Wert für die Auswurfsfraktion erhöhte sich 30 Minuten nach Verabreichung von SMS von 0,35 ± 0,02 auf 0,42 ± 0,02. In der Plazebo-Gruppe waren keine Veränderungen zu beobachten.

Weitere Untersuchungen über den Mechanismus der positiv-inotropen Wirkungen von SMS haben folgende Ergebnisse erbracht.

(1) Die Aktivität der (Na^+-K^+) ATPase wurde mit einer Menge von 0,3 ml SMS in vitro zu 24,98 ± 5,23% inhibiert.

(2) Bei Patienten mit akutem Myokardinfarkt senkte sich der Plasma cAMP-Spiegel von 41,92 ± 6,22 pM/ml auf 28,31 ± 4,7 pM/ml. Wie Krause berichtete, ist die erste biochemische Antwort nach akuter Myokardischämie der Anstieg des cAMP-Plasma-Spiegels, der zu der erhöhten adrenergen Aktivität in Beziehung gesetzt werden könnte. Die Fähigkeit von SMS hilft, den cAMP-Plasma-Spiegel zu senken und weist auf eine Verbesserung der akuten Myokardischämie und auf eine Abnahme der adrenergen Aktivität hin.

(3) Die Wirkungen von SMS auf 2,3-Diphosphoglycerinsäure-Spiegel (2,3-DPG) im Hämoglobin wurde in vivo an gesunden Probanden und an Ratten untersucht. An gesunden Probanden erhöhte sich 24 Stunden nach intravenöser Injektion von 10 ml SMS der 2,3-DPG-Spiegel im Hämoglobin von 14,15 ± 0,44 auf 16,29 ± 0,5 (µM/g). Bei Ratten, die SMS über 4 Tage in einer Dosierung von 0,5 ml/100 g/KG i. v. erhielten, lagen die 2,3-DPG-Spiegel im Hämoglobin bei 28,59 ± 0,38 im Vergleich zu 23,20 ± 0,33 (µM/ml) in der Kontrollgruppe, die mit Kochsalz behandelt wurde. Die Erhöhung der 2,3-DPG-Spiegel im Hämoglobin fördert die Sauerstoffabgabe aus dem Hämoglobin ins Gewebe und beugt kardialen Ischämien vor.

(4) An Kaninchen wurde in vivo die Wirkung von SMS bezüglich Thrombenbildung und Blutgerinnung untersucht. Die Ärzte verabreichten i. v. SMS in einer Dosierung von 2 ml/kg und verwendeten als Kontrollmedikation normale Kochsalzlösung. In der SMS-Gruppe waren die Gerinnungszeit, die Thromboplastinzeit und die Prothrombinverbrauchszeit verlängert, und die Plasmafibrinogenspiegel sanken. Es bestanden keine wesentlichen Veränderungen der ADP-induzierten Thrombozytenaggregation, der Thrombinzeit und der Euglobulinolysezeit. Diese Ergebnisse weisen darauf hin, daß SMS in einem gewissen Rahmen die Blutgerinnung inhibiert.

3. Codonopsis Pilosulae-Astragalus-Injektion

Liao Jiazhen und Dai Ruihong et al. untersuchten die Wirkungen einer Codonopsis Pilosula-Astragalus-Injektion (CP-A) bei Herzinsuffizienz. 1 ml der Injektionsmenge enthielt 0,5 g der Rohsubstanzen Radix Codonopsis Pilosulae und Radix Astragali.

Sie behandelten 39 Patienten mit chronisch-kongestiver Herzinsuffizenz unterschiedlicher Genese mit CP-A. Acht Patienten wurden einem kardialen hämodynamischen Monitoring mittels Swan-Ganz-Katheter über 72 Stunden unterzogen, um die Nachbehandlung mit CP-A auftretenden kardialen hämodynamischen Veränderungen sowie andere Kontrollparameter zu untersuchen.

Die Ergebnisse zeigten, daß Radix Codonopsis Pilosulae und Radix Astragali eine positiv inotrope Wirkung auf das Herz hatten und deutlich die kardiale Funktion verbesserten. Radix Salviae Miltiorrhizae zeigte diese Wirkung nicht, obwohl es stärker als CP-A die Blutviskosität und die Thrombozytenaggregation hemmt.

Die Ärzte verabreichten CP-A i. v. in einer Menge von 20 ml bei 15 Patienten mit Angina pectoris (KHK) und bei 14 Patienten mit akutem Myokardinfarkt (AMI). Eine Stunde vor und nach der Medikation wurden die systolischen Zeitintervalle (STI) gemessen. In den Kontrollgruppen wurde Cedilanid-D (0,6 mg i. v.) und 10%ige Dextroselösung (20 ml) verabreicht. Nach Behandlung mit CP-A verringerten sich die PEP/LVET-Spiegel von 0,44 ± 0,03 auf 0,40 ± 0,07 bei den Patienten mit Angina pectoris und von 0,53 ± 0,04 auf 0,49 ± 0,03 bei Patienten mit akutem Myokardinfarkt. Patienten, die mit Cedilanid-D behandelt wurden, zeigten eine Senkung der PEP/LVET-Spiegel von 0,48 ± 0,03 auf 0,43 ± 0,02; die Patienten, die nur Dextroselösung erhalten hatten, zeigten keine Veränderung der PEP/LVET-Spiegel.

Die pharmakologischen Studien bezüglich des Wirkmechanismus von CP-A erbrachten folgende Ergebnisse:

(1) CP-A zeigte in vitro keinen Einfluß auf die (Na^+-K^+)-ATPase-Aktivität in Myokardzellen von Ratten. Dies weist darauf hin, daß der positiv inotrope Effekt von CP-A nicht durch die Inhibition der Natriumpumpe, wie im Fall von Digitalis-Glycosiden, vermittelt wird.

(2) Die Aktivität von cAMP-PDE wurde durch CP-A in Dosis abhängig inhibiert. Ebenso wurde der cAMP-Spiegel in Myokardzellen durch CP-A von 0,28 ± 0,24 pM/mg feuchter Herzmuskel auf 1,63 ± 0,29 pM/mg feuchten Herzmuskel erhöht. Der positiv inotrope Effekt durch CP-A scheint mit einer signifikanten Inhibition der cAMP-PDE-Aktivität verbunden zu sein, die dadurch zu einer Erhöhung der cAMP-Spiegel in den Herzzellen führt. Somit ist CP-A eine Form eines nichtdigitaloiden Kardiotonikums.

(3) Radix Codonopsis Pilosulae und Radix Astragali (in Konzentration von 0,1-0,8 ml/10 ml Infusionslösung) bewirkten dosisabhängige Erhöhungen der Papillarmuskel-vermittelten Spannung.

(4) CP-A bewirkte einen signifikanten Anstieg des Blutflußvolumens (20,4-37,8% in der CP-A-Gruppe, verglichen mit 49,36% in einer Isoprenalin-Gruppe und einer Abnahme von 23,18% bei hypophysenbehandelten Mäusen) im Vergleich zur Tween-80-Kontrollgruppe.

(5) Die ADP-induzierte Thrombozytenaggregation wurde durch CP-A um 55,1 ± 9,6% verringert.

(6) Die cAMP und cGMP-Spiegel der Thrombozyten wurde durch CP-A erhöht; in der Dextrose-Kontrollgruppe waren keine signifikanten Veränderungen zu beobachten. Die Ergebnisse von experimentellen in vitro Versuchen belegten ebenfalls einen signifikanten Anstieg des cAMP und cGMP in Thrombozyten als Reaktion auf CP-A. Entsprechend der Hypothese ist die Erhöhung der Thrombozytenaggregation mit einer Abnahme der cAMP-Spiegel in den Thrombozyten korreliert. Die Ergebnisse, der hier beschriebenen Studie, lassen vermuten, daß die Inhibition der Thrombozytenaggregation durch CP-A durch eine Erhöhung der cAMP-Spiegel in den Thrombozyten bewirkt wird.

(7) Die Thrombozyten-PDE-Aktivität wurde durch CP-A verringert. Dies könnte teilweise für den Anstieg der Spiegel an zyklischen Nukleotiden verantwortlich sein.

(8) Die Aktivität von CaM (Calmodulin) wurde durch CP-A inhibiert, dies weist darauf hin, daß die Abnahme der Aktivität von PDE, verursacht durch CP-A in den Thrombozyten, teilweise durch eine Inhibition von CaM durch CP-A bewirkt ist, entsprechend der ähnlichen Wirkung von Milrinon, einem Nicht-Digitalis-Glycosid.

Kapitel 26
Schock

Ein Schockzustand ist ein komplexer, klinischer Erkrankungszustand mit mangelndem kardialen Output zur Versorgung der Gewebe und der Zellernährung mit herabgesetzter Gewebeperfusion, Gewebehypoxie und Metabolitenakkumulation.

Schockpatienten weisen üblicherweise eine Hypotonie mit systolischem Blutdruck unter 90 mmHg oder weniger auf. Sie haben eine kalte, feuchte, zyanotische Haut, haben einen fadenförmigen, beschleunigten Puls, sind benommen oder verwirrt und oligurisch. Diese Symptome treten zusätzlich zu der grundlegenden Vorerkrankung auf.

Hauptursachen für Schockzustände sind ein reduzierter venöser Rückfluß, wie bei Hämorrhagien, Dehydratation und endotoxinbedingter Schock sowie ein reduzierter kardialer Output wie der kardiogene Schock bei Myokardinfarkt oder bei Myokarditis.

In der TCM fällt das Schocksyndrom unter die Kategorie von „Jue-Syndrom" (Syndrom vorübergehender Bewußtlosigkeit) oder „Tuo-Syndrom" (Kollaps-Syndrom).

Ätiologie und Pathogenese

1. Eindringen pathogener Hitze

Pathogene Hitze schädigt das Ursprungs-Qi und verbraucht Körpersäfte und führt damit zu einer Erschöpfung des Qi und des Yin. Darüberhinaus kann eine übermäßige pathogene Hitze in das Perikard eindringen und zu Geistesstörungen und Bewußtseinsbeeinträchtigungen führen. Dieser Kategorie kann der endotoxinvermittelte Schock zugeordnet werden.

2. Erschöpfung des Yang-Qi

Schockzustände können bei schweren oder langanhaltenden Erkrankungen mit Erschöpfung des Ursprungs-Qi auftreten oder bei einem Übermaß an Yin-Kälte im Inneren, die das Yang-Qi verbraucht.

3. Erschöpfung der Yin-Essenz

Schwere Blutungen, Diarrhö, Erbrechen und Schweißausbrüche können in Fällen mit einer Erschöpfung der Yin-Essenz auftreten. Eine Erschöpfung der Yin-Essenz verursacht eine Trennung des Yin und des Yang.

Differentialdiagnose der Syndrome

Hauptsymptome: Eiskalte Extremitäten, ausgeprägte kalte Schweiße, Nässe, Kurzatmigkeit, Müdigkeit oder Bewußtlosigkeit, Zyanose, blasse und purpurfarbene Zunge und tiefer, zarter, kaum tastbarer Puls.

Jue-Syndrom und Tuo-Syndrom weisen diese Symptomatik auf. Zusätzlich können diese Syndrome wie folgt weiter differenziert werden:

1. Hitze-Jue tritt bei Infektionserkrankungen auf und wird begleitet von Fieber, Durst, Reizbarkeit, gelbem Urin, Obstipation, roter Zunge mit gelbem Belag und beschleunigtem Puls.

2. Kälte-Jue ist durch plötzliches Auftreten ohne vorangehendes Fieber bei Symptomen einer Grunderkrankung gekennzeichnet.

Das hervorstechende Bild des Jue-Syndroms ist die betonte Kälte der Extremitäten bei klinischen Syndromen der Grunderkrankungen. Allgemein handelt es sich bei dem Jue-Syndrom um ein Frühstadium des Schocks, das Tuo-Syndrom bezeichnet einen fortgeschrittenen Schockzustand.

3. Yang-Tuo ähnelt in seiner klinischen Manifestation dem Kälte-Jue. Die Symptomatik ist jedoch wesentlich schwerer.

4. Yin-Tuo ist durch eine schwere Erschöpfung der Yin-Essenz verursacht. Es tritt gewöhnlich nach schweren Hämorrhagien, Durchfällen und/oder Erbrechen und exzessiven übermäßigen Schweißen auf.

Das Tuo-Syndrom entspricht einem schweren Schockzustand. Der septische Schock kann unter Hitze-Jue kategorisiert werden, und andere Schock-Typen unter Kälte-Jue. Hämorrhagischer oder hypovolämischer Schock oder Schockzustände bei Verbrennungen werden dem Yin-Tuo-Syndrom zugeordnet. Andere Schockformen wie kardiogener Schock und anaphylaktischer Schock werden den Yang-Tuo-Syndromen zugeordnet. Abschließend ist noch darauf hinzuweisen, daß die Klassifikation der Schockzustände in der TCM nicht ohne Kontroversen ist.

Arzneimittelbehandlung

1. Hitze-Jue

Therapieprinzipien: Ursprungs-Qi tonisieren und pathogene Faktoren ausleiten.

Rezeptur der Wahl: *Huanglian Jiedu Tang* (Rhizoma Coptidis Dekokt, das toxische Wirkungen lindert) und *Shengmai San* (Pulver, das den Puls erzeugt).

2. Kälte-Jue oder Yang-Tuo

Therapieprinzipien: Das erschöpfte Yang ergänzen und den kollabierten Patienten wiederbeleben.

Rezeptur der Wahl: *Shen Fu Tang* (Dekokt mit Radix Ginseng und Radix Aconiti), Dekokt mit Radix Aconiti Praeparata und *Qi Fu Tang* (Dekokt mit Radix Astragali und Radix Aconiti Praeparata); in diesen Rezepturen tonisieren Ginseng und Radix Astragali das Ursprungs-Qi; Radix Aconiti Praeparata ergänzt das erschöpfte Yang.

3. Yin-Tuo

Therapieprinzipien: Qi tonisieren, das erschöpfte Yang ergänzen und Yin nähren.

Rezeptur der Wahl: *Shengmai San* (Pulver, das den Puls erzeugt) und Radix Aconiti Praeparata.

Akupunkturbehandlung

Hauptakupunkturpunkte: LG 26, LG 20, KS 6, KG 6, M 36, Di 4 und Le 3.

LG 26, LG 20 und KS 6 sind Punkte zur Wiederbelebung; KG 4 und M 36 tonisieren das Qi und das Yang; Di 4 und Le 3 regulieren die Zirkulation des Qi und des Blutes. Man sollte diese Punkte mit einer tonisierenden Methode behandeln und kann sie zur Wärmung des Yang auch moxibustieren.

Moderne Forschung

1. Das Qi und das Yin nähren

Sheng Mai San (Pulver, das den Puls erzeugt) ist eine berühmte Rezeptur zur Behandlung eines kombinierten Qi- und Yin-Mangels. Heutzutage wird es in Injektionsform zur intravenösen Verabreichung hergestellt (*Sheng Mai*-Injektion oder SMI). 10 ml SMI enthalten Radix Ginseng (1 g), Radix Ophiopogonis (3,21 g) und Fructus Schisandrae (1,56 g).

Ärzte des Tianjin Nan Kai Krankenhauses wendeten als erste diese Rezeptur 1972 zur Behandlung von Patienten mit kardiogenem Schock bei akutem Myokardinfarkt an. Die positiven Ergebnisse dieser Untersuchung führten dazu, daß seitdem Ärzte in ganz China SMI zur Behandlung verschiedener Schockformen anwenden.

Die übliche Verabreichung besteht in der intravenösen Gabe von 10-20 ml SMI in 20 ml 10-25%iger Dextroselösung, langsam und wiederholt verabreicht, zur Erhaltung stabiler Blutdruckverhältnisse. SMI ist in der klinischen Anwendung sicher und hat keine Nebenwirkungen. Allerdings sollen größere Mengen und hohe Konzentrationen sowie eine schnelle intravenöse Injektion vermieden werden, da dies zu einem Blutdruckabfall und zu einer Verschlechterung der Herzfunktion führen kann.

Ausgedehnte klinische Studien belegen die Wirksamkeit von SMI. Beispielsweise zeigte ein Bericht von 103 Fällen mit akutem Myokardinfarkt und kardiogenem Schock, daß die Mortalitätsrate in der Gruppe, die ausschließlich mit schulmedizinischen Medikamenten behandelt wurde, bei 52% lag, im Gegensatz zu der Gruppe, die mit SMI und schulmedizinischen Medikamenten behandelt wurde, die eine Mortalitätsrate von 25% aufwies. Das Fuwai Krankenhaus berichtet, daß unter den 87 Patienten mit akutem Myokardinfarkt mit kardiogenem Schock die Mortalitätsrate der 48 Patienten, die nur mit Schulmedizin behandelt wurden, bei 40% lag, während die 34 Patienten, die mit SMI und Schulmedizin behandelt wurden, eine Mortalitätsrate von 18,6% aufwiesen. Die Medizinische Hochschule Sichuan untersuchte 140 Fälle verschiedener Schockformen, die mit SMI behandelt wurden und belegten, daß SMI innerhalb 5 bis 60 Minuten den Blutdruck anhebt und ihn im Durchschnitt 17,3 Stunden anhaltend stabilisiert.

Nach der Injektion registrierten die Ärzte einen leichten Anstieg des Blutdrucks, die extreme Kälte der Extremitäten mit Zyanose war nach ca. 1 Stunde gebessert. Dies zeigt eine Verbesserung der peripheren Mikrozirkulation. Bei einigen Schockpatienten, deren Blutdruck weder durch Schulmedizin noch durch chinesische Arzneimittel stabilisiert werden konnte, zeigte eine Kombination eines vasopressorisch wirkenden Medikaments mit SMI Wirksamkeit.

SMI in Kombination mit schulmedizinischen Medikamenten wie Dopamin und Aramin, kann folgende Wirkungen entfalten: Unterstützung der Wirksamkeit der vasopressorischen Substanz zur Anhebung des Blutdrucks, Verringerung der notwendigen Menge des Vasopressors und Verringerung der Nebenwirkungen bei Verbesserung der Schockprognose.

In pharmakologischen Studien konnte belegt werden, daß *Sheng Mai San* die Herzfunktion kräftigt, den Sauerstoffverbrauch des Myokards herabsetzt, die Durchblutung der Koronararterien erhöht, den Myokardstoffwechsel verbessert und verschiedene Formen experimentellen Schocks behebt.

Ärzte des Tianjin Nankai Krankenhauses untersuchten die Wirkungen von *Sheng Mai San* bei hämorrhagischem Schock, der bei Hunden durch Aderlaß induziert wurde, bis der systolische Blutdruck 20 mmHg erreichte. Die Tiere erhielten dann eine Injektion von *Sheng Mai San* (SMI). Der Blutdruck stieg auf $59{,}0 \pm 13{,}5$ mmHg an. Hunde, denen nur physiologische Kochsalzlösung injiziert wurde, zeigten keine Reaktion, ihr systolischer Blutdruck lag bei $9{,}0 \pm 14{,}0$ mmHg. Ähnliche Ergebnisse wurden an Hasen nachgewiesen, die bis zur Senkung des arteriellen Blutdrucks auf 30 mmHg zur Ader gelassen wurden. Nach Verabreichung von SMI stieg der Blutdruck auf 82 mmHg an, die Wirkung blieb für ungefähr eine Stunde bestehen.

Untersucher der Medizinischen Universität Beijing untersuchten die Wirkung von *Sheng Mai San* bezüglich der Wirkungen auf die Mikrozirkulation des Mesenteriums in Fällen von Schock, der durch Ligatur der Mesenterialarterie an Kaninchen induziert wurde. Nur bei 2 von 10 Kaninchen der *Sheng Mai*-Injektions-Gruppe kam es zu einer mesenterialen Gefäßkonstriktion. Die Störung der Mikrozirkulation verringerte sich, und die Mortalitätsrate sank im Vergleich zu der Kontrollgruppe in der Behandlungsgruppe deutlich.

Die Wirkungen von *Sheng Mai*-Injektion wurden auch von Ärzten an Mäusen mit Schock untersucht, der durch Endotoxin von B. Dysenteriae induziert war. Die Ergebnisse zeigten, daß die Mortalität in der SMI-Gruppe bei der Hälfte der Mortalität der Kontrollgruppe lag. Weitere Experimente zeigten, daß SMI die Kapillarpermeabilität verringert und den inhibitorischen Effekt des Endotoxins auf die Phagozytose des retikuloendothelialen Systems antagonisiert.

Ärzte der Vierten Militärisch-Universität untersuchten die Wirkung von *Sheng Mai*-Injektion bezüglich der Prävention und der Behandlung experimentellen Verbrennungsschocks bei Hunden. Hunde mit Verbrennungen von über 25% ihrer Körperoberfläche wurden in 3 Gruppen randomisiert: eine Gruppe erhielt 10%ige Glukoselösung, die zweite Gruppe die Lösung Nr. 62 (Inhalt: NaCl (8 g), KCl (0,075 g), $CaCl_2$ (0,1 g), Dolantin (0,05 g) und Procain (0,5) in 1000 ml) und die dritte Gruppe die SMI. Die Ärzte definierten den Schock als einen systolischen arteriellen Blutdruckabfall unter 80 mmHg. In der SMI-Gruppe lag das Zeitintervall zwischen Verbrennung und Beginn des Schockzustandes bei $16{,}83 \pm 3{,}65$ Stunden, dieses Intervall war wesentlich länger als in der Glukosegruppe ($6{,}47 \pm 2{,}23$ Stunden) und in der Lösung Nr. 62 Gruppe ($12{,}81 \pm 3{,}61$ Stunden).

Die Ärzte fanden außerdem, daß die Urinmenge im Vergleich zu den anderen Gruppen in der SMI-Gruppe signifikant anstieg. Acht Stunden nach den Verbrennungen stieg der Hämatokrit in der Kontrollgruppe signifikant an, während er in diesem Zeitraum in der SMI-Gruppe Normalwerte aufwies.

2. Das erschöpfte Yang ergänzen und den Patienten vom Kollaps wiederbeleben

Wissenschaftler haben ebenfalls die pharmakologischen Wirkungen von *Shen Fu Tang* in Tierexperimenten bezüglich der kardiovaskulären Aktivität unter normalen Bedingungen und bei Schock studiert. Sie verwendeten eine spezielle Zubereitung aus Radix Aconiti Praeparata (0,5 g/ml) und Ginsenosiden (2,4 mg/ml). Die LD_{50} lag bei 11,2 ml/kg i. v.

Shen Fu Tang erhöhte die Durchblutung der Koronararterien an isolierten Kaninchenherzen um 54,5 ± 7,9% bei 0,03 ml/kg. Ebenso verstärkte es die Herzkontraktion, hatte allerdings keine Auswirkung auf die Herzfrequenz.

Shen Fu Qing-Injektionen (SFQI) sind eine andere wirksame Behandlungsmöglichkeit bei Schock. Diese Rezeptur setzt sich aus Radix Ginseng, Radix Aconiti Praeparata und Pericarpium Citri Reticulatae Viride zusammen. Von 30 Patienten mit septischem Schock, die mit *Shen Fu Qing*-Injektionen behandelt wurden, erholten sich 15 im Durchschnitt nach 26,5 Stunden, 8 Patienten zeigten Verbesserungen und 7 waren Non-responders. Eine Verbesserung des niedrigen Blutdrucks zeigte sich innerhalb von 3 Minuten bis 3 Stunden, bei einem Durchschnittswert von 86 Minuten. Der systolische Blutdruck erhöhte sich durchschnittlich um 41,5 mmHg und der diastolische Blutdruck durchschnittlich um 27,1 mmHg.

Pharmakologische Untersuchungen unter Anwendung von SFQI bei Endotoxinschock an Wistarratten zeigten, daß sofort nach intravenöser Injektion von Endotoxin (Lipopolysaccharide Oss Br aus B. Coli) 4 mg /kg Gruppe der Ratten, die SFQI erhielten, ihren Blutdruck bei 104,8 ± 16,3 mmHg hielten im Vergleich zur Kontrollgruppe mit 72,3 ± 16,6 mmHg.

90 Minuten nach der Injektion des Endotoxins lag die Lumenweite der Arteria mesenterica in der SFQI-Gruppe bei 15,27 ± 2,65 μm im Vergleich zu 12,08 ± 2,57 μm in der Kontrollgruppe. Diese Ergebnisse weisen darauf hin, daß SFQI die Konstriktion der Mesenteria-Arteriolen, die durch das Endotoxin verursacht wurde, inhibiert. Es ist ebenso wahrscheinlich, daß die Wirkung von Pericarpium Citri Reticulatae Viride (Schale unreifer Orangen) den Wirkungen der Alpha-Rezeptoren-Agonisten sehr ähnlich ist, da ihre Wirkung durch Regitin, einem Alpha-Rezeptor-Inhibitor, antagonisiert wird. Die Wirkung des Aconitin (reines Alkaloid aus Aconit) ähnelt der Wirkung von ß-Rezeptoren-Agonisten, da diese Substanz durch Practolol, einem ß-Rezeptoren-Inhibitor, antagonisiert wird.

Pharmakologen beobachteten die protektiven Wirkungen von *Si Ni Tang* bei Endotoxinschock. Die intravenöse Gabe von 8-10 mg/kg von B.coli-055B5-Endotoxin an Kaninchen verursachte einen Abfall des Drucks der Arteria carotis auf 50-70 mmHg. 40 Minuten nach Injektion von *Si Ni Tang* erhöhte sich der Druck in der Arteria carotis; außerdem verbesserte sich die Mikrozirkulation der bulbären Konjunktiven und die Erythrozyten-Elektrophoresezeit verkürzte sich. Die Herzkontraktion war gekräftigt und die Durchblutung der Koronararterie am isolierten Herzen erhöhte sich. Im Vergleich zu der Kontrollgruppe waren alle diese Parameter statistisch signifikant.

Andere Untersucher behandelten auch experimentellen hämorrhagischen Schock mit *Si Ni Tang*. Acht Kaninchen mit hämorrhagischem Schock erhielten die Rezeptur über eine Duodenalfistel über ein gelegtes Röhrchen in einer Menge von 40 ml. Alle acht Kaninchen überlebten im Vergleich zu vier toten Kaninchen von den acht Tieren der Kochsalzgruppe.

Kapitel 26

Si Ni Tang verbesserte auch den Schockzustand, der durch eine Okklusion der Arteria mesenterica superior induziert war. Die Ärzte unterteilten 40 Versuchstiere randomisiert in vier Gruppen.

Gruppe A erhielt nur eine Verabreichung von *Si Ni Tang*; Gruppe B erhielt dieselbe Rezeptur täglich über zwei Wochen; Gruppe C und D dienten als Kontrollgruppen und erhielten normale Kochsalzlösung in demselben Verabreichungsplan wie die Gruppe A und B. Die Mortalität in den Gruppen A und B lagen bei 30% bzw. 20% und in den Kontrollgruppen bei 70%. Die Autopsie der Versuchstiere zeigte, daß in der behandelten Gruppe die Farbe der Schleimhautmembran des Dünndarms rot mit wenigen Blutungsstellen und ohne große Nekroseareale war, während in der Kontrollgruppe die Farbe der Schleimhautmembran des Dünndarms dunkel und mit verteilten Blutungen, multiplen Ulzera und Nekrosen bedeckt war.

3. Prinzip der Qi-Ergänzung und Förderung der Blutzirkulation

Es ist bekannt, daß die disseminierte intravaskuläre Koagulation (DIK) eine schwere Komplikation mit sehr hoher Mortalitätsrate bei Schock ist. Unabhängig davon konnten Ärzte 22 Fälle von Schock mit DIK mit chinesischen Arzneimitteln zur Ergänzung des Qi und zur Förderung der Blutzirkulation mit einer Überlebensrate von 72,7% erfolgreich behandeln. Sie fanden, daß Arzneien zur Förderung der Blutzirkulation, die im Frühstadium von Schockzuständen verabreicht werden, DIK verhindern oder verringern konnten und dadurch eine Verringerung der Mortalität bei Schock bewirken.

Es gibt zahlreiche pflanzliche Arzneistoffe zur Stärkung des Qi und zur Förderung der Blutzirkulation. Die Untersucher wandten das Dekokt zur Tonisierung des Qi und zur Förderung der Durchblutung (zusammengesetzt aus Radix Astragali, Radix Salviae Miltiorrhizae, Radix Angelicae Sinensis, Rhizoma Ligustici Chuangxiong und Herba Leonuri) in einer experimentellen Studie bei Endotoxin-Schocks an Kaninchen an.

Die Mortalitätsrate lag in der behandelten Gruppe bei 32,3% und in der Kontrollgruppe bei 67,7%. Im Vergleich zur Kontrollgruppe war der Plasmafibrinogen-Spiegel und die Euglobulin-Lösungszeit in der behandelten Gruppe signifikant verringert (15 und 60 Minuten nach Injektion der pflanzlichen Arzneien). Die Thrombin- und Rekalzifikationszeit waren verlängert, und die durch das Endotoxin bedingte Hypotonie wurde verringert.

4. Hitze ausleiten und entgiften

Der septische Schock wird durch eine systemische Infektion und bakterielle Endotoxine verursacht. Diese Tatsache korrespondiert mit dem Konzept der TCM, daß epidemisch toxische Hitze das Kollaps-Syndrom (Jue-Tuo-Syndrom) verursacht. Es ist belegt, daß die Antibiotika trotz ihrer antibakteriellen Wirkung die Toxine nicht beeinflussen. Experimentelle Untersuchungen an Tieren zeigten, daß gewisse chinesische Heilpflanzen Fieber beseitigen und Toxine ausleiten können. Zu diesen Heilpflanzen zählen Radix Isatidis, Herba Taraxaci, Herba Andrographitis und Radix Scrophulariae. Sie stimulieren die unspezifischen Immunfunktionen des Körpers, verringern durch Endotoxine bedingte Schädigungen der inneren Organe und sind in der Lage, in gewissem Rahmen die Endotoxinwirkungen zu antagonisieren.

Ärzte der Medizinischen Universität Tongji berichteten über die Wirkungen der „Injektion zur Beseitigung von Hitze-Toxin" (Re Du Qing-Injektion, RDQ, zusammengesetzt aus Flos Lonicerae, Herba Taraxaci, Folium Isatidis und Herba Houttuyniae) auf die disseminierte intravaskuläre Koagulation (DIK). Das DIK-Modell wurde durch Injektion von Endotoxin von E. Coli an Kaninchen realisiert. Die Ergebnisse zeigten, daß die hämatologischen Veränderungen bei DIK in den Dexamethason- und RDQ-Gruppen im Vergleich zur Kochsalz-Kontrollgruppe deutlich verringert waren.

Morphologische Untersuchungen mittels eines Elektronenmikroskops konnten ebenfalls die Anti-DIK-Wirkung dieser Arzneien belegen. Die Inzidenz von DIK lag in der RDQ-Gruppe bei 25% im Vergleich zu 83,3% in der Kochsalz-Kontrollgruppe. Die Bildung von Fibrinmikrothromben in den Glomerula war in der RDQ-Gruppe auch signifikant verringert.

Die Untersuchung der Ultrastruktur der glomerulären Endothelzellen und Leberzellen im Elektronenmikroskop zeigten, daß die Zellschäden in der RDQ-Gruppe geringer als in der Kochsalz-Kontrollgruppe waren.

Pharmakologische Untersuchungen der Wirkungen von Rhabarber (Radix et Rhizoma Rhei) bei experimentellen Infektionen an Kaninchen belegten, daß diese Substanz den Prostaglandin-E-Spiegel (PGE) in der zerebrospinalen Flüssigkeit, die dem dritten Hirnventrikel entnommen wurde, erhöhen konnte. Es bestand außerdem eine positive Korrelation zwischen PGE und der Analtemperatur, die vermuten läßt, daß die Wirkungen des Rhabarbers durch PGE bedingt sein können. Die Phagozytenfunktion und der Gesamtserumkomplementspiegel war nach Verabreichung der abführenden Mischung ebenfalls erhöht. Dies weist darauf hin, daß Purgation die Abwehrfähigkeit des Patienten erhöhen kann.

5. Die Wirkungen von Fructus Aurantii Immaturus

1973 zeigten Ärzte, daß ein Extrakt aus Fructus Aurantii Immaturus (FAI) den Blutdruck an anästhesierten Tieren ebenso wirksam erhöht wie Neosynephrin und sogar zu einer länger anhaltenden Erhöhung des Blutdrucks führt. FAI bewirkte außerdem eine Pulsfrequenzerhöhung bei einer Abnahme von Arrhythmien und Reflexbradykardie und einen Anstieg der Herz-, Gehirn- und Nierendurchblutung. In einer klinischen Studie an 94 Fällen verschiedener Schockformen (einschließlich 49 Fällen septischen Schocks und 14 Fällen kardiogener Schock), die ausschießlich mit FAI ohne andere vasoaktive Substanzen behandelt wurden, reagierten 70 Fälle günstig auf FAI-Verabreichung mit einem Anstieg der Blutdruckwerte innerhalb von 30 Minuten auf 90 mmHg oder mehr. Gleichzeitig wurden die Herztöne lauter, der Puls kräftiger, die Extremitäten wärmer, und die ausgeschiedene Urinmenge der Patienten erhöhte sich. Die Pharmakologen entdeckten, daß FAI als einen Inhaltsstoff Neosynephrin enthält.

Kapitel 27

Primäre Glomerulopathien

Seit in der Nephrologie Nierenbiopsien durchgeführt werden, hat sich die Beurteilung der Nierenerkrankungen stark geändert. Die meisten Glomerulopathien werden durch histopathologische Befunde diagnostiziert. Die Glomerulopathien können in zwei Hauptgruppen eingeteilt werden: *primäre Glomerulopathien* und *sekundäre Glomerulopathien*. Bei den sekundären Glomerulopathien sind die Glomerulaschäden Teil einer systemischen Erkrankung, auch wenn diese Schäden gelegentlich zur klinischen Hauptsymptomatik werden. Diese Form der Glomerulopathien wird in diesem Buch aufgrund der Komplexität der traditionellen Diagnostik und Behandlung nicht diskutiert. Die primären Glomerulopathien sind eine Hauptgruppe der Nierenerkrankungen, in denen die Anwendung der TCM gute Wirkungen zeigt. Da die Ursachen in den meisten Fällen noch unbekannt sind, stellt die Erkenntis der wichtigen Rolle immunologischer Prozesse in den meisten Formen dieser Glomerulopathien einen signifikanten Fortschritt im Verständnis dieser Erkrankungen dar. Dennoch ist die Behandlung dieser Erkrankungsformen sehr unbefriedigend. Gewöhnlich werden Kortikosteroide und immunsuppressive Substanzen verabreicht. Gute Ergebnisse können jedoch nur bei einem kleinen Teil der Patienten (v. a. Minimal-Change-Glomerulopathie) erreicht werden, während die meisten Patienten mit schweren histopathologischen Veränderungen nur vorübergehend stabilisiert werden können, schließlich ein Nierenversagen erleiden und nur durch Dialyse weiterleben können.

In der Schulmedizin werden die Glomerulopathien entsprechend der Biopsiebefunde in eine Minimal-Change-Glomerulopathie, eine membranöse Glomerulopathie, eine proliferative Glomerulopathie, eine mesangioproliferative Glomerulopathie usw. eingeteilt.

In der TCM wird die Diagnose und Behandlung entsprechend den Symptomen und Zeichen, und nicht an den Biopsiebefunden orientiert, gestellt. Aus diesen Gründen ist die ältere Klassifikation der primären Glomerulopathien in eine akute Glomerulonephritis, chronische Glomerulonephritis, nephrotisches Syndrom und eine latente Glomerulopathie (asymptomatische Urinbefunde) zur Diskussion der TCM-Behandlung besser geeignet.

Es ist zu betonen, daß die o. g. Klassifikationen der primären Glomerulopathien rein schulmedizinisch sind. In der TCM besteht keine Vorstellung von Glomerula oder Nephritis. Entsprechend den üblichen klinischen Symptomen der Nephritis werden die primären Glomerulopathien gewöhnlich als Syndrome mit Ödemen und/oder Schwäche klassifiziert.

Akute Glomerulonephritis

Ätiologie und Pathogenese

In den meisten Fällen folgt eine akute Glomerulonephritis einer streptokokkenbedingten Infektion im Pharynxbereich oder der Haut. Aus der Sicht der TCM wird die Infektion als Eindringen von Wind, Kälte, Nässe oder toxischer Hitze gesehen. Dies sind häufige pathogene Faktoren, die gewöhnliche Infektionen des oberen Respirationstrakts verursachen. Nur im Falle einer Schädigung der Zang-Fu-Organe, die den Flüssigkeitshaushalt kontrollieren (vor allem Lunge, Milz und Nieren) kann die Infektion zu einer Nephritis mit Ödemen führen. Bei einer akuten Nephritis, die einer Infektion des oberen Respirationssystems folgt, ist üblicherweise die Lunge beeinträchtigt, da dieses Organ die Wasserwege kontrolliert. Unabhängig davon, ob es sich bei dem pathogenen Faktor um Wind-Kälte oder Wind-Hitze handelt, wird die Funktion der Lungen beeinträchtigt, und es kommt zur Ödembildung.

Allgemein kommt es ein bis drei Wochen nach der Infektionserkrankung zu Ödemen mit Schwellungen der Augenlider. Dieses Ödem wird Wind-Ödem genannt, nicht nur weil es eine Folge von Eindringen des Winds ist, sondern weil es üblicherweise plötzlich auftritt, im Bereich des Oberkörpers beginnt und plötzlich wieder verschwindet.

Eine akute Nephritis kann auch nach dem Eindringen von Nässe nach Durchnässung oder durch Eindringen von Nässe und toxischer Hitze in die Haut auftreten. In diesem Fall führt die Beeinträchtigung der Milz-Funktion, die Flüssigkeit zu verteilen, zur Ödembildung.

Außerdem verläuft der Nieren-Meridian von der Niere zum Hals, und Halsentzündungen (Pharyngitis und Tonsillitis) können die Nieren direkt über den Meridian-Verlauf schädigen.

Differentialdiagnose der Syndrome

1. Eindringen von Wind-Kälte

Eindringen von Wind-Kälte in die Lunge kann deren Funktion, die Wasserwege zu kontrollieren, schädigen und so zur Ödembildung führen.

Es finden sich zu Beginn Frösteln, Fieber und Husten, und im weiteren Verlauf kommt es zur Oligurie und generalisierten Ödemen, bevorzugt im Kopf- und Gesichtsbereich. Der Zungenbelag ist dünn und weiß, und der Puls oberflächlich und gespannt oder tief und fadenförmig.

2. Eindringen von Wind-Hitze

Dieses Syndrom findet sich üblicherweise bei einer Infektion des oberen Respirationstrakts mit wundem Hals, Fieber ohne Frösteln, Oligurie und geschwollenen Augenlidern, jedoch selten mit generalisierten Ödemen. Die Zunge ist gerötet mit dünnem und gelbem Belag, und der Puls ist tief, schlüpfrig und beschleunigt.

3. Eindringen von Kälte-Nässe

Dieses Syndrom tritt häufig nach Durchnässung mit eindrückbaren Ödemen im Bereich der Extremitäten, Oligurie, Schwäche, Blähungen und weichen Stühlen auf. Der Zungenbelag ist klebrig und weiß, und der Puls tief und weich.

4. Eindringen von Nässe-Hitze

Dieses Syndrom tritt oft nach pyogenen Hautinfektionen oder nach Infektionen des Respirationstrakts auf, wenn die äußeren Syndrome (Wind-Kälte, Wind-Hitze) nachlassen, aber die akkumulierte Nässe (Ödeme) sich in Hitze wandelt. Die Symptomatik umfaßt

Anasarka, Oligurie, Trockenheit des Mundes und bitteren Geschmack, Unwohlsein im Brustbereich, Blähungen, Verstopfung und gelegentlich Fieber. Der Zungenbelag ist klebrig und gelb, der Puls tief, schlüpfrig und beschleunigt.

Behandlung

1. Wind-Ödem

Therapieprinzipien: Eingedrungene pathogene Faktoren und akkumulierte Flüssigkeiten ausleiten.

Rezeptur der Wahl: *Yuebi Tang* (Magd aus Yue Dekokt), das folgende Arzneien enthält: Herba Ephedrae, Gypsum Fibrosum, Rhizoma Zingiberis Recens, Radix Glycyrrhizae Tosta und Fructus Jujubae. Unter diesen Arzneien ist Herba Ephedrae die Hauptsubstanz, die windausleitende Wirkung hat, die Lunge belüftet und die Diurese fördert. Ist das Wind-Syndrom mit Kälte kombiniert, sollten Gypsum Fibrosum aus der Rezeptur herausgenommen werden und Rhizoma seu Radix Notopterygii und Radix Saposhnikoviae zur Ausleitung der Kälte hinzugefügt werden. Ist das Wind-Syndrom mit Hitze kombiniert, sollten Flos Lonicerae und Fructus Forsythiae zur Eliminierung von Hitze-Toxinen hinzugegeben oder Rhizoma Imperatae Recens, um Hitze auszuleiten und die Diurese zu induzieren.

2. Nässe-Syndrome

Therapieprinzipien: Nässe durch Diurese beseitigen.

Rezeptur der Wahl für Fälle von Kälte-Nässe: *Wuling San* (Fünf Bestandteile Pulver) plus *Wupi Yin* (Fünf Schalen Dekokt).

Rezepur der Wahl in Fällen von Nässe-Hitze: *Xiaoji Yinzi* (Dekokt mit Herba Cirsi).

Bei den meisten Patienten bilden sich die Ödeme zurück, und die pathologischen Urinbefunde verschwinden bald; in einigen Fällen bleibt die Albuminurie sowie subjektive Symptome wie Schwäche, Lumbalschmerzen und Blähungen. Dies ist meistens durch Zurückbleiben von Nässe-Hitze bedingt und sollte dementsprechend behandelt werden. Nur vereinzelt ist die Lebensenergie der Patienten beeinträchtigt und damit die Verabreichung von tonisierenden Arzneimitteln indiziert.

Moderne Untersuchungen

Bei den meisten Berichten über Heilpflanzentherapie von akuter Glomerulonephritis handelt es sich um unkontrollierte Studien. Da die akute Glomerulonephritis eine selbstlimitierende Erkrankung ist, ist es schwierig, im Rahmen unkontrollierter klinischer Studien therapeutische Wirkungen zu belegen.

Vor kurzem wurde berichtet, daß die akute Glomerulonephritis mit befriedigenden Ergebnissen auf eine Behandlung mit blutbewegenden und Blut-Stasebeseitigenden Substanzen reagiert (die Rezeptur enthielt Herba Leonuri 60 g, Herba seu Radix Cirsi Japonici und Herba Cirsi japonici je 30 g) (Zhong Xi Yi Jiehe Zazhi 1983; 3: 338). Die

Laboruntersuchungen zeigten ausgeprägte mikrozirkulatorische Störungen und hämorrheologische Veränderungen bei Patienten mit akuter Nephritis. Li Gui et al. vom Pekinger Krankenhaus der Freundschaft berichten über eine Gruppe von 95 Kindern mit akuter Nephritis, die mit folgenden blutbewegenden und stasebeseitigenden Rezepturen behandelt wurden: Radix Angelicae Sinensis, Rhizoma Chuanxiong, Caulis Spatholobi, Catechu, Herba Leonuri und Radix Salviae Miltiorrhizae je 9 g im Frühstadium und Radix Angelicae Sinensis, Rhizoma Chuanxiong, Rhizoma Sparganii, Hirudo, Tabanus, Semen Persicae, Flos Carthami, Flos Sophorae und Folium Artemisiae Argyi je 9 g. Im Vergleich zu einer Kontrollgruppe mit 115 Kindern mit akuter Nephritis, die ausschließlich schulmedizinisch behandelt wurde, verschwand die Proteinurie innerhalb von 3 Monaten in 84,5% der Fälle in der mit Heilpflanzen behandelten Gruppe im Gegensatz zu 41,7 % in der schulmedizinisch behandelten Gruppe. Hierbei handelt es sich um einen statistisch hochsignifikanten Unterschied (Zhong Xi Yi Jiehe Zazhi 1984; 4: 669).

Chronische Glomerulonephritis

Ätiologie und Pathogenese

Nur in einer kleinen Anzahl von Fällen ist die chronische Glomerulonephritis eine Folge einer akuten Glomerulonephritis. In den meisten Fällen liegt keine akute Glomerulonephritis in der Krankengeschichte vor. Aus traditioneller chinesischer Sicht ist in den meisten Fällen eine Übermüdung und Überanstrengung der hauptsächliche ätiologische Faktor und eine Schwäche der Nieren und/oder der Milz ist der Schlüssel der Pathogenese.

Sowohl schwere als auch leichte Ödeme sind die Hauptsymptome der chronischen Glomerulonephritis. Die Ödeme sind in der Regel generalisiert; im Gegensatz zur akuten Nephritis, bei der die Ödeme häufig nur im Gesicht (speziell Augenlider) oder am Kopf auftreten. Die Bildung der Ödeme in chronischen Fällen ist die Folge eines Nieren-Yang-Mangels und eines Milz-Yang-Mangels. Die Lunge ist selten mitbeeinträchtigt, außer die Ödeme treten während einer akuten Exazerbation nach einer Infektion des oberen Respirationstrakts auf.

Ein weiterer wichtiger Befund für das Bestehen einer chronischen Glomerulonephritis ist die *Proteinurie*. Protein, vor allem Albumin, kann als eine Art Lebensessenz des menschlichen Körpers betrachtet werden, die von den Nieren bewahrt werden sollte. Proteinverluste im Urin sind die Folge einer Nierenfunktionsstörung mit Schädigung des „Nierenschatzes". Zusätzlich hat die Milz die Aufgabe, die Essenz nach oben zu befördern. Eine eingeschränkte Funktion dieses Organs kann einen Abwärtsfluß der Essenz bedingen, die dann über den Urin verloren geht. Langanhaltende Verluste großer Proteinmengen schädigen wiederum die Nieren- und Milzfunktion, und es kommt zu einem Circulus vitiosus.

Hypertonie mit Kopfschmerzen und Schwindel treten oft im Zusammenhang mit einer chronischen Glomerulonephritis auf. In den meisten Fällen ist die renale Hypertonie die Folge eines Nieren-Yin-Mangels mit sekundär aufsteigendem Leber-Yang. In einigen anderen Fällen, in denen die renale Hypertonie von Schmerzen und Schwäche in den Lenden und in den Beinen, Kälteempfindlichkeit, Nykturie, Schlaflosigkeit mit vielen

Träumen und Hitzeempfindung in den Handflächen und Fußsohlen begleitet ist, ist die Erkrankung auf einen kombinierten Yin- und Yang-Mangel der Nieren zurückzuführen.

Auch wenn der grundlegende Pathomechanismus der chronischen Glomerulonephritis in einer Nieren- und Milz-Schwäche liegt, dürfen gewisse pathogene Faktoren nicht außer acht gelassen werden. Es tritt nicht nur Flüssigkeit-Nässe auf, sondern die Dysfunktionen der Zang-Fu-Organe können ebenso zu einem Qi- und Blutstau als Fülle-Muster führen. Darüberhinaus neigen die Patienten aufgrund einer geschwächten Körperabwehr dazu, häufig durch äußere pathogene Faktoren zu erkranken.

Die meisten Patienten mit chronischer Glomerulonephritis weisen Schwäche-Syndrome auf, die durch diverse Fülle-Symptomatik kompliziert ist.

Unter den unterschiedlichen Fülle-Mustern sollte die Blut-Stase besonders beachtet werden. Dieser Standpunkt wurde auch im „Kanon der Medizin" erwähnt. In Studien der letzten Jahre wurden bei fast allen Patienten mit chronischen Nierenerkrankungen unabhängig von ihrem Syndrom-Muster hämorrheologische Veränderungen wie erhöhte Blut- und Plasmaviskosität nachgewiesen.

Differentialdiagnose der Syndrome

Da sich in den meisten Fällen eine Kombination von Fülle und Leere findet, gibt es zahlreiche Symptom-Muster mit unterschiedlichen Kombinationen von Fülle und Leere. Die folgenden Muster treten häufig in der klinischen Arbeit auf.

(1) Milz- und Nieren-Qi-Mangel

Die Hauptsymptome sind Blässe, Müdigkeit, Schmerzen und Schwächegefühl im Bereich der Lendenwirbelsäule und der Knie, eine blasse Zunge mit dünnem Belag und ein schwacher Puls; eine geschwächte Nieren-Funktion bezüglich der Bewahrung der Essenz und eine gestörte Milz-Funktion bezüglich des Hebens der Essenz führen üblicherweise zu einer anhaltenden Proteinurie.

(2) Milz- und Nieren-Yang-Mangel

Die Hauptsymptome sind Blässe oder gräuliche Gesichtsfarbe, Abneigung gegen Kälte mit kalten Extremitäten, wenig Appetit, weiche Stühle, Schmerzen und Schwächegefühl im Lendenbereich und in den Knien, blasse Zunge mit Zahneindrücken und dünner, weißlicher Zungenbelag, sowie ein tiefer und fadenförmiger oder langsamer Puls. Es können generalisierte Ödeme mit Oligurie vorliegen.

(3) Leber- und Nieren-Yin-Mangel

Die Hauptsymptome sind Schwindel, Schlaflosigkeit, Hitzeempfindung in den Handflächen und Fußsohlen, Durst, Schmerzen und Schwächegefühl im Lendenbereich und den Knien, rote Zunge mit weißem Belag und saitenförmiger und fadenförmiger Puls. Ist die Erkrankung mit Nässe-Hitze kombiniert, finden sich Ödeme im unteren Bereich des Körpers.

(4) Blut-Stase

Unter den Fülle-Syndromen, die sekundär durch eine Nieren- und Milz-Schwäche verursacht sind, spielt die Blut-Stase die wichtigste Rolle, da sie eine der hauptsächlichen pathologischen Veränderungen bei einer chronischen Glomerulonephritis sein kann und die Behebung der Blut-Stase in diesen Fällen oft zu einer Verbesserung der Nieren-Funktion führt. Die Hauptsymptome der Blut-Stase sind anhaltende Lendenschmerzen und eine dunkle und purpurfarbene Zunge.

Behandlung

1. Ödemstadium

(1) Chronische Glomerulonephritis mit akuter Exazerbation im Sinne eines äußeren Syndroms mit Frösteln, Fieber, Husten und oberflächlichem Puls.

Therapieprinzipien: Lunge belüften, um die Diurese zu fördern.

Rezeptur der Wahl: *Yuebi Tang* (Magd aus Yue Dekokt) plus *Wuling San* (Fünf Bestandteile Pulver mit Poria) und *Wupi Yin* (Fünf Schalen Dekokt). Es ist interessant, festzustellen, daß die meisten Arzneimittel, die die Lunge belüften (z. B. zur Beseitigung der äußeren Syndrome mit Husten und Asthma) wie Herba Ephedrae und Herba Spirodelae Diaphoretika sind, sie jedoch üblicherweise bei Nierenpatienten die Diurese und nicht die Schweißbildung fördern. Hierin liegt wahrscheinlich die Begründung dafür, warum die TCM davon ausgeht, daß die Lunge die Funktion hat, Flüssigkeitwege zu regulieren.

(2) Chronische Glomerulonephritis mit Milz-Schwäche mit den Symptomen von Blässe, Schweregefühl des Körpers, Schwäche, eingeschränkten Appetit, weichen Stühlen, Blähungen, Oligurie, Ödemen der Extremitäten und weißem Zungenbelag und schwachem Puls.

Therapieprinzipien: Milz stärken, um die Diurese zu fördern.

Rezeptur der Wahl: *Fangji Huangqi Tang* (Dekokt mit Radix Stephaniae Tetrandrae und Radix Astragali) plus *Wuling San* (Fünf Bestandteile Pulver mit Poria).

(3) Chronische Glomerulonephritis mit Milz- und Nieren-Yang-Mangel, mit Kälteabneigung und kalten Extremitäten und anderen Leere-Symptomen.

Therapieprinzipien: Yang wärmen, um die Diurese zu fördern.

Rezeptur der Wahl: Besteht ein vorherrschender Milz-Yang-Mangel mit Appetitlosigkeit, Schwäche, Blähungen und weichen Stühlen, ist *Shipi Yin* (Dekokt zur Stärkung der Milz) angezeigt. Steht ein Nieren-Yin-Mangel im Vordergrund mit Schmerzen in der Lendenwirbelsäule, Nässe und Kälte der Hoden, ist die Anwendung von *Zhenwu Tang* (Zhenwu ist der Gott, der das Wasser kontrolliert) oder *Jisheng Shenqi Tang* (Wahrer Krieger Dekokt) angezeigt.

(2) Ödemfreies Stadium

Patienten ohne Ödeme oder nach dem Verschwinden der Ödeme zeigen als Hauptproblematik Proteinurie, Mikrohämaturie und eine eingeschränkte Nierenfunktion. In diesem

Stadium ist die Anwendung von tonisierenden Substanzen die Hauptbehandlung, jedoch ist ein angemessener Gebrauch von Arzneimitteln zur Beseitigung pathogener Faktoren in den meisten Fällen zusätzlich indiziert.

(1) Milz-Schwäche mit gräulicher Gesichtsfarbe, Müdigkeit, weichen Stühlen, blasser und vergrößerter Zunge mit Zahneindrücken und schwachem Puls.

Therapieprinzipien: Milz kräftigen und Qi tonisieren.

Rezeptur der Wahl: *Shenling Baizhu San* (Pulver mit Radix Ginseng, Poria und Rhizoma Atractylodis Macrocephalae).

(2) Nieren-Yang-Mangel mit Kälteabneigung, kalten Extremitäten, Blässe, Schmerzen und Schwächegefühl im LWS-Bereich und den Knien, blasser und feuchter Zunge und tiefem und schwachem Puls.

Therapieprinzipien: Nieren-Yang wärmen und stärken.

Rezeptur der Wahl: *Shenqi Wan* (Arzneipille zur Wiederherstellung der Nierenfunktion) oder *Yougui Yin* (Dekokt, das die Rechte (Niere) wiederherstellt).

(3) Nieren-Yin-Mangel mit trockenem Mund und Hals, Hitzeempfindung der Fußsohlen und Handflächen, Lendenschmerzen, Schwindel, Tinnitus, roter Zunge ohne Belag, tiefem und fadenförmigem oder saitenförmigem und fadenförmigem Puls.

Therapieprinzipien: Nieren-Yang tonisieren.

Rezept der Wahl: *Liu Wei Di Huang Wan* (Sechs Bestandteile Pille mit Radix Rehmanniae) oder *Zhibai Dihuang Wan* (Dekokt mit Rhizoma Anemarrhenae, Cortex Phellodendri und Radix Rehmanniae).

(4) Nieren-Schwäche mit Essenz-Verlust, der den Nachweis von Protein im Urin klären kann.

Therapieprinzipien: Nieren kräftigen, um die Essenz zu bewahren.

Rezeptur der Wahl: *Jinsuo Gujing Dan* (Metallschloßpille zur Stabilisierung der Essenz).

(5) Retention von Nässe-Hitze

Obwohl der grundlegende Pathomechanismus der chronischen Glomerulonephritis in einem Milz- und Nieren-Yang-Mangel besteht, kann retinierte Flüssigkeit-Nässe in Nässe-Hitze umgewandelt werden. Die Entwicklung einer chronischen Glomerulonephritis aus einer verschleppten akuten Glomerulonephritis ist häufig die Folge einer Retention von Nässe-Hitze. Die Hauptsymptome retinierter Nässe-Hitze sind bitterer Mundgeschmack oder trockener Mund ohne Verlangen, zu trinken, ein gelber und klebriger Zungenbelag und ein schlüpfriger und beschleunigter Puls.

Therapieprinzipien: Hitze und Nässe und beseitigen.

Rezeptur der Wahl: *Chengshi Bixie Fenqing Yin* (Chengs Dekokt mit Rhizoma Dioscorae Septemlobaee, das das Klare trennt) oder *Bazheng San* (Acht Schätze Dekokt).

Kapitel 27

Moderne Forschung

1. Beziehung der traditionellen Differentialdiagnose der Syndrome zu den pathohistologischen Ergebnissen von Nierenbiopsien

Vergleichende Studien, die an der Ersten Medizinischen Hochschule von Shanghai und an der Shanghai Hochschule für TCM durchgeführt wurden, zeigten, daß diffuse mesangioproliferative Glomerulonephritiden oft die klinische Symptomatik eines Leber- und Nieren-Yin-Mangels zeigen, während membranöse und membrano-proliferative Glomerulonephritiden Milz- und Nieren-Yang-Mangel-Zustände aufweisen.

2. Die Behandlung der chronischen Glomerulonephritis im Lichte histologischer Veränderungen

Seit der breiten Durchführung perkutaner Nierenbiopsien hat sich das Wissen über histologische Veränderungen deutlich vergrößert. Aus der traditionellen Medizinperspektive kann eine Verdickung der Basalmembran und eine Fibrosierung als Blut-Stase angesehen werden und die Infiltration polymorpher Leukozyten in die Glomerula entspricht einer Nässe-Hitze-Erkrankung. Aus diesen Gründen wurden die Therapieprinzipien der Arzneimitteltherapie der Blutbewegung und Stasebeseitigung und der Hitzeklärung und Nässeausleitung intensiv untersucht.

(1) Blutbewegende und Blut-Stasebeseitigende Therapie

Erstmalig wurden gute Ergebnisse dieses Behandlungsprinzipis bei chronischer Glomerulonephritis vom Shanxi Institut für TCM berichtet. In diesem Bericht erfuhren 70 % der Patienten mit chronischer Glomerulonephritis eine vollständige oder deutliche Besserung. Die angewandte Rezeptur nennt sich *Yishen Tang* (nierenförderndes Dekokt), die sich aus folgenden Arzneien zusammensetzt: Radix Angelicae Sinensis, Radix Paeoniae Rubra, Rhizoma Chuanxiong, Flos Carthami, Semen Persicae, Herba Leonuri, Radix Isatidis, Flos Lonicerae, Rhizoma Imperatae und Herba Violae. Diese Rezeptur enthält zwei Gruppen von Arzneien, eine Gruppe von blutbewegenden und stasebeseitigenden Arzneien und eine Gruppe von fiebersenkenden und detoxifizierenden Arzneien. Diese Rezeptur wurden mit ähnlichen oder sogar besseren Ergebnissen auch von anderen Autoren angewandt.

In der Abteilung für Innere Medizin der Medizinischen Hochschule Beijing wurde eine rein blutbewegende und stasebeseitigende Rezeptur untersucht. Die Rezeptur setzt sich zusammen aus Radix Angelicae Sinensis, Rhizoma Chuanxiong, Radix Paeoniae Rubra, Semen Persicae und Herba Leonuri, bei denen es sich um die Gruppe der blutbewegenden und stasebeseitigenden Arzneien aus dem Dekokt *Yishen Tang* handelt. Die Anwendung dieser Rezeptur führte bei der Hälfte der Fälle mit chronischer Nephritis zu einer Verbesserung der Nierenfunktion.

Verschiedene Autoren konnten bei chronischen Glomerulonephritiden mikrozirkulatorische Störungen im Bereich des Nagelfalzes sowie hämorrheologische Veränderungen nachweisen. Zum Beispiel berichten Li Guoxian et al., daß von 102 Patienten mit Glomerulonephritis 36 (61,76%) eine erhöhte Blutviskosität aufwiesen und die Ausprägung dieser Veränderung in positiver Beziehung zu der Schwere der Erkrankung sowie zum Grad der Blut-Stase aus Sicht der TCM stand (Zhong Xi Yi Jiehe Zazhi 1993; 13: 528). Eine Verbesserung der

Mikrozirkulation und eine Korrektur der hämorrheologischen Veränderungen könnten ein therapeutischer Mechanismus der blutbewegenden und stasebeseitigenden Therapie sein.

(2) Hitze-klärende und Nässe-beseitigende Therapie

Nach momentanem Kenntnisstand ist diese Therapieform bei der Behandlung der chronischen Glomerulonephritis im Vordergrund stehend. Hu Zhongyi et al. berichteten über eine Gruppe von 189 Fällen mit chronischer Glomerulonephritis, von denen 51 durch perkutane Nierenbiopsien bestätigte mesangioproliferative Veränderungen und 17 IgA-Nephropathie aufwiesen. Von diesen beiden Gruppen zeigten 80% ein Yin-Mangel-Syndrom, das durch Nässe-Hitze kompliziert war. Bei diesen Patienten hatten Kortikosteroide oder Kortikosteroide in Kombination mit Cyklosphosphamid oft begrenzte Wirkung, während die alleinige Heilpflanzenbehandlung oder eine Kombination mit Kortikosteroiden zu besseren Therapieergebnissen führte. Bei 48 % der Patienten, die ausschließlich schulmedizinisch behandelt wurden, kam es zu einer vollständigen oder grundlegenden Remission. Bei Patienten, die kombiniert schulmedizinisch und mit traditionellen Heilpflanzen behandelt wurden, waren es 94% (Zhong Xi Yi Jiehe Zazhi 1992; 12: 455).

Das häufige Auftreten von Nässe-Hitze-Syndromen bei chronischen Glomerulonephritiden kann ebenso mit dem breiten Gebrauch von Kortikosteroiden bei der Behandlung verbunden sein. Nach den von Yu Jiangyi et al. berichteten Ergebnissen traten bei 73 von 87 Patienten mit chronischer Nephritis Hitze-Syndrome während der Kortikosteroidtherapie auf; vor allem war es bei allen Patienten der Fall, die eine reguläre Kortikosteroidtherapie länger als zwei Monate erhalten hatten (Zhong Xi Yi Jiehe Zazhi 1992; 12: 458).

Der Mechanismus der Hitze-klärenden und Nässe-beseitigenden Therapie bei chronischer Glomerulonephritis konnte bisher nicht geklärt werden. Ein Mechanismus könnte die Wirkung gegen freie Radikale sein. Yu Erkang et al. berichteten, daß in einer Null-Gruppe von 45 Patienten mit chronischer Glomerulonephritis die Serumlipid-Peroxidase-Werte erhöht waren, die Erythrozyten-Superoxidase-Dismutase-Aktivität und Spurenelemente wie Zn, Cu und Se niedriger als normal waren; nach hitzeklärender und nässebeseitigender Therapie normalisierten sich die Spiegel der Lipid-Peroxidase und der Superoxid-Dismutase, die Werte für Zn, Cu und Se im Blut stiegen deutlich, und 95,6% der Patienten zeigten gleichzeitig eine Verbesserung der klinischen Symptomatik (Zhong Xi Yi Jiehe Zazhi 1993; 13: 464). Die Wirkung gegen freie Radikale ist für diese Therapie jedoch nicht spezifisch, da auch berichtet wurde, daß andere Therapien wie z. B. die Anwendung von tonisierenden Heilpflanzen ebenfalls die Serum Lipid-Peroxidase-Spiegel im Zusammenhang mit klinischen Verbesserungen senken (Zhong Xi Yi Jiehe Zazhi 1990; 10: 404).

Die Rezepturen zur Klärung von Hitze und zur Beseitigung von Nässe differieren in den unterschiedlichen Berichten. Folgende Arzneien werden allerdings üblicherweise angewandt: Herba Oldenlandiae, Herba Scutellariae Barbatae, Herba Leonuri, Rhizoma Imperatae, Herba Taraxaci, Herba Polygoni Avicularis und Herba Dianthi.

Das Bestehen von Nässe-Hitze steht nicht im Widerspruch zum Vorhandensein von Blut-Stase. In der klinischen Anwendung wird die hitzeklärende und nässebeseitigende Therapie oft in Kombination mit einer blutbewegenden und stasebeseitigenden Therapie angewandt.

Kapitel 27

3. Heilpflanzenanwendung aus der Sicht der Immunpathologie

In den 70er Jahren fand das Arzneimittel Tripterygium wilfordii Hook. F. erstmals in der Behandlung der rheumatoiden Arthritis mit zufriedenstellenden Wirkungen Anwendung. Experimentelle Studien belegten, daß diese Substanz anti-inflammatorische und immunsuppressive Wirkungen hat. Seine anti-inflammatorische Wirkung beruht nicht auf einer Beeinflussung des hypophysär-adrenokortikalen Systems, sondern ist hauptsächlich die Folge einer Herabsetzung der Kapillarpermeabilität. Seine immunsuppressive Wirkung durch Unterdrückung der Thymusdrüsenfunktion ähnelt der Steroidwirkung (Zhong Xi Yi Jiehe Zazhi 1985; 5: 280). In der Folge wurden klinische Versuche mit dieser Heilpflanze in der Behandlung chronischer Glomerulonephritiden durchgeführt. Die Remissionsrate bei Patienten mit chronischer Nephritis, die mit Tripterygium wilfordii Hook. F. behandelt wurden, lag etwa in Höhe der mit Kortikosteroiden behandelten Patienten. Die Heilpflanze kann sowohl als alkoholischer Extrakt, als Pulver der rohen Arznei, in Kapselform oder in Form eines Extraktpulvers in Kapseln angewandt werden. Die Tagesdosis liegt bei ca. 3-6 g der Roharznei (Zhong Xi Yi Jiehe Zazhi 1985; 5: 164). Da die orale Verabreichung dieser Heilpflanze, abgesehen von leichten gastrointestinalen Begleitsymptomen, keine signifikanten Nebenwirkungen zeigt, kann sie als Alternative für Kortikosteroide angewandt werden. Die kombinierte Anwendung von Tripterygium wilfordii Hook. F. und Kortikosteroiden ist ebenfalls eine Möglichkeit, um die Therapiewirkungen zu fördern (Zhong Xi Yi Jiehe Zazhi 1984; 4: 604). Im Bereich der verschiedenen Nephritisformen scheint diese Heilpflanze größere Wirkungen in der Behandlung von Lupus-Glomerulonephritiden zu haben.

Triperygium hypoglaucum (wirkt immensuppressiv, stark toxische Arznei der chin. Medizin, Gefahr irreversibler Sterilität bei männlichen Patienten) ist eine andere Heilpflanze mit ähnlichem Wirkprofil wie Tripterygium Wilfordii Hook. F. Sie wurde ebenfalls zur Behandlung der chronischen Glomerulonephritis eingesetzt. Chen Meigang et al. berichteten über eine Gruppe von 50 Patienten mit chronischer Glomerulonephritis, die mit Tripterygium hypoglaucum behandelt wurden (27 g der natürlichen Pflanze in Tablettenform als Tagesdosis über zwei Monate). Die Gesamtwirkungsrate lag bei 46 %. Es ist zu betonen, daß in dieser Gruppe ein Drittel der Patienten, die gegenüber einer Steroidtherapie oder einer immunsuppressiven Therapie resistent waren, gut auf Tripterygium hypoglaucum reagierten. Untersuchungen anhand experimenteller Nephritiden zeigten, daß Triperygium hypoglaucum die glomerulären Schäden vermutlich infolge seiner entzündungshemmenden und immunsuppressiven Wirkungen verringert (Journal of Traditional Chinese Medicine 1983; 3: 219).

Nephrotisches Syndrom

Im Falle eines ausgeprägten nephrotischen Syndroms finden sich eine schwere Albuminurie (mehr als 3,5 g/24 Std.), eine Hypoalbuminämie (Serumalbumin geringer als 3 g/dl), ausgeprägte Ödeme und eine Hyperlipidämie. Unter diesen Symptomen und Zeichen sind die schwere Albuminurie und die Hypoalbuminämie für die Diagnosestellung Voraussetzung.

Es gibt unterschiedliche Auslöser für eine Nierenschädigung, die zu einer so ausgeprägten Proteinurie führen, daß ein nephrotischen Syndrom induziert wird. Die Glomerulopathie vom Minimal-Change-Typ ist die häufigste Ursache für nephrotische Syndrome, vor allem bei Kindern, als grundlegende Erkrankung.

Ätiologie und Pathogenese

Aus der Sicht der TCM liegt bei einem nephrotischen Syndrom eine Schwäche aller Zang-Fu-Organe vor, die in Beziehung zur Regulierung des Flüssigkeitshaushaltes stehen. In Fällen vom nephrotischen Syndrom, denen kein Infekt des oberen Respirationstrakts voranging, findet sich am häufigsten der Nieren- und Milz-Yang-Mangel. Der Mechanismus der Ödembildung sowie der ausgeprägten Albuminurie wurden bereits in der Abhandlung über die chronische Glomerulonephritis diskutiert.

Differentialdiagnose der Syndrome

In den meisten Fällen mit Anasarka finden sich ein Nieren- und ein Milz-Yang-Mangel. Nach dem Abklingen der Ödeme können andere TCM-Syndrome auftreten, die ebenfalls bereits im Kapitel über chronische Glomerulonephritis diskutiert wurden.

Behandlung

Die reguläre Arzneimitteltherapie des nephrotischen Syndroms zielt primär auf eine Beseitigung der Ödeme mit anschließender Verabreichung von tonisierenden Heilpflanzen, um durch eine Kräftigung der Nieren und der Milz eine vollständige Heilung zu erzielen.

Therapieprinzipien: Nieren-Yang wärmen und Milz zur Diurese kräftigen.

Rezeptur der Wahl: *Shipi Yin* (Dekokt zur Tonisierung der Milz) mit Modifikationen: Rhizoma Aconiti Lateralis Praeparata 10 g (zuerst dekoktiert), Rhizoma Atractylodis Macrocephalae 10 g, Poria 15 g, Rhizoma Zingiberis 5 g, Pericarpium Arecae 12 g, Rhizoma Alismatis 15 g, Cortex Cinnamomi 2 g (später abzukochen), Pericarpium Langenariae 30 g, Semen Plantaginis 30 g (in einem Tuch eingewickelt dekoktieren), Cortex Magnoliae Officinalis 5 g.

Moderne Forschung

In der Behandlung des nephrotischen Syndroms ist die Steroidtherapie die Behandlung der Wahl. Das nephrotische Syndrom, vor allem bei Kindern, ist in der Regel die Folge einer Nephropathie vom Minimal-Change-Typ. Die Arzneimitteltherapie wird im Falle des Versagens der Steroidtherapie angewandt. Häufiger werden allerdings die Arzneimittel in Kombination mit den Kortikosteroiden verabreicht, um die Nebenwirkungen des Kortisons zu verringern und bessere Ergebnisse zu erzielen.

Die Nebenwirkungen der Behandlung mit Kortikosteroiden können in zwei Hauptkategorien eingeteilt werden: Symptome, die durch eine langanhaltende Gabe von großen Mengen Kortison verursacht sind, und Symptome, die bei Beendigung einer Kortisontherapie als Folge der unterdrückten Hypothalamus-Hypophysen-Nebennierenachse hervorgerufen werden.

Die erste Kategorie von Nebenwirkungen wie Schlaflosigkeit, Ruhelosigkeit, Gewichtszunahme mit cushingoider Verteilung, Mondgesicht, Hirsutismus, Myopathie mit Schwäche und Erschöpfung und Hypertonie werden aus Sicht der TCM als verbrauchtes Yin mit innerer Hitze gesehen. Die Verabreichung von *Liuwei Dihuang Wan* (Bolus der Sechs Arzneimittel mit Radix Rehmanniae) oder *Zhibai Dihuang Wan* (Dekokt mit Radix Anemarrhenae, Cortex Phellodendri und Radix Rehmanniae) sind günstig, um diese Nebenwirkungen zu lindern. Zusätzlich ist während der Dauerverabreichung hoher Kortisondosen der Patient durch eine Unterdrückung des Immunsystems anfällig für sekundäre Infektionen. Hitzeklärende und nässebeseitigende Therapien können zur Prophylaxe und Behandlung angewandt werden.

Während der Phase des Absetzens der Kortikosteroide wendet sich der Zustand des Patienten gewöhnlicherweise von einem Yin-Mangel zu einem Yang-Mangel. In dieser Phase sind Yang-stärkende Heilpflanzen wie Radix Aconiti Praeparata, Cortex Cinnamomi, Radix Codonopsis Pilosulae und Radix Astragali günstig, um einem „Entzugs-Syndrom" vorzubeugen oder dieses zu lindern. In Tierexperimenten, die an der Ersten Medizinischen Hochschule in Shanghai durchgeführt wurden, konnte nachgewiesen werden, daß Heilpflanzen, die das Nieren-Yang kräftigen, während der Verabreichung exogen zugeführter großer Mengen von Nebennierenrindenhormonen die Nebennierenrinde vor einer Atrophie schützen. Klinische Untersuchungen zeigten, daß Yang-tonisierende Heilpflanzen die Nebenwirkungen größerer Mengen von Kortikosteroiden wie Ruhelosigkeit, Insomnie, Mondgesicht und Abneigung gegen Hitze verstärkten. In einer Studie an 100 Kindern mit nephrotischem Syndrom wurde eine Yin-nährende und hitzeklärende Rezeptur (Radix Rehmanniae, Rhizoma Anemarrhenae, Radix Glycyrrhizae, Radix Salviae Miltiorrhizae, Cortex Moutan, Rhizoma Alismatis und Spica Prunellae) in Kombination mit hohen Gaben von Kortikosteroiden angewandt. Während der Dosisreduzierung der Kortikosteroide nach Remission wurde 3-6 Monate nach Beendigung der Steroid-Therapie eine Qi-tonisierende und Yang-tonisierende Rezeptur (Radix Astragali, Herba Epimedii, Fructus Psoraliae, Herba Cynomorii Sangarici, Semen Cuscutae) angewandt. In dieser Untersuchung kam es in 90 % der Fällen zu einer kompletten Remission, in 4 % zu einer Teilremission und nur 6% der Fälle waren hormonabhängig. Im 2-6 Jahres-Follow-up kam es bei 22 Patienten zu Rückfällen. Dieses Ergebnis war weitaus besser im Vergleich zu Berichten über Kinder mit nephrotischen Syndromen, die ausschließlich mit Kortikosteroiden behandelt wurden und bei denen in 77–88 % der Fälle eine Remission und in 53 % Rückfälle auftraten.

Abgesehen von der Verwendung der Heilpflanzentherapie zur Verringerung der Nebenwirkungen der Kortikosteroide ist die durchgehende Kombination der Heilpflanzenbehandlung in der Übereinstimmung mit der traditionellen Diagnostik zusammen mit Kortikosteroiden außerdem erfolgreicher. Wei Jun von der Medizinischen Universität Xi'an berichtet über eine kontrollierte Studie an 100 Kindern mit nephrotischem Syndrom, die mit einer kombinierten Therapie behandelt wurden, im Vergleich zu 50 Kindern mit nephrotischem Syndrom, die ausschließlich Kortikosteroide erhielten. In der Gruppe mit der Kombinationsbehandlung kam es in 86% der Fälle zu einer vollständigen Remission und in 14% der Fälle zu einer Teilremission; dies entspricht einer 100%igen Remissionsrate. Die Behandlung, die ausschließlich Kortikosteroide erhielt, wies in 68% der Fälle eine vollständige Remission, in 14% der Fälle eine Teilremission auf; dies entspricht einer Gesamtremissionsrate von 80% (Zhong Xi Yi Jiehe Zazhi 1992; 12: 465).

Ebenso konnte bei der Behandlung erwachsener Patienten mit nephrotischem Syndrom eine Kombination von Kortikosteroiden mit Arzneimitteltherapie entsprechend der traditionellen Diagnostik zufriedenstellende Wirkungen erbringen.

Ye Rengao et al. führten eine kontrollierte Studie an Erwachsenen mit primärem nephrotischen Syndrom durch. 68 Fälle einer Gruppe wurden mit Kombinationstherapie behandelt, die andere Gruppe mit 66 Fällen ausschließlich mit Kortikosteroiden. Die Wirksamkeitsrate in der ersten Gruppe lag bei 85,3% im Vergleich zu 56,1% in der zweiten Gruppe. Außerdem traten bei 48,4% der zweiten Gruppe Nebenwirkungen auf, während nur in 14,8% der Fälle der ersten Gruppe Nebenwirkungen nachzuweisen waren (Zhong Xi Yi Jiehe Zazhi 1993; 13: 84).

Latente Glomerulonephropathie

Patienten mit dieser Erkrankungen weisen Proteinurie (weniger als 1 g/24 Std.) und/oder mikroskopische Hämaturie ohne Ödeme, reduzierte glomeruläre Filtrationsrate oder Hypertonie auf. Die pathologischen Harnveränderungen werden häufig zufällig entdeckt, können entweder anhaltend oder wiederkehrend sein. Da die meisten Patienten keine klinischen Symptome haben, liegen in den klassischen Texten keine diesbezüglichen Aussagen vor. Allerdings können Proteinurie und Hämaturie mittels der traditionellen Medizintheorie erklärt und entsprechend behandelt werden.

Ätiologie und Pathogenese

Da Protein eine essentielle Substanz ist, die in den Nieren gespeichert werden sollte, wird das Vorhandensein von Protein im Urin gewöhnlich als Folge einer Nierenfunktionsschwäche angesehen (Verringerung des „Nierenschatzes", der das Protein bewahrt). Andererseits hat die Milz die Aufgabe, die essentiellen Substanzen (einschließlich Protein) nach oben zu führen. Besteht eine Milz-Schwäche, kann das Protein nach unten sinken und im Urin erscheinen. Aus diesen Gründen ist die Pathogenese der Proteinurie eng mit Leerezuständen der Nieren und/oder der Milz verknüpft.

Hämaturie ist oft die Folge einer Verletzung der Nierengefäße durch Feuer. Wobei das Feuer seinen Ursprung in den Nieren haben kann oder in anderen Organen wie z. B. dem Herzen. Feuer der Nieren ist üblicherweise die Folge eines Yin-Mangels. Herz-Feuer kann entweder einem Leere- oder Füllezustand entspringen. Zusätzlich hat die Milz die Funktion, das Blut zur Zirkulation in den Blutgefäßen zu halten. Eine Unterfunktion der Milz bezüglich der Kontrolle des Blutes kann ebenfalls eine Hämaturie hervorbringen. Eine Qi- und Blut-Stagnation in den Nieren kann eine Obstruktion der Blutzirkulation in den Gefäßen bewirken. Eine langanhaltende Stagnation führt ebenfalls zum Übertritt von Blut in den Urin.

Differentialdiagnose der Syndrome

1. Proteinurie

(1) Nieren-Yin-Mangel

Der Patient kann über Lendenschmerzen oder Schmerzen und Schwäche in den Knien klagen und einen tiefen und fadenförmigen Puls aufweisen.

(2) Milz-Qi-Mangel

Es finden sich eine Blässe, Schwäche, Appetitlosigkeit und ein schwacher Puls.

Kapitel 27

2. Hämaturie

(1) Nieren-Yin-Mangel mit aufflammendem Feuer

Es finden sich eventuell ein trockener wunder Hals, Schmerzen und Schwäche der Lenden und Knie, eine gerötete Zunge und ein zarter, fadenförmiger, beschleunigter Puls.

(2) Milz-Qi-Mangel mit geschwächter Funktion der Kontrolle des Blutes

Es finden sich eventuell Blässe, Schwäche, Appetitlosigkeit, weiche Stühle, blasse Zunge und schwacher Puls.

(3) Aufflammendes Herz-Feuer

Es finden sich eventuell Reizbarkeit, Schlaflosigkeit, Durst und bitterer Mundgeschmack, rote Zungenspitze, eventuell Zungenulzerationen und ein beschleunigter Puls.

(4) Qi- und Blut-Stagnation

Hämaturie wird häufig von Unterleibsschmerzen mit Berührungsempfindlichkeit begleitet, außerdem dunkle und purpurfarbene Zunge und fadenförmiger und zögernder Puls.

Behandlung

1. Proteinurie

(1) Nieren-Yin-Mangel

Therapieprinzipien: Nieren-Yin nähren.

Rezeptur der Wahl: *Liuwei Dihuang Wan* (Sechs Bestandteile Pille mit Radix Rehmanniae).

(2) Milz-Qi-Mangel

Therapieprinzipien: Das Qi tonisieren.

Rezeptur der Wahl: *Shen Ling Baizhu San* (Pulver mit Radix Ginseng, Poria und Rhizoma Atractylodis macrocephalae).

2. Hämaturie

(1) Nieren-Yin-Mangel mit aufflammendem Feuer

Therapieprinzipien: Yin nähren und Feuer unterdrücken, um Blutungen zu stillen.

Rezeptur der Wahl: *Da Buyin Wan* (Pille, die das Yin großartig tonisiert) plus *Ejiao Tang* (Gelatium (orii Flaimi Dekokt).

(2) Milz-Qi-Mangel mit Schwäche, das Blut zu kontrollieren

Therapieprinzipien: Milz-Qi tonisieren, um Blutungen zu stillen.

Rezeptur der Wahl: *Buzhong Yiqi Tang* (Dekokt zur Stärkung der Mitte und zur Tonisierung des Qi).

(3) Aufflammendes Herz-Feuer

Therapieprinzipien: Herz-Feuer klären, um Blutungen zu stillen.

Rezeptur der Wahl: *Daochi San* (Pulver, das das Rote hinausleitet).

(4) Qi- und Blut-Stagnation

Therapieprinzipien: Qi- und Blut-Zirkulation fördern, um Blutungen zu stillen.

Rezeptur der Wahl: *Qiangen San* (Radix Rubiae Pulver) plus *Puhuang San* (Pollen Typhae Pulver).

Moderne Forschung

Die Nierenbiopsien bei latenten Glomerulopathien belegen häufig fokale Glomerulonephritiden oder eine IgA-Erkrankung. Im Falle mesangialer Ablagerungen von IgA sind Kortikosteroide wirksam, jedoch ist ihr Effekt oft nur vorübergehend. Die kombinierte Therapie mit Kortikosteroiden und Cyclophosphamid weist bessere Ergebnisse auf, allerdings sind die Nebenwirkungen üblicherweise sehr ausgeprägt. Da die Nebenwirkungen der Arzneimitteltherapie sehr gering sind, scheint sie im Fall der latenten Glomerulopathien die Therapie der ersten Wahl zu sein. Hu Qingyin berichtet über 74 Fälle mit latenter Glomerulopathie, in denen es unter Arzneimitteltherapie bei 56 Fällen (75%) zu einer Remission kommt. Die Heilpflanzen, die in dieser Studie angewandt wurden, haben einen ähnlichen Wirkmechanismus wie die oben angegebenen (Zhong Xi Yi Jiehe Zazhi 1985; 5: 161).

Kapitel 28

Chronische Niereninsuffizienz

Eine chronische Niereninsuffizienz ist die Folge einer fortschreitenden Nierenfunktionseinschränkung und findet sich bei fast allen langanhaltenden chronischen Nierenerkrankungen und dabei besonders bei der chronischen Glomerulonephritis. Auch wenn heutzutage Dialyse oder Nierentransplantationen dem Patienten ein Überleben ermöglichen, ist dies sehr teuer und darüberhinaus besteht ein Mangel an Spendernieren, wodurch die medikamentöse Therapie für die Mehrheit der Patienten doch noch von großer Bedeutung ist. In der klassischen Medizinliteratur gibt es den Begriff des „chronischen Nierenversagens" nicht. Die klinische Symptomatik dieser Störung wurde in Verbindung mit „Ödemen", „Anurie", „Schwäche" und im speziellen mit „Guange" (wörtlich übersetzt: Urinretention mit Erbrechen) bezeichnet wird.

Ätiologie und Pathogenese

Die chronische Niereninsuffizienz tritt im Spätstadium chronischer Nephritiden oder anderer chronischer Nierenerkrankungen mit fortschreitender Zerstörung der Nephrone auf. Aus traditioneller Sicht besteht die Hauptpathologie dieser Störung in einer Verringerung der ererbten Energie und deren materieller Basis bei Vorherrschen pathogener Faktoren. In diesem Fall weisen die Patienten Qi-, Blut-, Yin- und Yang-Mangel in Kombination auf, insbesondere die Funktionskreise Milz und Nieren. Die vorherrschenden pathogenen Faktoren sind die angesammelten Flüssigkeiten und trübe Substanzen, die durch die Nieren ausgeschieden werden sollten. Im Frühstadium einer chronischen Niereninsuffizienz weisen die meisten Patienten einen Yang-Mangel der Milz und der Nieren auf, da die anhaltende Akkumulation von Flüssigkeiten-Nässe zu einer Schädigung des Yang (Vitalfunktion) dieser Organe führt. Natürlich kann die Schädigung des Milz-Yang und des Nieren-Yang variieren. In einigen Fällen kann ein Milz-Yang-Mangel im Vordergrund stehen, in anderen Fällen ein Nieren-Yang-Mangel und in manchen Fällen sind sowohl Milz-Yang und Nieren-Yang ausgeprägt geschädigt. Im Spätstadium führt die schwere Beeinträchtigung der Nierenfunktion zu einer Akkumulation von trübem Yin (metabolische Ausscheidungsprodukte im Körper), was sich wiederum schädigend auf die Zang-Fu-Organe auswirkt. Üblicherweise schädigt das trübe Yin die Funktionen der Milz und des Magens und führt zu Übelkeit und Erbrechen. Im Endstadium ist die Beeinträchtigung des Perikards (in diesem Fall dem Gehirn zugeordnet), der Leber und des Blutsystems auch sehr häufig.

Differentialdiagnose der Syndrome

Die klinischen Erscheinungsbilder bei chronischer Niereninsuffizienz sind sehr komplex und dadurch ebenso die Differentialdiagnose der Symptome. Im Frühstadium sind folgende Syndrome zu berücksichtigen.

Kapitel 28

1. Milz-Yang-Mangel

Die Hauptsymptome sind Schwäche, Blässe, fahle Gesichtsfarbe, Appetitverlust, Blähungen, Schwellungen des Gesichts, morgendliche und nachmittägliche Beinödeme, blasse Zunge mit dünnem Belag und weicher und fadenförmiger Puls.

2. Nieren-Yang-Mangel

Die Hauptsymptome sind Oligurie oder Anurie, Ödeme der unteren Körperpartien oder generalisierte Ödeme (in einzelnen Fällen Nykturie mit ausgeprägten Ödemen), Schmerzen und Schwäche im LWS-Bereich und in den Knien, Abneigung gegen Kälte mit kalten Extremitäten, blasse Zunge mit dünnem Belag und tiefer, fadenförmiger Puls.

3. Kombinierter Nieren-Yin- und Nieren-Yang-Mangel

Manche Patienten mit Nieren-Yang-Mangel haben auch einen Nieren-Yin-Mangel, der sich in nachmittäglichem Fieber, Hitzeempfindungen der Fußsohlen, der Handflächen und der Brust, in geröteter Zunge und fadenförmigem und beschleunigtem Puls zeigt.

Im Endstadium der chronischen Niereninsuffizienz finden sich eine Vielzahl von Symptomen entsprechend der unterschiedlich betroffenen Zang-Fu-Organe. Die Hauptsymptomatik besteht in einer Beeinträchtigung der Milz- und der Magen-Funktion durch schädliche Stoffwechselprodukte. Im Falle einer Milz-Schädigung finden sich Schwäche, fahle Gesichtsfarbe, Übelkeit, Erbrechen, Appetitverlust, Blähungen, blasse und vergrößerte Zunge mit Zahneindrücken und dicker und klebriger Belag bei tiefem fadenförmigen oder weichem fademförmigen Puls. Ist die Magenfunktion beeinträchtigt, besteht die Hauptsymptomatik in häufiger Übelkeit und Erbrechen. Eine Lungenschädigung manifestiert sich durch schwache, tiefe oder langsame Respiration, begleitet von Rasselgeräuschen oder in einer Abneigung gegen Kälte mit anhaltender Schweißneigung. Dringen die schädigenden Stoffwechselprodukte in das Perikard ein, findet sich Ruhelosigkeit, Delirium oder auch ein Komazustand. Hautjucken, Tremor oder Krämpfe sind im Falle einer Leberschädigung zu finden. Ist das Blutsystem betroffen, finden sich hämorrhagische Symptome wie Epistaxis, Hämatemesis und Teerstühle. Im Endzustand ist die Nierenenergie erschöpft und dies führt zu Anurie oder schwerer Oligurie begleitet von generalisierten Ödemen, Uringeruch aus dem Mund, kalten Extremitäten, blasser Zunge mit schwarzem oder grauem Belag und tiefem, zartem und kaum tastbarem Puls.

Arzneimittelbehandlung

Aus Sicht der TCM ist die chronische Niereninsuffizienz grundlegend ein Leere-Syndrom (verringerte Nierenfunktion) kombiniert mit unterschiedlichen Fülle-Symptomen (z. B. akkumulierte schädliche Stoffwechselmetabolite). Da die Leere-Symptomatik üblicherweise bereits langfristig besteht, kann sie nicht kurzfristig durch Behandlung mit tonisierenden Substanzen korrigiert werden. Werden die begleitenden pathogenen Faktoren nicht rechtzeitig sinnvoll behandelt, kann dies zu einer weiteren Nierenschädigung führen und dadurch das Leben des Patienten bedrohen. Aus diesen Gründen besteht das Behandlungsgrundprinzip im Frühstadium der chronischen Niereninsuffizienz in der Verabreichung von tonisierenden Arzneien zur Beeinflussung des Leere-Syndroms und gleichzeitig in der

Gabe von Substanzen, die in der Lage sind, schädliche Stoffwechselprodukte und akkumulierte Flüssigkeiten auszuscheiden; im Endstadium liegt die Betonung der Behandlung auf der Ausscheidung der schädlichen Stoffwechselprodukte.

1. Behandlung der grundlegenden Störung

(1) Milz-Yang-Mangel

Therapieprinzipien: Milz-Yang kräftigen.

Rezeptur der Wahl: *Lizhong Tang* (Dekokt zur Regulierung der Mitte) oder *Xiao Jianzhong Tang* (Kleineres Dekokt, das die Mitte aufbaut).

(2) Nieren-Yang-Mangel

Therapieprinzipien: Nieren-Yang kräftigen.

Rezeptur der Wahl: *Shenqi Wan* (Arzneibolus zur Tonisierung des Nieren-Qi)

(3) Kombinierter Milz- und Nieren-Yang-Mangel

Therapieprinzipien: Milz- und Nieren-Yang stärken.

Rezeptur der Wahl: *Shenqi Wan* (Arzneibolus zur Tonisierung des Nieren-Qi) und *Lizhong Tang* (Dekokt zur Regulierung der Mitte) plus *Zhenwu Tang* (Wahrer Krieger Dekokt).

(4) Nieren-Yin-Mangel

Therapieprinzipien: Nieren-Yin stärken.

Rezeptur der Wahl: *Zhibai Dihuang Tang* (Dekokt mit Radix Rehmanniae, Rhizoma Anemarrhenae und Cortex Phellodendri) oder *Qiju Dihuang Tang* (Dekokt mit Radix Rehmanniae und Fructus Lycii und Flos Chrysanthemi).

2. Behandlung der Begleitsymptomatik

(1) Milz-Störung durch Nässe und schädliche Stoffwechselprodukte.

Therapieprinzipien: Milz stärken und schädliche Stoffwechselprodukte ausleiten.

Rezeptur der Wahl: *Shipi Yin* (Dekokt zur Milzstärkung).

(2) Magen-Störung durch schädliche Stoffwechselprodukte mit häufigem Erbrechen.

Therapieprinzipien: Magen stärken und Erbrechen lindern.

Rezeptur der Wahl: *Wuzhuyu Tang* (Dekokt mit Fructus Evodiae).

(3) Aufwärtssteigen der schädlichen Stoffwechselprodukte mit Übelkeit, Erbrechen, Uringeruch aus dem Mund, Ruhelosigkeit oder Koma.

Therapieprinzipien: Schädliche Stoffwechselprodukte ausleiten und Wiederbeleben.

Rezeptur der Wahl: *Ditan Tang* (Dekokt, das Schleim ausspült).

(4) Leber-Störung durch schädliche Stoffwechselprodukte mit Tremor oder Krämpfen.

Therapieprinzipien: Gesteigerte Leberfunktion dämpfen.

Rezeptur der Wahl: *Zhengan Xifeng Tang* (Dekokt zur Beruhigung der Leber und zur Beseitigung von Wind).

Kapitel 28

Moderne Forschung

Es gab zahlreiche Berichte zur Heilpflanzenbehandlung der chronischen Niereninsuffizienz. Folgende Punkte sollten erwähnt werden.

1. Rhabarber

In der klassischen Literatur wird berichtet, daß „Guange" mit einer Therapieform der „Beseitigung von trüben Substanzen durch den Darm" behandelt werden kann. Die Hauptsubstanz für diese Behandlungsform ist der Rhabarber (Radix et Rhizoma Rhei). Er kann oral oder in Form von Einläufen verabreicht werden. Die therapeutische Wirksamkeit von Radix et Rhizoma Rhei bezüglich einer Verlangsamung der Entwicklung einer chronischen Niereninsuffizienz wurde in den vergangenen Jahren von verschiedenen Autoren wiederholt berichtet. Chen Yiping et al. beobachteten diese Ergebnisse in einer kontrollierten Studie. Li Ruishi et al. bestätigten, daß die orale Gabe eines alkoholischen Extrakts von Radix et Rhizoma Rhei bessere Wirkungen auf die progrediente Insuffizenz hatte als Captopril. Da es unter der oralen Verabreichung eines alkoholischen Rhabarberextrakts nicht zu Durchfällen kommt, kann die therapeutische Wirksamkeit nicht durch den abführenden Effekt bedingt sein. Hinsichtlich des Wirkmechanismus beobachteten Li et al., daß orale Verabreichungsformen von Rhabarberpräparaten in der Lage sind, die Methylguanidin-Spiegel in den Körperflüssigkeiten sowie die Bildung freier Radikale zu verringern. Dies läßt vermuten, daß Radix et Rhizoma Rhei einen inhibierenden Effekt auf die hohe Stoffwechselaktivität der renalen Tubuli oder eine antioxidative Wirkung hat und dadurch in der Lage ist, eine Verzögerung des Erkrankungsprozesses bei chronischer Niereninsuffizienz zu bewirken. Kang Ziqi et al. beobachteten in einem Experiment mit menschlichen embryonalen Nierenzellkulturen, daß unterschiedliche Konzentrationen flüssiger Rhabarberextrakte unterschiedliche Proliferationseffekte auf die Nierenmesenteriumzellen und mesenteriale Stroma haben. Dies ist ein weiterer Hinweis für die Verringerung oder Verzögerung einer glomerulären Fibrosierung durch Radix et Rhizoma Rhei und damit für eine Verlangsamung progredienter chronischer Niereninsuffizenzleiden (Journal of Traditional Chinese Medicine 1993; 13: 249).

2. Radix Salviae Miltiorrhizae

Die blutbewegende und stasebeseitigende Therapie mit Heilpflanzen wurde in den vergangenen Jahren intensiv untersucht. Allgemein konnte festgestellt werden, daß viele blutbewegende und stasebeseitigende Arzneimittel positive Wirkungen auf die Verbesserung der Mikrozirkulation, die Verringerung der Thrombozytenaggregation, die Förderung der Fibrolyse und die Verringerung von Fibrosierungen haben. Aus diesen Gründen wurden Heilpflanzen dieser Art wie z. B. Injektionen mit Radix Salviae Miltiorrhizae in der Behandlung von chronischer Niereninsuffizienz untersucht. Es konnten einige positive Wirkungen beobachtet werden, allerdings zeigten sich bessere Ergebnisse, wenn die Arzneien mit fiebersenkenden und entgiftenden Arzneien kombiniert wurden.

3. Cordyceps

Unter der Vielzahl der tonisierenden Arzneimittel zeigte sich bei Cordyceps eine Wirkungsverbesserung der Nierenfunktion. Diese Substanz enthält viele essentielle Aminosäuren. Dies kann in Verbindung mit seiner therapeutischen Wirkung bei chronischer

Niereninsuffizienz gesehen werden. Zusätzlich weist sie eine immunstärkende Wirkung bei chronischen Niereninsuffizienz-Patienten auf. Guan Yijun et al. wiesen darauf hin, daß bei gleichzeitiger Bestimmung der Nierenfunktion und der T-Zellen-Untergruppen im Falle chronischer Niereninsuffizienz eine verringerte zelluläre Immunfunktion nachweisbar ist, und nach der Verabreichung von Cordyceps die Nierenfunktion verbessert war. Dies zeigt sich in einem signifikanten Abfall des Blutharnstoffes sowie der Kreatinin-Spiegel bei gleichzeitiger Verbesserung der zellulären Unterfunktion durch einen Anstieg von OKT_4 und OKT_4/OKT_8-Ratio. Da Patienten mit chronischer Niereninsuffizienz üblicherweise eine herabgesetzte Immunfunktion haben und zu sekundären Infektionen neigen, die für diese Patienten häufig todesverursachend sind, ist es sinnvoll auf die Wirkungen von Cordyceps hinzuweisen.

4. Yupingfeng San (Jade-Paravent-Pulver)

Zur Behandlung sekundärer Infektionen bei chronischer Niereninsuffizienz wurde *Yupingfeng San* (Jade-Paravent-Pulver), eine Rezeptur die Radix Astragali, Rhizoma Atractylodis Macrocephalae und Radix Saposhnikoviae enthält, häufiger angewandt und untersucht. Shen Zhuanglei et al. berichten über ihre Untersuchungen mit dieser Rezeptur an einer Gruppe von 37 Fällen mit chronischer Niereninsuffizienz und Infektionen des oberen Respirationstrakts oder Harnwegsinfekten. Die therapeutische Wirksamkeit dieser Rezeptur war mit der üblichen Chemotherapie vergleichbar (intravenöse Ampicillingabe bei Infektionen des oberen Respirationstrakts und orale Gabe von Sulfamethoxazol bei Harnwegsinfekten). In einem Drei-Monats-Follow-up lag die Infektrezidivrate in der mit *Yupingfeng San* behandelten Gruppe bei 40% und damit deutlich niedriger im Vergleich zu der Patientengruppe, die übliche Chemotherapie erhielten (100% Infektrezidive). Unspezifische Lipasefärbung von T-Zellen zeigte, daß alle Patienten vor der Behandlung niedrigere T-Lymphozyten-Aktivitäten aufwiesen. Nach der Behandlung wurde in der Patientengruppe, die mit *Yupingfeng San* behandelt wurde, eine deutliche Abnahme der Lipasefärbungsrate von T-Zellen beobachtet, wohingegend der Anstieg der Lipasefärbungsrate in der Chemotherapie-Gruppe vernachlässigbar war. Da Zink die Wirkung einer Lymphozytenaktivitätensteigerung hat, haben die Autoren an diesen Patienten die Blutzinkspiegel bestimmt. Im Vergleich zu den Blutzinkspiegeln einer Gruppe von 230 gesunden Probanden (95 ± 28,8 µg/dl) lagen die Blutzinkspiegel vor der Behandlung bei Patienten mit chronischer Niereninsuffizienz siginifikant niedriger (66,6 ± 12,4 µg/dl) in der *Yupingfeng San*-Gruppe und 68,4 ± 17,4 µg/dl in der mit Chemotherapeutika behandelten Gruppe. Nach der Behandlung lagen die Blutzinkspiegel der *Yupingfeng San*-Gruppe bei 86,5 ± 9,7 µg/dl ($P<0,001$ im Vergleich mit den Blutzinkspiegeln vor der Behandlung), waren aber in der Chemotherapiegruppe bei 67,8 ± 20,1 µg/dl (im Vergleich zu den Spiegeln vor Behandlung praktisch unverändert). Da *Yupingfeng San* und Chemotherapie sich in ihrem therapeutischen Mechanismus unterscheiden, wobei *Yupingfeng San* den Allgemeinzustand und die Immunfunktionen des Patienten verbessert, während die Chemotherapie die pathogenen Organismen unterdrückt, schlagen die Autoren eine kombinierte Anwendung zur Verbesserung der therapeutischen Effekte vor (Zhong Xi Yi Jiehe Zazhi 1988; 8: 268).

Kapitel 29

Harnwegsinfektionen

Harnwegsinfektionen können in zwei Hauptgruppen eingeteilt werden: Infektionen der unteren Harnwege (Urethritis, Zystitis und Prostatitis) und Infektionen des oberen Harntrakts (Pyelonephritis). Die Infektionen in diesen Bereichen können entweder gemeinsam oder unabhängig voneinander auftreten. Die übliche Symptomatik einer Infektion des unteren Harntrakts ist Dysurie, Harndrang und häufige Miktion, während sich bei Infektionen des oberen Harntrakts Lendenschmerzen und Fieber finden. Aus diesem Grund sind Infektionen des Harntrakts in der TCM eng mit den Begriffen „Strangurie", „Lendenschmerz" und „Hitze-Syndrom" verbunden.

Akute Harnwegsinfekte können mit antibiotischen Substanzen wirkungsvoll behandelt werden, jedoch kommt es häufig zu Rezidiven. Man unterscheidet die zwei Rezidivarten des Rückfalls und der Reinfektion. Ein Infektionsrückfall tritt bald nach Beendigung der antibiotischen Therapie auf und ist durch denselben Teil, der anfänglich isoliert wurde, ausgelöst. Rückfallinfektionen weisen auf eine insuffiziente Behandlung hin. Reinfektionen treten üblicherweise später als sechs Wochen nach Beendigung der Behandlung auf und werden von unterschiedlichen Keimen verursacht. Reinfektionen weisen auf eine Schwäche der Abwehr des Patienten hin. In beiden Formen hat die traditionelle Behandlung positive Wirkungen erzielt.

Die chronische Pyelonephritis ist eine der Erkrankungen, die häufiger zu renaler Hypertonie und chronischer Niereninsuffizienz führt. Die Infektionsbeseitigung bei der chronischen Pyelonephritis ist sehr schwierig. Histopathologisch ist eine pyelonephritische Niere grob vernarbt, und es besteht eine dichte interstitielle Fibrose im Bereich der vernarbten Areale. Diese Veränderungen führen aufgrund der Einschränkung lokaler Penetration von Arzneimitteln zu unbefriedigenden Ergebnissen der antibiotischen Therapie. Die Anwendung von Heilpflanzen zur Verringerung der interstitiellen Fibrose kann für die Behandlung der chronischen Polyonephritis hilfreich sein.

Ätiologie und Pathogenese

1. Eindringen von Nässe-Hitze in die Blase

Nässe-Hitze ist der häufigste pathogene Faktor, der den Harntrakt betrifft. Er hat seinen Ursprung meistens äußerlich, z. B. Unreinheit der äußeren Genitale, aber er kann seinen Ursprung auch in einer Störung der Funktionen anderer Zhang-Fu-Organe haben. Dringt Nässe-Hitze in die Blase ein, führt dies zu einem Strangurie-Syndrom mit Dysurie oder schmerzhaften Miktionen, Harndrang und häufigen Miktionen. Oft führt Nässe-Hitze auch zu Pyurie, bei einer Schädigung der Blutgefäße bedingt sie Hämaturie. Ist die Niere selbst betroffen, treten Lendenschmerzen auf.

2. Leber-Qi-Stagnation mit Blut-Stase

Ärger kann zu einer Leber-Funktionsstörung mit Qi-Stagnation und sekundärer Blut-Stase führen. Eine Leber-Qi-Stagnation kann sich in Hitze wandeln, die in die Blase eindringt und zu Strangurie führt. Zusätzlich kann eine anhaltende Infektion mit Blut-Stase verbunden sein, die die Ausheilung der Erkrankung erschwert.

3. Schädigung der Nieren

Die Nieren und die Blase sind sowohl durch die Harnleiter als auch über die dazugehörigen Meridiane verbunden. Kongenitale Anomalie oder Nierenschwäche, Schädigung der Nieren durch übermäßige sexuelle Aktivität, viele Entbindungen und hohes Alter sind prädisponierende Faktoren für die Entwicklung von Blaseninfektionen durch pathogene Faktoren. Auch kann Nässe-Hitze von der Blase zu den Nieren aufsteigen und zu einer Schädigung der Nieren-Funktion führen, besonders wenn es sich um eine chronische Erkrankung handelt.

Differentialdiagnose der Syndrome

Allgemein kann man sagen, daß Patienten, die an einem akuten Harnwegsinfekt leiden, üblicherweise ein Fülle-Syndrom aufweisen, während Patienten mit chronischen Infektionen entweder ein Leere-Syndrom oder ein kombiniertes Leere/Fülle-Syndrom zeigen. Es finden sich folgende häufige Syndrom-Muster bei Harnwegsinfektionen.

1. Nässe-Hitze in der Blase

Dieses Syndrom findet sich üblicherweise bei akuten Harnwegsinfektionen oder chronischen Infektionen mit akuter Exazerbation. Die klinische Hauptsymptomatik besteht in einem plötzlichen Beginn schmerzhafter und häufiger Miktionen mit Harndrang, Lendenschmerzen mit Klopfschmerzhaftigkeit, Pyurie und bei einigen Patienten Schüttelfrost und hohes Fieber. Der Zungenbelag ist gelb und klebrig, und der Puls weich und beschleunigt.

2. Hitze in der Leber

Die Hauptsymptome sind alternierendes Frösteln und Fieber, Spannungsempfindung in der Brust mit Übelkeit, Appetitverlust, Schmerzen im Lendenbereich und im Unterbauch, häufige Miktionen mit Brennschmerzen, tiefgelber Zungenbelag und saitenförmiger, beschleunigter Puls.

3. Nieren-Yin-Mangel mit Ansammlung von Nässe-Hitze

Dieses Syndrom zeigt sich mit Schwindel, Tinnitus, Schmerzen und Schwäche der Lenden und der Knie, häufiger und schmerzhafter Miktion begleitet von niedrigem Fieber. Die Zunge ist üblicherweise leicht gerötet mit dünnem Belag, und der Puls saitenförmig, fadenförmig und beschleunigt.

4. Kombinierte Milz- und Nieren-Schwäche mit bestehenden pathogenen Faktoren

Es finden sich Ödeme des Gesichts und der Füße, Appetitverlust, Blähungen, Schwäche, Schmerzen und Schwäche der Knie, Schwindel, Tinnitus, weiche Stühle, häufige Miktionen mit nachtröpfelndem Urin, blasse Zunge mit dünnem und weißlichem Belag und tiefer, fadenförmiger und schwacher Puls.

Arzneimittelbehandlung

1. Nässe-Hitze in der Blase

Therapieprinzipien: Nässe-Hitze aus der Blase eliminieren.

Rezeptur der Wahl: *Bazheng San* (Acht Arzneien Pulver zur Korrektur).

2. Gestaute Hitze in der Leber

Therapieprinzipien: Hitze aus der Leber beseitigen.

Rezeptur der Wahl: *Longdan Xiegan Tang* (Dekokt mit Radix Gentianae, das die Leber entlastet).

3. Nieren-Yin-Mangel mit Ansammlung von Nässe-Hitze

Therapieprinzipien: Nieren-Yin nähren und Nässe-Hitze klären.

Rezeptur der Wahl: *Zhibai Dihuang Wan* (Dekokt mit Radix Anemarrhenae, Cortex Phellodendri und Radix Rehmanniae).

4. Kombinierte Milz- und Nieren-Schwäche mit verbleibenden pathogenen Faktoren

Therapieprinzipien: Milz und Nieren kräftigen und Hitze und Nässe beseitigen.

Rezeptur der Wahl: *Shen Ling Baizhu San* (Pulver mit Radix Ginseng, Poria und Rhizoma Atractylodis Macrocephalae).

Moderne Forschung

Die Arzneimitteltherapie von Harnwegsinfektionen wurde aus moderner medizinischer Sicht unter folgenden Aspekten untersucht.

1. Antibakterielle Heilpflanzen

Für viele Heilpflanzen, die Nässe-Hitze eliminieren, wie Cortex Phellodendri, Rhizoma Coptidis und Herba Violae, konnte in vitro antibakterielle Wirkung nachgewiesen werden. Obwohl die Arzneimitteltherapie Infektionen heilen kann, gibt es keinen Nachweis dafür, daß die Wirkstoffgehalte der Heilpflanzen im Urin bei oraler Verabreichung üblicher Dosierungen Konzentrationen erreichen, die bakteriostatisch wirken könnten.

2. Diuretische Heilpflanzen

In den meisten Rezepturen zur Behandlung von Harnwegsinfektionen sind diuretische Heilpflanzen beigefügt. Sie unterstützen die hydrogenetische Abwehr des Patienten, z. B. durch „Auswaschen" der pathogenen Harnwegskeime. Allerdings erklärt diese Tatsache nicht die therapeutische Wirksamkeit.

3. Heilpflanzen, die die Blutzirkulation aktivieren und Stase beseitigen

Chen Kezhong berichtet, daß die Beigabe von Blut-Stasebeseitigenden Arzneien wie Flos Carthami und/oder Herba Artemisiae Anomalae und traditionell angewandten Rezepturen zufriedenstellende Ergebnisse zeigt (Zhong Xi Yi Jiehe Zazhi 1985; 5: 6). Experimentelle Studien wiesen nach, daß diese Heilpflanzen die lokale Blutzirkulation verbessern und zu adäquaten Arzneiblutspiegeln führen.

4. Heilpflanzen zur Verbesserung der Immunfunktionen

Harnwegskeime können sich rasch vermehren, da der menschliche Urin ein gutes Kulturmedium ist. Ob es jedoch zu einer Infektion kommt, hängt von dem Gleichgewicht zwischen bakterieller Vermehrungsrate und der Wirksamkeit der patienteneigenen Abwehrmechanismen ab. Neben der hydrogenetischen Abwehr, spielt die Schleimhautabwehr eine weitaus wichtigere Rolle. Es konnte nachgewiesen werden, daß die Arzneimittelrezepturen zur Behandlung von Harnwegsinfektionen meistens die Immunfunktionen des Patienten verbessern. Sun Jianshi et al. von der Heilongjiang Hochschule für TCM berichten über ihre Studie an 35 verheirateten Frauen mit rezidivierenden Harnwegsinfektionen, die häufiger als fünfmal im Jahr auftraten, bei manifestem Nieren-Qi-Mangel. Zur Behandlung dieser Patientinnen verwendeten die Autoren ein nierentonisierendes Rezept mit Radix Astragali, Radix Ginseng, Radix Rehmanniae, Fructus Corni, Radix Polygoni Multiflori, Cortex Cinnamomi, Cortex Eucommiae, Fructus Lycii, Fructus Ligustri Lucidi, Rhizoma Smilacis Glabrae, Radix Angelicae Sinensis und Fructus Gardeniae.

Während der Behandlung zeigte keine der Patientinnen ein Rezidiv, und nach einer einmonatigen Behandlung zeigte das 6-Monats-Follow-up, daß bei 24 Patientinnen (68,6%) kein Rezidiv auftrat. Vor und nach der Behandlung wurden die T-Lymphozyten-Subtypen im peripheren Blut (OKT_3, OKT_4, OKT_8) Serumimmunglobuline (IgG, IgA, IgM, IgD) und sekretorisches IgA in Urin-Harn-Radio-Immunassay-Untersuchungen und monoklonaler Antikörpertechnik bestimmt. Die Ergebnisse belegten, daß Störungen der zellvermittelten Immunität, der humoralen Immunität und der lokalen Immunfunktion (Harntrakt) bei dieser Erkrankungsform vorliegen und durch die Arzneimitteltherapie eine deutliche Verbesserung der Immunfunktionen erreicht werden konnte (Zhong Xi Yi Jiehe Zazhi 1989; 9: 469).

Anhang
Ausgewählte Rezepturen und Fertigarzneien

Baihe Gujin Tang – Bulbus Lilii Dekokt zur Erhaltung des Metalls

6 g Radix Rehmanniae (Shengdihuang)
9 g Radix Rehmanniae Praeparata (Shudihuang)
5 g Ophiopogonis (Maidong)
3 g Bulbus Lilii (Baihe)
3 g Radix Paeoniae Alba (Baishao)
3 g Radix Angelicae Sinensis (Danggui)
3 g Bulbus Fritillariae (Beimu)
3 g Radix Glycyrrhizae (Gancao)
2 g Radix Scrophulariae (Xuanshen)
2 g Radix Platycodi (Jiegeng)

Wirkung: Yin nähren, Hitze beseitigen, Lungen befeuchten und Schleim lösen.

Indikationen: Yin-Mangel der Lungen und der Nieren mit übermäßigem Feuer, das sich in einem wunden Hals, Husten, Kurzatmigkeit, blutigem Sputum, Hitzeempfindungen der Handflächen und Fußsohlen, geröteter Zunge mit wenigem Belag und fadenförmigem und beschleunigtem Puls zeigt.

Baihu Tang – Weißer Tiger-Dekokt

 9 g Rhizoma Anemarrhenae (Zhimu)
30 g Gypsum Fibrosum (Shigao)
 3 g Radix Glycyrrhizae (Gancao)
 9 g Semen Oryzae Nonglutinosae (Jingmi)

Wirkung: Hitze klären und die Produktion von Körpersäften fördern.

Indikationen: Hohes Fieber mit gerötetem Gesicht, Durst, Schweiß, trockener, gelber Zungenbelag und gespannter Puls; auch bei Diabetes mellitus, der den Mittleren Erwärmer betrifft.

Banxia Baizhu Tianma Tang – Dekokt mit Rhizoma Pinelliae, mit Rhizoma Atractylodis Macrocephalae und Rhizoma Gastrodiae

9 g Rhizoma Pinelliae (Banxia)
6 g Rhizoma Gastrodiae (Tianma)
6 g Poria (Fuling)
6 g Exocarpium Citri Reticulatae (Juhong)
9 g Rhizoma Atractylodis Macrocephalae (Baizhu)
2 g Radix Glycyrrhizae (Gancao)

Wirkung: Wind-Schleim ausleiten und die Milz kräftigen.

Indikationen: Aufsteigen von Wind-Schleim mit Schwindel und Kopfschmerzen und Völle in der Brust, weißer, klebriger Zungenbelag, saitenförmiger, schlüpfriger Puls.

Banxia Xiexin Tang – Rhizoma Pinellia Dekokt, welches das Epigastrium abfließen läßt

12 g Rhizoma Pinelliae (Banxia)
 9 g Radix Scutellariae (Huangqin)
 9 g Rhizoma Zingiberis (Ganjiang)
 9 g Radix Ginseng (Renshen)
 6 g Radix Glycyrrhizae Tosta (Zhigancao)
 3 g Rhizoma Coptidis (Huanglian)
 4 Stück Fructus Jujubae (Dazao)

Wirkung: Die Magen-Funktion regulieren.

Indikationen: Schmerzlose Völle, Würgen oder Erbrechen infolge einer Magen-Funktionsstörung.

Baohe Wan – Pille, welche die Harmonie erhält

300 g Fructus Crataegi (Jiaoshanzha)
100 g Massa Fermentata Medicinalis (Shenqu)
100 g Rhizoma Pinelliae (Zhibanxia)
100 g Poria (Fuling)
 50 g Pericarpium Citri Reticulatae (Chenpi)
 50 g Fructus Forsythiae (Liangqiao)
 50 g Semen Raphani (Laifuzi)
 50 g Fructus Hordei Germinatus (Maiya)

Gemischt, pulverisiert und in Arzneipillenform zubereitet, 6-9 g für eine Gabe.

Wirkung: Verdauungsförderung.

Indikationen: Verdauungsstörungen.

Bazheng San – Acht Arzneien Pulver zur Korrektur

Caulis Akebiae (Mutong)
Herba Dianthi (Qumai)
Semen Plantaginis (Cheqianzi)
Herba Polygoni Avicularis (Bianxu)
Talcum (Huashi)
Radix Glycyrrhizae (Gancao)
Radix et Rhizoma Rhei (Dahuang)
Fructus Gardeniae (Zhizi)
Gleiche Mengen gemischt und zu Pulver verarbeitet, 6 g pro Dosis.

Wirkung: Hitze beseitigen, Diurese fördern und Strangurie lindern.

Indikationen: Nässe-Hitze in der Harnblase.

Bazhen Tang – Acht Schätze Dekokt

 9 g Radix Angelicae Sinenis (Danggui)
 9 g Radix Ginseng (Renshen)
 9 g Radix Paeoniae Alba (Baishao)
 9 g Rhizoma Atractylodis Macrocephalae (Baizhu)
 9 g Poria (Fuling)
12 g Radix Rehmanniae Praeparata (Shudihuang)
 6 g Rhizoma Chuanxiong (Chuanxiong)
 3 g Radix Glycyrrhizae Tosta (Zhigancao)

Wirkung: Qi und Blut nähren.

Indikationen: Qi- und Blut-Mangel

Bufei Tang – Dekokt, das die Lunge tonisiert

 9 g Radix Ginseng (Renshen)
24 g Radix Astragali (Huangqi)
24 g Radix Rehmanniae Praeparata (Shudihuang)
 6 g Fructus Schisandrae (Wuweizi)
 9 g Radix Asteris (Ziyuan)
12 g Cortex Mori (Sangbaipi)

Wirkung: Lungen-Qi stärken und Husten lindern.

Indikationen: Husten, Kurzatmigkeit, Spontanschweiße durch Lungen-Qi-Mangel.

Bugan Tang – Dekokt, das die Leber tonisiert

9 g Radix Angelicae Sinensis (Danggui)
6 g Rhizoma Chuanxiong (Chuanxiong)
9 g Radix Paeoniae (Shaoyao)
15 g Radix Rehmanniae Praeparata (Shudihuang)
9 g Semen Ziziphi Spinosae (Suanzaoren)
3 g Radix Glycyrrhizae Tosta (Zhigancao)
9 g Fructus Chaenomelis (Mugua)

Wirkung: Yin-Blut der Leber nähren.

Indikationen: Kopfschmerz, Schwindel, Tinnitus und Tremor oder Taubheit der Extremitäten durch Yin-Blut-Mangel der Leber.

Buyang Huanwu Tang – Dekokt, das das Yang tonisiert, um die Fünf (Zehntel) wiederherzustellen

30 g Radix Astragali (Huangqi)
9 g Radix Angelicae Sinensis (Danggui)
9 g Radix Paeoniae Rubra (Chishao)
9 g Lumbricus (Dilong)
6 g Rhizoma Chuanxiong (Chuanxiong)
9 g Semen Persicae (Taoren)
9 g Flos Carthami (Honghua)

Wirkung: Qi tonisieren und die Blutzirkulation den Kollateralen fördern.

Indikationen: Folgezustände von Apoplex.

Buzhong Yiqi Tang – Dekokt, das die Mitte tonisiert und das Qi vermehrt

15 g Radix Astragali (Huangqi)
5 g Radix Glycyrrhizae (Zhigancao)
9 g Radix Ginseng (Renshen)
9 g Radix Angelicae Sinensis (Danggui)
6 g Pericarpium Citri Reticulatae (Chenpi)
3 g Rhizoma Cimicifugae (Shengma)
3 g Radix Bupleuri (Chaihu)
9 g Rhizoma Atractylodis Macrocephalae (Baizhu)

Wirkung: Qi der Milz und des Magens tonisieren und das Qi des Mittleren Erwärmers ergänzen.

Indikationen: Syndrome durch Qi-Mangel der Milz und des Magens und Hysteroptose und Gastroptose durch Qi-Mangel des Mittleren Erwärmers.

Chaihu Shugan San – Radix Bupleuri Pulver, das die Leber verteilt

6 g Radix Bupleuri (Chaihu)
6 g Pericarpium Citri Reticulatae (Chenpi)
6 g Fructus Aurantii (Zhiqiao)
9 g Radix Paeoniae Alba (Baishao)
3 g Radix Glycyrrhizae Tosta (Zhigancao)
6 g Rhizoma Cyperi (Xiangfu)
6 g Rhizoma Chuanxiong (Chuanxiong)

Wirkung: Leber-Qi-Fluß und Blut-Fluß fördern und Schmerz lindern.

Indikationen: Schmerz im Bereich des Hypochondriums mit alternierenden Phasen von Fieber und Frösteln durch eine Leber-Qi-Stagnation.

Chengshi Bixie Fenqing Yin – Chengs Rhizoma Dioscoreae Semptemlobase Dekokt zur Klärung trüben Urins

12 g Rhizoma Dioscoreae Septemlobae (Bixie)
 9 g Rhizoma Atractylodis Macrocephalae (Baizhu)
12 g Semen Plantaginis (Cheqianzi)
 9 g Poria (Fuling)
 6 g Rhizoma Acori Tatarinowii (Shichangpu)
 9 g Cortex Phellodendri (Huangbai)
 3 g Plumula Nelumbinis (Lianzixin)
 9 g Radix Salviae Miltiorrhizae (Danshen)

Wirkung: Hitze klären und Nässe ausleiten.

Indikationen: Nässe-Hitze in der Niere und der Blase.

Chixiaodou Danggui San – Pulver aus Semen Phaseoli und Radix Angelica Sinensis

30 g Semen Phaseoli (Chixiaodou)
15 g Radix Angelicae Sinensis (Danggui)

Gemischt und pulverisiert, 9 g pro Dosis.

Wirkung: Hitze beseitigen und den Blutfluß regulieren.

Indikationen: Blutige Stühle durch Hitze im Dickdarm.

Da Buyin Wan – Pille, die das Yin großartig tonisiert

 80 g Cortex Phellodendri (Huangbai)
 80 g Rhizoma Anemarrhenae (Zhimu)
120 g Radix Rehmanniae Praeparata (Shudihuang)
120 g Plastrum Testudinis (Guiban)
160 g Medulla Spinalis Suis (Zhujisui)

Jede Substanz wird pulverisiert, in gleichen Mengen gemischt und zu Arzneipillen verarbeitet, 2-3 Mal täglich 6 g.

Wirkung: Das Yin der Leber und Nieren nähren.

Indikationen: Hektisches Fieber und Nachtschweiße durch aufflammendes Feuer, das durch einen Yin-Mangel der Leber und Nieren verursacht ist.

Da Bu Yuan Jian – Dekokt, das das Quellen- (grundlegendes) Qi großartig tonisiert

 3-9 g Radix Ginseng (Renshen)
   6 g Rhizoma Dioscoreae (Shanyao)
9-30 g Radix Rehmanniae Praeparata (Shudihuang)
   6 g Cortex Eucommiae (Duzhong)
   6 g Radix Angelicae Sinensis (Danggui)
   3 g Fructus Corni (Shanzhuyu)
   6 g Fructus Lycii (Gouqizi)
   3 g Radix Glycyrrhizae Tosta (Zhigancao)

Wirkung: Yin und Qi nähren.

Indikationen: Ausgeprägter Nieren-Essenz-Mangel, Qi-Mangel und Blut-Mangel.

Da Chaihu Tang – Größeres Radix Bupleuri Dekokt

 9 g Radix Bupleuri (Chaihu)
 9 g Radix Scutellariae (Huangqin)
 9 g Radix Paeoniae Alba (Baishao)
 9 g Rhizoma Pinelliae (Banxia)
 9 g Fructus Aurantii Immaturus (Zhishi)
 6 g Radix et Rhizoma Rhei (Dahuang)
 4 Stück Fructus Jujubae (Dazao)
12 g Rhizoma Zingiberis Recens (Shengjiang)

Wirkung: Behandlungen von Erkrankungen der Shaoyang-Achse und Beseitigung akkumulierter Hitze.

Indikationen: Akute Cholezystitis, Cholelithiasis und akute Pankreatitis.

Ausgewählte Rezepturen und Fertigarzneien

Danggui Buxue Tang – Radix Angelicae Sinensis Dekokt zur Tonisierung des Blutes

30 g Radix Astragali (Huangqi)
 6 g Radix Angelicae Sinensis (Danggui)

Wirkung: Qi nähren und die Blutproduktion fördern.

Indikationen: Blut-Mangel und Fieber durch Blut-Mangel.

Daochi San – Pulver, das das Rote hinausleitet

Radix Rehmanniae (Shengdihuang)
Radix Glycyrrhizae (Gancao)
Caulis Akebiae (Mutong)
Herba Lophatheri (Zhuye)

Wirkung: Fülle-Feuer aus dem Herzen beseitigen und Diurese fördern.

Indikationen: Übermäßiges Herz-Feuer mit Durst, Ruhelosigkeit, Zungenulzera, brennendem Schmerz der Urethra während der Miktion und dunkler Urin.

Dingchuan Tang – Dekokt, das dem Keuchen Einhalt gebietet

9 g Semen Ginkgo (Baiguo)
9 g Herba Ephedrae (Mahuang)
6 g Fructus Perillae (Zisuzi)
3 g Radix Glycyrrhizae (Gancao)
9 g Flos Farfarae (Kuandonghua)
5 g Semen Armeniacae Amarum (Kuxingren)
9 g Cortex Mori (Sangbaipi)
5 g Radix Scutellariae (Huangqin)
9 g Rhizoma Pinelliae (Banxia)

Wirkung: Asthma lindern und Schleim lösen.

Indikationen: Asthma mit Ansammlung von Hitze und Schleim nach Wind- und Kälte-Einfluß.

Ditan Tang – Dekokt, das Schleim ausspült

12 g Rhizoma Arisaematis (Zhinanxing)
 6 g Rhizoma Acori Tatarinowii (Shichangpu)
15 g Rhizoma Pinelliae (Banxia)
 9 g Fructus Aurantii Immaturus (Zhishi)
12 g Poria (Fuling)
 9 g Exocarpium Citri Rubrum (Juhong)
15 g Caulis Bambusae in Taeniam (Zhuru)
 9 g Radix Ginseng (Renshen)
 3 g Radix Glycyrrhizae (Gancao)

Wirkung: Schleim und trübe Säfte lösen und wiederbeleben.

Indikationen: Bewußtseinsstörung.

Diyu San – Radix Sanguisorbae-Pulver

15 g Radix Sanguisorbae (Diyu)
15 g Radix Rubiae (Qiancao)
15 g Radix Scutellariae (Huangqin)
15 g Rhizoma Coptidis (Huanglian)
10 g Fructus Gardeniae (Zhizi)
15 g Poria (Fuling)

Gemischt und pulverisiert, 9 g pro Gabe.

Wirkung: Blutstillend durch Kühlung des Blutes.

Indikationen: Teerstühle durch Nässe-Hitze.

Duqi Wan – Quellen-Qi Pille

240 g Radix Rehmanniae Praeparata (Shudihuang)
120 g Fructus Corni (Shanzhuyu)
120 g Rhizoma Dioscoreae (Shanyao)
 90 g Rhizoma Alismatis (Zexie)
 90 g Cortex Moutan (Mudanpi)
 90 g Poria (Fuling)
 90 g Fructus Schisandrae (Wuweizi)

Wirkung: Nieren stärken und die Funktion der Nieren, das Blut aufzunehmen, fördern.

Indikationen: Dyspnoe, durch die geschwächte Funktion der Nieren, die Luft aufzunehmen.

Ejiao Tang – Gelatinum Corii Asini Dekokt

9 g Colla Corii Asini (Ejiao)
9 g Radix Scutellariae (Huangqin)
9 g Radix Rehmanniae (Shengdihuang)
3 g Radix Glycyrrhizae (Gancao)

Wirkung: Nässe beseitigen, Blut nähren und Blutung stillen.

Indikationen: Unterschiedliche Formen von Blutungen.

Erchen Tang – Zweifach behandeltes Dekokt

  6 g Pericarpium Citri Reticulatae
  6 g Rhizoma Pinelliae (Banxia)
  9 g Poria (Fuling)
1,5 g Radix Glycyrrhizae Tosta (Zhigancao)

Wirkung: Nässe-Hitze beseitigen und das Milz-Qi regulieren.

Indikationen: Nässe-Schleim-Syndrome durch eine Störung der Milz-Funktion mit Husten und Auswurf, mit Übelkeit und Völlegefühl in der Brust oder Erbrechen, Schwindel und Palpitationen.

Erdong Tang – Dekokt mit Radix Asparagi und Radix Ophiopogonis

  8 g Radix Asparagi (Tiandong)
  9 g Radix Ophiopogonis (Maidong)
  3 g Radix Trichosanthis (Tianhuafen)
  3 g Radix Scutellariae (Huangqin)
  3 g Rhizoma Anemarrhenae (Zhimu)
  3 g Folium Nelumbinis (Heye)
1,5 g Radix Ginseng (Renshen)
1,5 g Radix Glycyrrhizae (Gancao)

Wirkung: Trockenheit-Hitze der Lungen und des Magens lindern.

Indikationen: Diabetes, der den oberen dreifachen Erwärmer betrifft.

Fugui Lizhong Tang – Dekokt zur Regulierung der Mitte mit Radix Aconiti Praeparata und Cortex Cinnamomi

9 g Lizhong Tang (Dekokt zur Regulierung des Mittleren Erwärmers) mit
9 g Radix Aconiti Praeparata (Fuzi) und
6 g Cortex Cinnamomi (Rougui)

Wirkung: Milz und Magen wärmen (wirksamer als Fuzi Lizhong Tang).

Indikationen: Leere-Kälte der Milz und des Magens.

Fuzi Lizhong Tang – Dekokt zur Regulierung des Mittleren Erwärmers mit Radix Aconiti Praeparata

9 g Lizhong Tang (Dekokt zur Regulierung des Mittleren Erwärmers) mit Radix Aconiti Lateralis Praeparata (Fuzi)

Wirkung: Milz und Magen wärmen.

Indikationen: Kälte-Mangel-Syndrom der Milz und des Magens.

Fuzi Tang – Radix Aconiti Dekokt

12 g Radix Aconiti Lateralis Praeparata (Fuzi)
 9 g Poria (Fuling)
 6 g Radix Ginseng (Renshen)
12 g Rhizoma Atractylodis Macrocephalae (Baizhu)
 9 g Radix Paeoniae Alba (Baishao)

Wirkung: Nieren wärmen und Kälte und Nässe ausleiten.

Indikationen: Nässe-Kälte-Syndrome durch Yang-Mangel mit der speziellen Symptomatik von allgemeinen Gliederschmerzen und Arthralgie.

Ganmao Tuire Chongji – Antipyretisches Granulat für Erkältungskrankheiten

Folium Isatidis (Daqingye)
Radix Isatidis (Banlangen)
Fructus Forsythiae (Liangqiao)
Rhizoma Bistortae (Quanshen)

Gemischt im Verhältnis 2:2:1:1, als Granulat zubereitet, 18-36 g, 3 Gaben pro Tag.

Wirkung: Fieber senken und Toxine ausleiten.

Indikationen: Infektion des oberen Respirationstrakts, akute Tonsillitis und Pharyngitis

Gexia Zhuyu Tang – Dekokt zur Beseitigung von Blut-Stase unter dem Zwerchfell

9 g Radix Angelicae Sinensis (Danggui)
6 g Rhizoma Chuanxiong (Chuanxiong)
9 g Semen Persicae (Taoren)
6 g Faeces Trogopterorum (Wulingzhi)
6 g Cortex Moutan (Mudanpi)
6 g Radix Paeoniae Rubra (Chishao)
6 g Radix Linderae (Wuyao)
3 g Rhizoma Corydalis (Yanhusuo)
9 g Radix Glycyrrhizae (Gancao)
4,5 g Rhizoma Cyperi (Xiangfu)
9 g Flos Carthami (Honghua)
4,5 g Fructus Aurantii (Zhiqiao)

Wirkung: Blut-Stase beheben, Qi-Fluß fördern und Schmerz lindern.

Indikationen: Tumorbildung unter dem Diapragma mit Schmerzen.

Gualou Xiebai Baijiu Tang – Dekokt mit Fructus Trichosanthis, Bulbus Allii Macrostemi und Wein

15 g Fructus Trichosanthis (Gualou)
9 g Bulbus Allii Macrostemi (Xiebai)
30 g Vinum (Weißwein)

Wirkung: Schleim lösen und den Fluß des Yang-Qi fördern.

Indikationen: Angina pectoris.

Guipi Tang – Dekokt, das die Milz wiederherstellt

9 g Radix Astragali (Huangqi)
9 g Rhizoma Atractylodis Macrocephalae (Baizhu)
9 g Poria (Fuling)
9 g Arillus Longan (Longyanrou)
9 g Semen Ziziphi Spinosae (Suanzaoren)
9 g Radix Codonopsis Pilosulae (Dangshen)
3 g Radix Aucklandiae (Muxiang)
3 g Radix Glycyrrhizae Tosta (Zhigancao)
9 g Radix Angelicae Sinensis (Danggui)
9 g Radix Polygalae (Yuanzhi)

Wirkung: Qi und Blut nähren, die Milz kräftigen und das Herz nähren.

Indikationen: Schwäche von Milz und Herz, Qi- und Blut-Mangel und Blutungen durch eine Schwäche der Milz, das Blut in den Gefäßen zu halten.

Guizhi Fuzi Tang – Dekokt mit Ramulus Cinnamomi und Radix Aconiti Praeparata

12 g Ramulus Cinnamomi (Guizhi)
 9 g Radix Aconiti Lateralis Praeparata (Fuzi)
 9 g Rhizoma Zingiberis Recens (Shengjiang)
 6 g Radix Glycyrrhizae Tosta (Zhigancao)
 6 Stück Fructus Jujubae (Dazao)

Wirkung: Kälte, Wind und Nässe beseitigen, um die rheumatischen Beschwerden zu lindern.

Indikationen: Arthralgie mit Kälte-Syndrom.

Haoqin Qingdan Tang – Dekokt mit Herba Artemisiae Annuae und Radix Scutellariae, das die Gallenblase klärt

  6 g Herba Artemisiae Annuae (Qinghao)
  9 g Caulis Bambusae in Taeniam (Zhuru)
4,5 g Rhizoma Pinelliae (Zhibanxia)
  9 g Poria (Fuling)
  9 g Radix Scutellariae (Huangqin)
4,5 g Fructus Aurantii (Zhiqiao)
4,5 g Pericarpium Citri Reticulatae (Chenpi)
  9 g Grünes Jade-Pulver (enthält Talcum, Indigo Naturalis und Radix Glycyrrhizae)

Wirkung: Hitze und Nässe aus der Gallenblase beseitigen, den Magen regulieren und Schleim lösen.

Indikationen: Nässe-Hitze und trüber Schleim in der Gallenblase mit Symptomen wie Frösteln und Fieber, bitterem Mundgeschmack und Mißempfindungen im Bereich der Hypochondrien.

Huanglian Jiedu Tang – Rhizoma Coptidis Dekokt, das toxische Wirkungen lindert

9 g Rhizoma Coptidis (Huanglian)
6 g Radix Scutellariae (Huangqin)
6 g Cortex Phellodendri (Huangbai)
9 g Fructus Gardeniae (Zhizhi)

Wirkung: Ausgeprägte Hitze und Toxine beseitigen.

Indikationen: Hohes Fieber durch ausgeprägte Hitze.

Ausgewählte Rezepturen und Fertigarzneien

Huangqi Jianzhong Tang – Dekokt mit Radix Astragali, das die Mitte aufbaut

Xiao Jianzhong Tang (Kleineres Dekokt, das die Mitte aufbaut) mit Radix Astragali (Huangqi)

Wirkung: Milz und Magen wärmen und kräftigen.

Indikationen: Gastralgie und abdominelle Schmerzen von Leere-Kälte-Typ wie im Fall peptischer Ulzera und chronischer Gastritis.

Huangtu Tang – Gelbe Erde Dekokt

30 g Terra Flava Usta (Zaoxintu)
 9 g Radix Rehmanniae (Shengdihuang)
 9 g Rhizoma Atractylodis Macrocephalae (Baizhu)
 9 g Radix Aconiti Lateralis Praeparata (Fuzi)
 9 g Colla Corii Asini (Ejiao)
 9 g Radix Scutellariae (Huangqin)
 9 g Radix Glycyrrhizae (Gancao)

Wirkung: Blutstillend durch Kräftigung der Milz.

Indikationen: Blutungen infolge einer Schwäche der Milz, das Blut in den Gefäßen zu halten.

Huoxiang Zhengqi San – Herba Agastachis Pulver, das das Qi korrigiert

90 g Herba Agastachis (Huoxiang)
30 g Folium Perillae (Zisuye)
30 g Radix Angelicae Dahuricae (Baizhi)
30 g Pericarpium Arecae (Dafupi)
30 g Poria (Fuling)
60 g Rhizoma Atractylodis Macrocephalae (Baizhu)
60 g Rhizoma Pinelliae (Zhibanxia)
60 g Pericarpium Citri Reticulatae (Chenpi)
60 g Cortex Magnoliae Officinalis (Houpo)
60 g Radix Platycodi (Jiegeng)
75 g Radix Glycyrrhizae (Gancao)

Gemischt und zu Pulver verarbeitet, 6-9 g pro Gabe mit frischem Ingwer und chinesischem Datteldekokt.

Wirkung: Nässe ausleiten und pathogene Faktoren aus der Oberfläche des Körpers beseitigen.

Indikationen: Erkrankungen durch Wind und Kälte mit Nässeakkumulation im Inneren.

Jiaotai Wan – Große Kommunikationspille

Rhizoma Coptidis (Huanglian)
Cortex Cinnamomi (Rougui)

Gemischt im Verhältnis 2:1 oder 3:1 und zu Pulver verarbeitet, 3 g pro Gabe.

Wirkung: Herz und Nieren koordinieren.

Indikationen: Schlaflosigkeit und Palpitationen durch eine Koordinationsstörung zwischen Herz und Nieren.

Jing Fang Baidu San – Pulver mit Herba Schizonepetae und Radix Saposhnikoviae, zur Überwindung pathogener Einflüsse

   9 g Herba Schizonepetae (Jingjie)
   9 g Radix Saposhnikoviae (Fangfeng)
   9 g Radix Bupleuri (Chaihu)
   9 g Radix Peucedani (Qianhu)
   9 g Rhizoma Chuanxiong (Chuanxiong)
   9 g Fructus Aurantii (Zhiqiao)
   9 g Rhizoma seu Radix Notopterygii (Qianghuo)
   9 g Radix Angelicae Pubescentis (Duhuo)
   9 g Poria (Fuling)
   9 g Radix Platycodi (Jiegeng)
4,5 g Radix Glycyrrhizae (Gancao)

Wirkung: Fördert Diaphorese und leitet Wind und Nässe aus.

Indikationen: Erkältungskrankheiten durch Wind, Kälte und Nässe.

Jinlingzi San – Fructus Meliae Toosendan Pulver

Fructus Meliae Toosendan (Jinlingzi oder auch Chuanlianzi)
Rhizoma Corydalis (Yanhusuo)

Gleiche Mengen gemischt und pulverisiert, 6-9 g pro Gabe.

Wirkung: Qi-Fluß der Leber fördern und Schmerz lindern.

Indikationen: Hypochondrienschmerz durch Leber-Qi-Stagnation.

Jinsuo Gujing Wan – Metallschloßpille zur Stabilisierung der Essenz

60 g Semen Astragali Complanati (Shayuanzi)
60 g Semen Euryales (Qianshi)
60 g Semen Nelumbinis (Lianzi)
30 g Fossilia Ossis Mastodi (Longgu)
30 g Concha Ostreae (Muli)

Pulverisiert, gemischt und zu Arzneiboli verarbeitet, 1 Bolus 9 g, zwei- bis dreimal täglich.

Wirkung: Stärkt die Nieren, stoppt Samenverlust.

Indikationen: Samenverluste, Spermatorrhö

Jisheng Shenqi Wan – Nieren-Qi Pille aus Formulas to Flid the Living

160 g Radix Rehmanniae Praeparata (Shudihuang)
 80 g Fructus Corni (Shanzhuyu)
 80 g Rhizoma Dioscoreae (Shanyao)
 60 g Rhizoma Alismatis (Zexie)
120 g Poria (Fuling)
 60 g Cortex Moutan (Mudanpi)
 20 g Cortex Cinnamomi (Rougui)
 20 g Radix Aconiti Lateralis Praeparata (Fuzi)
 40 g Radix Achyranthis Bidentatae (Niuxi)
 40 g Semen Plantaginis (Cheqianzi)

Gemischt, pulverisiert und zu Arzneipillen verarbeitet, 6-9 g dreimal täglich.

Wirkung: Nieren wärmen und Diurese fördern.

Indikationen: Ödeme oder retinierte Flüssigkeiten durch Nieren-Yang-Mangel.

Liangfu Wan – Pille aus Rhizoma Alpiniae Officinarum und Rhizoma Cyperi

Rhizoma Alpiniae Officinarum (Gaoliangjiang)
Rhizoma Cyperi (Xiangfu)

Gleiche Mengen zu Pillen verarbeitet, 6 g pro Dosis.

Wirkung: Den Magen wärmen und seinen Qi-Fluß regulieren.

Indikationen: Epigastrische Schmerzen mit Angstgefühl und saurer Regurgitation.

Liu Junzi Tang (Wan) – Sechs Gentlemen Dekokt (Arzneipille)

Si Junzi Tang (Vier Gentlemen Dekokt) mit Rhizoma Pinelliae (Banxia) und Pericarpium Citri Reticulatae (Chenpi)

Wirkung: Milz und Magen kräftigen und Nässe-Schleim beseitigen.

Indikationen: Schwäche der Milz und des Magens kompliziert mit Nässe-Schleim, Appetitlosigkeit, weiche Stühle, Husten mit übermäßigem, weißem Sputum, Erbrechen und saure Regurgitation.

Liuwei Dihuang Tang – Dekokt der Sechs Bestandteile mit Radix Rehmanniae Praeparata

24 g Radix Rehmanniae Praeparata (Shudihuang)
12 g Fructus Corni (Shanzhuyu)
12 g Rhizoma Dioscoreae (Shanyao)
 9 g Rhizoma Alismatis (Zexie)
 9 g Cortex Moutan (Mudanpi)
 9 g Poria (Fuling)

Wirkung: Nieren-Yin nähren.

Indikationen: Nieren-Yin-Mangel mit Schwindel, Tinnitus, Schwäche der Lenden und der Knie, Samenverlusten, Diabetes mellitus oder konsumierendem Fieber.

Liuwei Dihuang Wan – Pille der Sechs Bestandteile mit Radix Rehmanniae Praeparata

160 g Radix Rehmanniae (Shudihuang)
 80 g Fructus Corni (Shanzhuyu)
 80 g Rhizoma Dioscoreae (Shanyao)
 60 g Rhizoma Alismatis (Zexie)
 60 g Cortex Moutan (Mudanpi)
 60 g Poria (Fuling)

Gemischt, pulverisiert und zu Arzneipillen verarbeitet, 6-9 g zwei- bis dreimal täglich.

Wirkung: Nieren-Yin nähren.

Indikationen: Nieren-Yin-Mangel mit Schwindel, Tinnitus, Schwäche der Lendenregion und der Knie, Samenverluste, Diabetes mellitus oder konsumierendes Fieber.

Lizhong Tang – Dekokt, das die Mitte reguliert

9 g Radix Codonopsis Pilosulae (Dangshen)
6 g Rhizoma Zingiberis (Ganjiang)
9 g Rhizoma Atractylodis Macrocephalae (Baizhu)
6 g Radix Glycyrrhizae Tosta (Zhigancao)

Wirkung: Kälte aus dem Mittleren Erwärmer ausleiten und die Milz kräftigen.

Indikationen: Leere-Kälte von Milz und Magen mit Anorexie, Erbrechen, Diarrhö und abdominellen Schmerzen.

Longdan Xiegan Tang – Radix Gentianae Dekokt, das die Leber entlastet

12 g Radix Gentianae (Longdancao)
 6 g Radix Bupleuri (Chaihu)
 9 g Rhizoma Alismatis (Zexie)
 6 g Semen Plantaginis (Cheqianzi)
 6 g Caulis Akebiae (Mutong)
18 g Radix Rehmanniae (Shengdihuang)
 6 g Radix Angelicae Sinensis (Danggui)
 9 g Fructus Gardeniae (Zhizi)
 6 g Radix Scutellariae (Huangqin)
 3 g Radix Glycyrrhizae (Gancao)

Wirkung: Feuer ausleiten und Nässe-Hitze aus dem Leber- und Gallenblasen-Meridian beseitigen.

Indikationen: Feuer oder Nässe-Hitze in Leber- und Gallenblasen-Meridianen (Kopfschmerzen, Hypochondrienschmerz, bitterer Mundgeschmack oder trüber Urin und Leukorrhagie, die in Fällen von Hepatitis, Cholezystitis, akuter Harnwegsinfektion und akuter Entzündung der Unterbauchorgane).

Ma Xing Shi Gan Tang – Dekokt aus Herba Ephedrae, Semen Armeniacae Amarum, Gypsum Fibrosum und Radix Glycyrrhizae

 6 g Herba Ephedrae (Mahuang)
 9 g Semen Armeniacae Amarum (Kuxingren)
24 g Gypsum Fibrosum (Shigao)
 6 g Radix Glycyrrhizae (Gancao)

Wirkung: Lungen-Hitze klären und Asthma lindern.

Indikationen: Eindringen von Hitze in die Lungen.

Maiwei Dihuang Wan – Pille mit Radix Rehmanniae, Radix Ophiopogonis und Fructus Schisandrae

Liuwei Dihuang Wan (Pille der Sechs Bestandteile mit Radix Rehmanniae praeparata plus Radix Ophiopogonis) (Maidong) und Fructus Schisandrae (Wuweizi)

Wirkung: Lungen- und Nieren-Yin kräftigen.

Indikationen: Yin-Mangel der Lungen und der Nieren.

Niuhuang Qingxin Wan – Calculus Bovis Pille, die das Herz klärt

Calculus Bovis (Niuhang)
Cinnabaris (Zhusha)
Rhizoma Coptidis (Huanglian)
Radix Scutellariae (Huangqin)
Fructus Gardeniae (Zhizi)
Radix Curcumae (Yujin)

Arzneibolus 3-6 g, zweimal täglich.

Wirkung: Toxische Hitze ausleiten und beruhigen.

Indikationen: Hohes Fieber mit Delirium und Ruhelosigkeit.

Pingwei San – Beruhige den Magen Pulver

9 g Rhizoma Atractylodis (Cangzhu)
6 g Pericarpium Citri Reticulatae (Chenpi)
9 g Cortex Magnoliae Officinalis (Houpo)
9 g Radix Glycyrrhizae (Gancao)

Wirkung: Feuchtigkeit ausleiten und Milz und Magen kräftigen.

Indikationen: Verdauungsstörungen durch Zurückhalten von Feuchtigkeit in Milz und Magen.

Puhuang San – Pollen Typhae Pulver

9 g Pollen Typhae Pulver (Puhuang)
6 g Radix Curcumae (Yujin)

Wirkung: Blutzirkulation anregen und Blutung stillen.

Indikationen: Blutung infolge einer Blut-Stase

Qiangen San – Radix Rubiae Pulver

9 g Radix Rubiae (Qiancaogen)
9 g Radix Angelicae Sinensis (Danggui)
9 g Cacumen Platycodi (Cebaiye)
9 g Radix Rehmanniae (Shengdihuang)
3 g Radix Glycyrrhizae (Gancao)
3 g Cornu Saigae Tataricae (Lingyangjiao)
9 g Fructus Trichosanthis (Gualou)
9 g Flos Carthami (Honghua)
9 g Radix Rehmanniae (Shengdihuang)

Wirkung: Hitze beseitigen, Blut-Stase beheben und Blutung stillen.

Indikationen: Epistaxis, Hämaturie und andere Blutungsformen.

Qi Fu Tang – Dekokt mit Radix Astragali und Radix Aconiti Lateralis

6 g Radix Astragali (Huangqi)
6 g Radix Aconiti Lateralis Praeparata (Fuzi)
10 Scheiben Rhizoma Zingiberis Recens (Shengjiang)

Wirkung: Nähren des Yang-Qi.

Indikationen: Ausleiten von Yang-Qi durch ständiges Schwitzen.

Qiju Dihuang Wan – Pille mit Radix Rehmanniae praeparata mit Fructus Lycii und Flos Chrysanthemi

Liuwei Dihuang Wan (Pille der Sechs Bestandteile mit Radix Rehmanniae praeparata) plus Fructus Lycii (Gouqizi) und Flos Chrysanthemi (Juhua)

Wirkung: Nieren- und Leber-Yin kräftigen.

Indikationen: Nieren- und Leber-Yin-Mangel mit Schwindel, Tinnitus, Photophobie, Tränenfluß und unscharfen Sehen.

Anhang

Qingqi Huatan Tang – Dekokt, das das Qi klärt und Schleim transformiert

9 g Radix Scutellariae (Huangqin)
9 g Fructus Gardeniae (Zhizi)
9 g Ophiopogonis (Maidong)
9 g Rhizoma Anemarrhenae (Zhimu)
9 g Radix Platycodi (Jiegeng)
9 g Cortex Mori (Sangbaipi)
9 g Bulbus Fritillariae Thunbergii (Zhebeimu)
9 g Semen Trichosanthis (Gualouzi)
9 g Exocarpium Citri Granis (Juhong)
9 g Poria (Fuling)
3 g Radix Glycyrrhizae (Gancao)

Wirkung: Pathogene Hitze aus den Lungen beseitigen, Schleim lösen und Husten stillen.

Indikationen: Bronchitis mit Husten durch Schleim-Hitze.

Qingwei San – Pulver, das den Magen klärt

6 g Radix Angelicae Sinensis (Danggui)
5 g Rhizoma Coptidis (Huanglian)
12 g Radix Rehmanniae (Shengdihuang)
6 g Cortex Moutan (Mudanpi)
6 g Rhizoma Cimicifugae (Shengma)

Wirkung: Pathogenes Feuer aus dem Magen beseitigen.

Indikationen: Übermäßiges Feuer im Magen.

Qingwen Baidu Yin – Dekokt, das Epidemien beseitigt und Toxine überwältigt

30-60 g Gypsum Fibrosum (Shigao)
15-30 g Radix Rehmanniae (Shengdihuang)
  1-3 g Cornu Rhinocerotis (Xijiao) separat pulverisiert und nach Dekokt von 1-3 g einzunehmen
  3-9 g Rhizoma Coptidis (Huanglian)
  6-12 g Fructus Gardeniae (Zhizi)
  3-6 g Radix Platycodi (Jiegeng)
  6-12 g Radix Scutellariae (Huangqin)
  3-6 g Rhizoma Anemarrhenae (Zhimu)
  6-12 g Radix Paeoniae Rubra (Chishao)
  6-12 g Fructus Forsythiae (Lianqiao)
  6-12 g Radix Scrophulariae (Xuanshen)
    3 g Radix Glycyrrhizae (Gancao)
  3-6 g Herba Lophatheri (Zhuye)

Wirkung: Ausgeprägte Hitze und Toxine aus den Qi- und Blut-Systemen beseitigen.

Indikationen: Hohes Fieber, Ruhelosigkeit und Delirium durch ausgeprägte Hitze im Qi- und Blut-System.

Qingying Tang – Dekokt, das die Nähr-Ebene klärt

 2 g Cornu Rhinocerotis (Xijiao), gesondert pulverisiert und nach dem Dekokt einzunehmen
15 g Radix Rehmanniae (Shengdihuang)
 9 g Radix Scrophulariae (Xuanshen)
 9 g Radix Ophiopogonis (Maidong)
 9 g Flos Lonicerae (Jinyinhua)
 6 g Fructus Forsythiae (Liangqiao)
 6 g Radix Salviae Miltiorrhizae (Danshen)
 3 g Herba Lophatheri (Zhuye)
 5 g Rhizoma Coptidis (Huanglian)

Wirkung: Hitze und Toxine aus der Nähr-Ebene (Ying) beseitigen.

Indikationen: Hohes Fieber mit Delirium und Hautausschlägen durch Hitze in der Nährebene.

Anhang

Sangju Yin – Dekokt mit Folium Mori und Flos Chrysanthemi

6 g Semen Armeniacae (Kuxingren)
6 g Fructus Forsythiae (Lianqiao)
3 g Herba Menthae (Bohe)
8 g Folium Mori (Sangye)
6 g Flow Chrysanthemi (Juhua)
6 g Radix Platycodi (Jiegeng)
6 g Radix Glycyrrhizae (Gancao)
3 g Rhizoma Phragmitis (Lugen)

Wirkung: Wind-Hitze ausleiten und Husten lindern.

Indikationen: Infektionen des oberen Respirationstrakts mit Husten und leichtem Fieber.

San Xing Tang – Dekokt mit Folium Mori und Semen Armeniacae Amarum

6 g Semen Armeniacae Amarum (Kuxingren)
9 g Folium Mori (Sangye)
12 g Radix Glehniae (Shashen)
6 g Bulbus Fritillariae Thunbergii (Zhebeimu)
6 g Semen Sojae Praeparatum (Dandouchi)
6 g Fructus Gardeniae (Zhizi)
6 g Pericarpium Piri (Lipi)

Wirkung: Trockenheit der Lungen lindern.

Indikationen: Trockenheit greift die Lungen an.

Sanzi Tang – Dekokt der Drei Samen

6 g Semen Sinapis Albae (Baijiezi)
9 g Fructus Perillae (Zisuzi)
9 g Semen Raphani (Laifuzi)

Wirkung: Schleim lösen und Verdauung fördern.

Indikationen: Husten und Dyspnoe mit übermäßiger Expektoration, Völlegefühl in der Brust und Appetitlosigkeit.

Shaofu Zhuyu Tang – Dekokt zur Beseitigung von Blutstagnation im Unterbauch

3 g Fructus Foeniculi (Xiaohuixiang)
6 g Rhizoma Zingiberis (Ganjiang)
9 g Rhizoma Corydalis (Yanhusuo)
6 g Myrrha (Moyao)
6 g Radix Angelicae Sinensis (Danggui)
6 g Rhizoma Chuanxiong (Chuanxiong)
3 g Cortex Cinnamomi (Rougui)
9 g Radix Paeoniae Rubra (Chishao)
9 g Pollen Typhae (Puhuang)
9 g Faeces Trogopterorum (Wulingzhi)

Wirkung: Blut-Stase beseitigen, Menstruation regulieren und Schmerz lindern.

Indikationen: Tumor im Unterbauch, Dysmenorrhö und Menstruationsstörungen mit Abgang dunkelfarbigen Blutes mit Klumpen.

Shen Fu Tang – Dekokt aus Radix Ginseng und Radix Aconiti Lateralis Praeparata

12 g Radix Ginseng (Renshen)
9 g Radix Aconiti Lateralis Praeparata (Fuzi)

Wirkung: Schock beheben.

Indikationen: Schockzustände.

Shengmai San – Pulver, das den Puls erzeugt

10 g Radix Ginseng (Renshen)
15 g Radix Ophiopogonis (Maidong)
6 g Fructus Schisandrae (Wuweizi)

Wirkung: Qi und Yin nähren, Produktion der Körpersäfte fördern.

Indikationen: Schädigung des Qi und des Yin bei fieberhaften Erkrankungen, mit Müdigkeit, starken Schweißen, Durst, chronischen Husten mit wenig Auswurf, Kurzatmigkeit und Palpitationen, Kollaps und kardiogenem Schock.

Shen Ling Baizhu San – Pulver mit Radix Ginseng, Poria, Rhizoma Atractylodis Macrocephalae

100 g Radix Ginseng (Renshen)
100 g Rhizoma Atractylodis Macrocephalae (Baizhu)
100 g Poria (Fuling)
100 g Radix Glycyrrhizae (Gancao)
100 g Rhizoma Dioscoreae (Shanyao)
 75 g Semen Lablab album (Baibiandou)
 50 g Semen Nelumbinis (Lianzi)
 50 g Semen Coicis (Yiyiren)
 50 g Fructus Amomi (Sharen)
 50 g Radix Platycodi (Jiegeng)

Gemischt und pulverisiert, 6 g pro Gabe.

Wirkung: Milz-Qi tonisieren, den Magen regulieren und Nässe beseitigen.

Indikationen: Milz- und Magen-Qi-Mangel, begleitet von Nässe, Appetitlosigkeit, abdominelles Spannungsgefühl und Schwäche.

Shenqi Wan – Pille zur Tonisierung des Nieren-Qi

24 g Radix Rehmanniae (Dihuang)
12 g Fructus Corni (Shanzhuyu)
12 g Rhizoma Dioscoreae (Shanyao)
 9 g Rhizoma Alismatis (Zexie)
 9 g Poria (Fuling)
 9 g Cortex Moutan (Mudanpi)
 3 g Ramulus Cinnamomi (Guizhi)
 3 g Radix Aconiti Lateralis Praeparata (Fuzi)

Gemischt, pulverisiert und zu Arzneipillen verarbeitet, 6-9 g zweimal täglich.

Wirkung: Das Nieren-Yang wärmen und tonisieren.

Indikationen: Nieren-Yin-Mangel mit Schmerzen und Schwäche im Lumbalbereich, kalte Extremitäten, Oligurie mit Ödemen oder Polyurie, Husten und Dyspnoe, wie in Fällen von chronischer Nephritis, Diabetes mellitus, Diabetes insipitus und Lungenemphysem.

Shen Su Yin – Dekokt mit Radix Ginseng und Folium Perillae

24 g Radix Ginseng (Renshen)
24 g Folium Perillae (Zisuye)
24 g Radix Puerariae (Gegen)
24 g Radix Peucedani (Qianhu)
24 g Rhizoma Pinelliae (Banxia)
24 g Poria (Fuling)
15 g Pericarpium Citri Reticulatae (Chenpi)
15 g Radix Glycyrrhizae (Gancao)
15 g Radix Platycodi (Jiegeng)
15 g Fructus Aurantii (Zhiqiao)
15 g Radix Aucklandiae (Muxiang)

Gemischt und zu Pulver verarbeitet, 12 g pro Gabe, mit frischem Ingwer und chinesischen Datteln zu dekoktieren.

Wirkung: Diaphoresefördernd und schleimlösend.

Indikationen: Erkältungskrankheiten bei Patienten mit schwacher Konstitution und Schleimakkumulation, Symptomen wie Fieber und Frösteln ohne Schweißbildung, Kopfschmerzen und Husten mit zähem Auswurf und schwachem Puls.

Shihui San – Pulver mit zehn halbverkohlten Substanzen

Herba seu Radix Cirsi Japonici (Daji)
Herba Cirsi japonici (Xiaoji)
Cacumen Platycladi (Cebaiye)
Radix Rubiae (Qiancao)
Radix et Rhizoma Rhei (Dahuang)
Fructus Gardeniae (Zhizi)
Cortex Trachycarpi (Zonglupi)
Cortex Moutan (Mudanpi)
Folium Nelumbinis (Heye)
Rhizoma Imperatae (Baimagoen)

Gleiche Mengen verascht und pulverisiert, 9-15 g pro Gabe.

Wirkung: Blutstillend durch Kühlung des Blutes.

Indikationen: Verschiedene Blutungen (Hämatemesis, Hämoptysen und Epistaxis) durch Hitze im Blut.

Shipi Yin – Unterstütze die Milz Dekokt

 9 g Rhizoma Atractylodis Macrocephalae (Baizhu)
12 g Cortex Magnoliae Officinalis (Houpo)
 6 g Radix Aucklandiae (Muxiang)
12 g Fructus Chaenomelis (Mugua)
 9 g Fructus Tsaoko (Caoguo)
12 g Pericarpium Arecae (Dafupi)
15 g Radix Aconiti Lateralis Praeparata (Fuzi)
15 g Poria (Fuling)
 9 g Rhizoma Zingiberis (Ganjiang)
 3 g Radix Glycyrrhizae Tosta (Zhigancao)

Wirkung: Yang wärmen und zur Diurese die Milz kräftigen.

Indikationen: Ödeme infolge eines Yang-Mangels von Milz und Nieren.

Shixiao San – Plötzliches Lächeln Pulver

gleiche Mengen gemischt und zu einem Pulver verarbeitet, 6 g pro Gabe

Pollen Typhae (Puhuang)
Faeces Trogopterori (Wulingzhi)

Wirkung: Blut-Stase beseitigen und Schmerz lindern.

Indikationen: Abdominelle Schmerzen durch Blut-Stase und Dysmenorrhoe.

Si Junzi Tang – Vier Gentlemen Dekokt

12 g Radix Ginseng (Renshen)
 9 g Rhizoma Atractylodis Macrocephalae (Baizhu)
 9 g Poria (Fuling)
 5 g Radix Glycyrrhizae (Gancao)

Wirkung: Qi tonisieren und Milz kräftigen.

Indikationen: Milz- und Magen-Qi-Mangel.

Sini San – Kalte Extremitäten Pulver

Radix Bupleuri (Chaihu)
Radix Paeoniae Alba (Baishao)
Fructus Aurantii Immaturus (Zhishi)
Radix Glycyrrhizae Tosta (Zhigancao)

Gleiche Mengen gemischt und zu Pulver verarbeitet, bis 12 g pro Gabe.

Wirkung: Stagnierte Hitze beseitigen und Leber und Milz regulieren.

Indikationen: Synkopen durch Hitze-Stagnation im Inneren, epigastrischer Schmerz oder Diarrhöen mit Tenesmus bei saitenförmigem Puls.

Sini Tang – Kalte Extremitäten Dekokt

12 g Radix Glycyrrhizae Tosta (Zhigancao)
 9 g Rhizoma Zingiberis (Ganjiang)
 9 g Radix Aconiti Lateralis Praeparata (Fuzi)

Wirkung: Kollaps und Schock beheben.

Indikationen: Kollaps, Schock.

Sishen Wan – Vier Wunder Pille

200 g Semen Myristicae (Roudoukou)
400 g Fructus Psoralae (Buguzhi)
200 g Fructus Schisandrae (Wuweizi)
100 g Fructus Evodiae (Wuzhuyu)

Gemischt, pulverisiert und zu Arzneipillen verarbeitet, mit chinesischen Datteln (200 g) und Saft aus 200 g frischem Ingwer, 6-9 g zweimal täglich.

Wirkung: Antidiarrhoisch durch Wärmen der Nieren und der Milz.

Indikationen: Chronische Diarrhö durch Leere-Kälte-Syndrom der Nieren und der Milz.

Siwu Tang – Vier Substanzen Dekokt

12 g Radix Rehmanniae Praeparata (Shudihuang)
 9 g Radix Angelicae Sinensis (Danggui)
 6 g Rhizoma Chuanxiong (Chuanxiong)
 9 g Radix Paeoniae (Shaoyao)

Wirkung: Blut nähren und die Menstruation regulieren.

Indikationen: Blut-Mangel und Menstruationsstörungen.

Suoquan Wan – Pille, welche die Schleuse schließt

Radix Linderae (Wuyao)
Fructus Alpiniae Oxyphyllae (Yizhiren)

Gleiche Mengen, gemischt, pulverisiert und zu Arzneipillen verarbeitet, 6 g pro Gabe.

Wirkung: Nieren stärken, um den Harnfluß zu kontrollieren.

Indikationen: Enuresis oder häufige Miktion durch eine Schwäche der Nieren.

Tianma Gouteng Yin – Dekokt mit Rhizoma Gastrodiae und Ramulus Uncariae cum Uncis

 9 g Rhizoma Gastrodiae (Tianma)
 9 g Ramulus Uncariae cum Uncis (Gouteng)
30 g Concha Haliotidis (Shijueming)
 9 g Fructus Gardeniae (Zhizi)
 9 g Radix Scutellariae (Huangqin)
 9 g Radix Cyathulae (Chuanniuxi)
 9 g Cortex Eucommiae (Duzhong)
 9 g Poria (Fuling)
 9 g Herba Leonuri (Yimucao)
 9 g Ramulus Taxilli (Sangjisheng)
15 g Caulis Polygoni Multiflori (Shouwuteng)

Wirkung: Leber-Yang dämpfen, Yin nähren und Feuer beseitigen.

Indikationen: Syndrome mit Leber-Feuer und Wind durch Yin-Mangel mit übermäßigem Yang, mit Kopfschmerz, Schwindel, Tinnitus, bitterem Mundgeschmack, Palpitationen und Schlaflosigkeit, häufig bei Hypertonie auftretend.

Tianwang Buxin Dan – Besondere Pille des himmlischen Kaisers, die das Herz tonisiert

25 g Radix Salviae Miltiorrhizae (Danshen)
25 g Rhizoma Acori Graminei (Shichangpu)
25 g Radix Codonopsis Pilosulae (Dangshen)
50 g Semen Platycladi (Baiziren)
50 g Radix Ophiopogonis (Maidong)
50 g Radix Asparagi (Tiandong)
25 g Radix Scrophulariae (Xuanshen)
50 g Fructus Schisandrae (Wuweizi)
200 g Radix Rehmanniae (Shengdihuang)
50 g Radix Angelicae Sinensis (Danggui)
25 g Poria (Fuling)
25 g Radix Polygalae (Yuanzhi)
25 g Radix Platycodi (Jiegeng)
50 g Semen Ziziphi Spinosae (Suanzaoren)
25 g Radix Glycyrrhizae (Gancao)
10 g Cinnabaris (Zhusha) toxisch!

Pulverisiert, gemischt und zu Arzneipillen verarbeitet, 6 g zweimal täglich.

Wirkung: Yin und Blut nähren und sedieren.

Indikationen: Herz-Yin-Mangel mit Palpitationen, Vergeßlichkeit, Schlaflosigkeit, Verstopfung.

Tongxie Yaofang – Wichtige Rezeptur bei schmerzhafter Diarrhö

6 g Radix Saposhnikoviae (Fangfeng)
9 g Radix Atractylodis Macrocephalae (Baizhu)
9 g Radix Paeoniae Alba (Baishao)
6 g Pericarpium Citri Reticulatae (Chenpi)

Wirkung: Leber und Milz regulieren.

Indikationen: Störungen der Leber und der Milz mit Borborygmus und Diarrhö, begleitet von abdominellen Schmerzen, die nach Stuhlentleerung gebessert sind, auftretend bei chronischen Colitiden und irritablem Colon.

Wuling San – Fünf Bestandteile Pulver für schmerzhafte Miktionsdysfunktion

9 g Polyporus (Zhuling)
9 g Rhizoma Alismatis (Zexie 9 g)
9 g Rhizoma Atractylodis Macrocephalae (Baizhu)
9 g Poria (Fuling)
6 g Ramulus Cinnamomi (Guizhi)

Wirkung: Diurese fördern.

Indikationen: Oligurie und Ödeme.

Wupi Yin – Fünf Schalen Dekokt

6 g Cortex Zingiberis (Shengjiangpi)
9 g Cortex Mori (Sangbaipi)
9 g Pericarpium Citri Reticulatae (Chenpi)
9 g Pericarpium Arecae (Dafupi)
24 g Cortex Poriae (Fulingpi)

Wirkung: Diurese induzieren.

Indikationen: Ödeme.

Wuzhuyu Tang – Fructus Evodiae Dekokt

9 g Fructus Evodiae (Wuzhuyu)
9 g Radix Ginseng (Renshen)
18 g Rhizoma Zingiberis Recens (Shengjiang)
4 Stück Fructus Jujubae (Dazao)

Wirkung: Magen kräftigen und Erbrechen stillen.

Indikationen: Erbrechen bei Leere-Kälte-Syndromen.

Xiangsha Liujunzi Tang – Sechs Gentlemen Dekokt mit Radix Aucklandiae und Fructus Amomi

Liu Junzi Tang (Sechs Gentlemen Dekokt) plus Radix Aucklandiae (Muxiang) und Fructus Amomi (Sharen)

Wirkung: Milz und Magen kräftigen, den Qi-Fluß regulieren und Nässe beseitigen.

Indikationen: Milz- und Magen-Schwäche mit Qi-Stagnation und Nässe.

Xiao Chaihu Tang – Kleineres Radix Bupleuri Dekokt

12 g Radix Bupleuri (Chaihu)
 9 g Radix Scutellariae (Huangqin)
 9 g Rhizoma Pinelliae (Banxia)
 9 g Radix Codonopsis Pilosulae (Dangshen)
 6 g Radix Glycyrrhizae Tosta (Zhigancao)
 9 g Rhizoma Zingiberis Recens (Shengjiang)
 4 Stück Fructus Jujubae (Dazao)

Wirkung: Behandlung von Shaoyang-Erkrankungen.

Indikationen: Shaoyang-Erkrankungen mit alternierendem Auftreten von Frösteln und Fieber, Mißempfindung und Völle im Brustbereich, Übelkeit, bitterer Mundgeschmack und saitenförmiger Puls (z. B. bei Pleuritis, Malaria, Pyelonephritis, akuter Cholezystitis und akuter Pankreatitis).

Xiao Jianzhong Tang – Kleineres Dekokt, das die Mitte aufbaut

 6 g Ramulus Cinnamomi (Guizhi)
12 g Radix Paeoniae Alba (Baishao)
 3 g Radix Glycyrrhizae (Zhigancao)
 9 g Rhizoma Zingiberis Recens (Shenjiang)
 4 Stück Fructus Jujubae (Dazao)
18 g Saccharum Granorum (Yitang)

Wirkung: Milz und Magen wärmen und kräftigen und spastische Schmerzen lindern.

Indikationen: Epigastrischer Schmerz durch Leere-Kälte von Milz und Magen im Falle eines peptischen Ulkus.

Xiaoji Yinzi – Herba Cirsi Dekokt

24 g Radix Rehmanniae (Shengdihuang)
15 g Herba Cirsi (Xiaoji)
12 g Pulvus Talci (Huashi)
 6 g Caulis Clematidis (Mutong)
 9 g Pollen Typhae Carbonizatum (Chaopuhuang)
 6 g Herba Lophatheri (Danzhuye)
 9 g Nodus Nelumbinis Rhizomatis (Oujie)
 6 g Radix Angelicae Sinensis (Danggui)
 9 g Fructus Gardeniae (Zhizi)
 6 g Radix Glycyrrhizae (Gancao)

Wirkung: Nässe-Hitze aus der unteren Körperhälfte ausleiten und Diurese anregen.

Indikationen: Ödeme und Hämaturie.

Anhang

Xiao Qinglong Tang – Kleines Blaugrüner Drachen Dekokt

6 g Herba Ephedrae (Mahuang)
9 g Radix Paeoniae (Shaoyao)
3 g Herba Asari (Xixin)
3 g Rhizoma Zingiberis (Ganjiang)
3 g Radix Glycyrrhizae Tosta (Zhigancao)
3 g Ramulus Cinnamomi (Guizhi)
6 g Fructus Schisandrae (Wuweizi)
9 g Rhizoma Pinelliae (Banxia)

Wirkung: Kälte aus der Körperoberfläche beseitigen, die Lungen wärmen und retinierte Flüssigkeiten auflösen.

Indikationen: Erkranken durch Wind-Kälte mit Flüssigkeitsansammlung im Inneren, die sich mit Frösteln und Fieber ohne Schweiße, Völlegefühle in der Brust sowie Husten und Asthma äußern.

Xiao Xianxiong Tang – Kleineres Dekokt, das in den Thorax sinkt

6 g Rhizoma Coptidis (Huanglian)
9 g Rhizoma Pinelliae (Banxia)
30 g Fructus Trichosanthis (Gualou)

Wirkung: Hitze und Schleim beseitigen und Völleempfindung in der Brust lindern.

Indikationen: Akkumulation von Hitze und Schleim in der Brust.

Xiaoyao San – Pulver Umherstreifen

15 g Radix Glycyrrhizae (Zhigancao)
30 g Radix Angelicae Sinensis (Danggui)
30 g Poria (Fuling)
30 g Paeoniae Alba (Baishao)
30 g Radix Atractylodis Macrocephalae (Baizhu)
30 g Radix Bupleuri (Chaihu)

Gemischt und zu Pulver verarbeitet, 6-9 g pro Gabe, mit einer angemessenen Menge Ingwer und Pfefferminz-Aufguß einzunehmen.

Wirkung: Die Leber dämpfen und die Milz kräftigen.

Indikationen: Leber-Qi-Stagnation, die zu einer Störung der Milz führen.

Xiexin Tang – Dekokt, das das Epigastrium entlastet

9 g Radix et Rhizoma Rhei (Dahuang)
6 g Rhizoma Copitidis (Huanglian)
9 g Radix Scutellariae (Huangqin)

Wirkung: Feuer beseitigen, toxische Hitze und Nässe ausleiten.

Indikationen: Feuer-Syndrome vom Fülle-Typ.

Xijiao Dihuang Tang – Dekokt mit Cornu Rhinocerotis und Radix Rehmanniae

Cornu Rhinocerotis (Xijiao) separat zu pulverisieren und 1,5-3 g nach dem Dekokt einnehmen.

30 g Radix Rehmanniae (Shengdihuang)
12 g Radix Paeoniae Rubra (Chishao)
 9 g Cortex Moutan (Mudanpi)

Wirkung: Toxische Hitze aus dem Blut beseitigen und Blut-Stase beheben.

Indikationen: Fieber mit Delirium und Hautausschlägen und Hämatemesis, Epistaxis und Teerstühlen durch Hitze im Blut.

Xing Su San – Pulver mit Semen Armeniacae Amarum und Folium Perillae

6 g Folium Perillae (Zisuye)
9 g Semen Armeniacae Amarum (Kuxingren)
6 g Rhizoma Zingiberis Recens (Shengjiang)
6 g Radix Platycodi (Jiegeng)
6 g Poria (Fuling)
3 g Rhizoma Pinelliae (Banxia)
3 g Radix Glycyrrhizae (Gancao)
9 g Peucedanum (Qianhu)
6 g Pericarpum Citri Reticulatae (Chenpi)
6 g Fructus Aurantii (Zhiqiao)
2 Stück Fructus Jujubae (Dazao)

Wirkung: Wind-Kälte ausleiten und Husten stillen.

Indikationen: Eindringen von Wind-Kälte in die Lungen.

Anhang

Xuefu Zhuyu Tang – Dekokt, das Stasen aus dem Haus des Blutes treibt

9 g Radix Angelicae Sinensis (Danggui)
9 g Radix Rehmanniae (Shengdihuang)
12 g Semen Persicae (Taoren)
9 g Flos Carthami (Honghua)
6 g Fructus Aurantii (Zhiqiao)
6 g Radix Paeoniae Rubra (Chishao)
3 g Radix Bupleuri (Chaihu)
3 g Radix Glycyrrhizae (Gancao)
5 g Rhizoma Chuanxiong (Chuanxiong)
5 g Radix Platycodi (Jiegeng)
9 g Radix Achyranthis Bidentatae (Niuxi)

Wirkung: Blut-Stase beseitigen, den Qi-Fluß fördern und Schmerz lindern.

Indikationen: Blut-Stase mit Leber-Qi-Stagnation mit anhaltendem Schmerz in der Brust oder im Hypochondrium, starke Kopfschmerzen, Palpitationen, Schlaflosigkeit und Reizbarkeit.

Yangxin Tang – Dekokt zur Nährung des Herzens

5 g Radix Astragali (Huangqi)
5 g Poria cum Radice Pino (Fushen)
5 g Poria (Fuling)
5 g Rhizoma Pinelliae Fermentatae (Banxiaqu)
5 g Radix Angelicae Sinensis (Danggui)
5 g Rhizoma Chuanxiong (Chuanxiong)
3 g Radix Polygalae (Yuanzhi)
3 g Semen Ziziphae Spinosae (Suanzaoren)
3 g Cortex Cinnamomi (Rougui)
3 g Semen Platycladi (Baiziren)
3 g Fructus Schisandrae (Wuweizi)
3 g Radix Ginseng (Renshen)
1,5 g Radix Glycyrrhizae Tosta (Zhigancao)

Wirkung: Qi und Blut nähren, das Herz nähren und sedieren.

Indikationen: Qi- und Blut-Mangel des Herzens mit Schlaflosigkeit und Palpitationen.

Yiguan Jian – Verbindungsdekokt

9 g Radix Glehniae (Beishashen)
9 g Radix Ophiopogonis (Maidong)
18 g Radix Angelicae Sinensis (Danggui)
9 g Radix Rehmanniae (Shengdihuang)
9 g Fructus Lycii (Gouqizi)
9 g Fructus Toosendan (Chuanlianzi)

Wirkung: Yin nähren und die Leber regulieren.

Indikationen: Yin-Mangel der Leber und Nieren mit Leber-Qi-Stagnation, gekennzeichnet durch Schwindel, Schmerzen in den Lenden, trockenem Hals, Hypochondriumschmerzen und Blähungen sowie saure Regurgitation, wie in Fällen von chronischer Hepatitis und chronischer Gastritis.

Yinchenhao Tang – Herba Artemisiae Scopariae Dekokt

30 g Herba Artemisiae Scopariae (Yinchen)
15 g Fructus Gardeniae (Zhizi)
10 g Radix et Rhizoma Rhei (Dahuang)

Wirkung: Nässe-Hitze ausleiten.

Indikationen: Gelbsucht durch Nässe-Hitze im Falle akuter ikterischer Hepatitis.

Yinchen Wuling San – Herba Artemisiae Scopariae Pulver und Fünf Bestandteile Pulver

Wuling San (Fünf Bestandteile Pulver) plus Herba Artemisiae Scopariae (Yinchen)

Wirkung: Nässe-Hitze beseitigen.

Indikationen: Nässe-Hitze-Syndrom mit im Vordergrund stehender Nässe.

Anhang

Yinchen Zhu Fu Tang – Dekokt mit Herba Artemisiae Scopariae, Rhizoma Atractylodis Macrocephalae und Radix Aconiti Praeparata

- 3 g Herba Artemisiae Scopariae (Yinchen)
- 6 g Rhizoma Atractylodis Macrocephalae (Baizhu)
- 1,5 g Radix Aconiti Lateralis Praeparata (Fuzi)
- 1,5 g Rhizoma Zingiberis (Ganjiang)
- 3 g Radix Glycyrrhizae (Gancao)
- 1 g Cortex Cinnamomi (Rougui)

Wirkung: Milz wärmen, Nässe beseitigen und Ikterus lindern.

Indikationen: Yin-Ikterus durch Kälte-Nässe

Yinqiao Jiedu Wan – Antiphlogistische Pille mit Flos Lonicerae und Fructus Forsythiae

Gleiche Zusammenstellung wie Yin Qiao San (Pulver mit Flos Lonicerae und Fructus Forsythiae), zu Arzneipillen oder Tabletten verarbeitet, ein Bolus (3 g) oder 4 Tabletten, 2-3 täglich einzunehmen.

Wirkung und Indikationen: Siehe Yin Qiao San.

Yin Qiao San – Pulver mit Flos Lonicerae und Fructus Forsythiae

- 30 g Fructus Forsythiae (Liangqiao)
- 30 g Flos Lonicerae (Jinyinhua)
- 18 g Radix Platycodi (Jiegeng)
- 18 g Herba Menthae (Bohe)
- 12 g Herba Lophatheri (Danzhuye)
- 15 g Radix Glycyrrhizae (Gancao)
- 18 g Herba Schizonepetae (Jingjiesui)
- 15 g Semen Sojae Praeparatum (Dandouchi)
- 18 g Fructus Arctii (Niubangzi)

Gemischt und zu Pulver verarbeitet, eine Gabe bestehend aus 20 g Pulver mit einer entsprechenden Menge von Rhizoma Phragmitis (Lugen) dekoktiert.

Wirkung: Wind-Hitze ausleiten und Toxine beseitigen.

Indikationen: Initialstadien epidemischer fieberhafter Erkrankungen mit Fieber, leichtem Frösteln, Kopfschmerz, Durst, Husten, wundem Hals, geröteter Zungenspitze, weißlichem oder gelblichem Zungenbelag und oberflächlichem und beschleunigtem Puls.

Yiwei Tang – Dekokt, das dem Magen gut tut

9 g Radix Glehniae (Shashen)
15 g Radix Ophiopogonis (Maidong)
3 g Kristallzucker (Bingtang)
15 g Radix Rehmanniae (Shendihuang)
4,5 g Rhizoma Polygonati Odorati (Yuzhu)

Wirkung: Magen nähren und die Produktion von Körpersäften fördern.

Indikationen: Magen-Yin-Mangel.

Yougui Wan – Pille, welche die Rechte (Niere) wiederherstellt

24 g Radix Rehmanniae Praeparata (Shudihuang)
9 g Fructus Corni (Shanzhuyu)
12 g Rhizoma Discoreae (Shanyao)
12 g Fructus Lycii (Gouqizi)
12 g Semen Cuscutae (Tusizi)
12 g Colla Cornus Cervi (Lujiaojiao)
12 g Cortex Eucommiae (Duzhong)
9 g Radix Angelicae Sinensis (Danggui)
6-12 g Cortex Cinnamomi (Rougui)
6-18 g Radix Aconiti Lateralis Praeparata (Fuzi)

Zu honiggesüßten Arzneiboli zu verarbeiten, 9 g zweimal täglich.

Wirkung: Nieren-Yang kräftigen.

Indikationen: Nieren-Yang-Mangel.

Yougui Yin – Dekokt, das die Rechte (Niere) wiederherstellt

8-50 g Radix Rehmanniae Praeparata (Shudihuang)
3 g Fructus Corni (Shanzhuyu)
6 g Rhizoma Dioscoreae (Shanyao)
6 g Fructus Lycii (Gouqizi)
5 g Radix Glycyrrhizae (Gancao)
6 g Cortex Eucommiae (Duzhong)
4 g Cortex Cinnamomi (Rougui)
7 g Radix Aconiti Lateralis Praeparata (Fuzi)

Wirkung: Nieren wärmen und kräftigen.

Indikationen: Nieren-Yang-Mangel.

Anhang

Yuebi Tang – Magd aus Yue Dekokt

10 g Herba Ephedrae (Mahuang)
30 g Gypsum Fibrosum (Shengshigao)
 6 g Rhizoma Zingiberis Recens (Shengjiang)
 6 g Radix Glycyrrhizae Tosta (Zhigancao)
 6 g Fructus Jujubae (Dazao)

Wirkung: Die Lungen zur Förderung der Diurese ventilieren.

Indikationen: Wind-Ödeme.

Yun Jian – Jade Frau Dekokt

15-30 g Gypsum fibrosium (shigao)
15-30 g Radix Rehmanniae Praeparata (Shudihuang)
   6 g Radix Ophiopogonis (Maidong)
 4,5 g Rhizoma Anemarrhenae (Zhimu)
 4,5 g Radix Achyranthis Bidentatae (Niuxi)

Wirkung: Magen-Feuer beseitigen und das Yin nähren.

Indikationen: Magen-Yin mit übermäßigem Magen-Feuer, gekennzeichnet durch Durst, Mundulzerationen, schmerzhaft geschwollenem Zahnfleisch und Nasenbluten, wie in Fällen von Diabetes mellitus.

Yupingfeng San – Jade-Paravent-Pulver

180 g Radix Astragali (Huangqi)
 60 g Rhizoma Atractylodis Macrocephalae (Baizhu)
 60 g Radix Saposhnikoviae (Fangfeng)

Gemischt und pulverisiert, 10 g zweimal täglich.

Wirkung: Qi tonisieren, die Oberflächenabwehrkraft des Körpers stärken und Schwitzen verringern.

Indikationen: Herabgesetzte Körperabwehrkraft mit Anfälligkeit für Erkältungskrankheiten.

Zengye Tang – Dekokt, das die Körpersäfte vermehrt

30 g Radix Scrophulariae (Xuanshen)
24 g Radix Ophiopogonis (Maidong)
24 g Radix Rehmanniae (Shengdihuang)

Wirkung: Die Produktion der Körperflüssigkeiten fördern.

Indikationen: Mangel an Körperflüssigkeiten bei fieberhaften Erkrankungen.

Zhengan Xifeng Tang – Dekokt zur Beruhigung der Leber und Beseitigung von Wind

30 g Radix Achyranthis Bidentatae (Niuxi)
30 g Haematitum (Zheshi)
15 g Fossilia Ossis Mastodi (Longgu)
15 g Concha Ostreae (Muli)
15 g Plastrum Testudinis (Guiban)
15 g Radix Paeoniae Alba (Baishao)
15 g Radix Scrophulariae (Xuanshen)
15 g Radix Asparagi (Tiandong)
 6 g Fructus Toosendan (Chuanlianzi)
 6 g Fructus Hordei (Maiya)
 6 g Herba Artemisiae (Yinchen)
 4 g Radix Glycyrrhizae (Gancao)

Wirkung: Leber-Feuer dämpfen und den Wind stillen.

Indikationen: Übermäßiges Leber-Feuer mit Entstehung von innerem Wind, mit Krankheitszeichen wie Vertigo und Tinnitus, Synkopen oder Apoplexie.

Zhenwu Tang – Wahrer Krieger Dekokt

9 g Radix Paeoniae (Shaoyao)
9 g Rhizoma Zingiberis Recens (Shenjiang)
6 g Rhizoma Atractylodis Macrocephalae (Baizhu)
9 g Radix Aconiti Lateralis Praeparata (Fuzi)

Wirkung: Induziert Diurese durch Wärmung des Milz- und Nieren-Yang.

Indikationen: Ödeme durch Milz- und Nieren-Yang-Mangel.

Zhibai Dihuang Tang – Dekokt mit Radix Rehmanniae Praeparata plus Rhizoma Anemarrhenae und Cortex Phellodendri

Liuwei Dihuang Tang (Sechs Bestandteile Pille mit Radix Rehmanniae Praeparata), plus Rhizoma Anemarrhenae und Cortex Phellodendri (Huangbai)

Wirkung: Nieren-Yin nähren und Leere-Feuer dämpfen.

Indikationen: Nieren-Yin-Mangel mit übermäßigem Feuer, gekennzeichnet durch trockenen Mund und wunden Hals, Nachtschweiße oder niedriges Fieber.

Anhang

Zuogui Wan – Pille, die die Linke (Niere) wiederherstellt

24 g Radix Rehmanniae Praeparata (Shudihuang)
12 g Fructus Corni (Shanzhuyu)
12 g Rhizoma Dioscoreae (Shanyao)
12 g Fructus Lycii (Gouqizi)
12 g Semen Cuscutae (Tusizi)
 9 g Radix Achyranthis (Niuxi)
12 g Colla Cornus Cervi (Lujiaojiao)
12 g Colla Plastri Testudinis (Guibanjiao)

Zu nach Honig schmeckenden Arzneiboli verarbeitet, 9 g zweimal täglich.

Wirkung: Nieren-Yin stärken.

Indikationen: Nieren-Yin-Mangel.

Literaturverzeichnis

Zhong Xi Yi Jiehe Zazhi (Chinese Journal of Integrated Traditional and Western Medicine[1])
Beijing 1983, Vol. 3

Zhong Xi Yi Jiehe Zazhi (Chinese Journal of Integrated Traditional and Western Medicine[1]),
Beijing 1984, Vol. 4

Zhong Xi Yi Jiehe Zazhi (Chinese Journal of Integrated Traditional and Western Medicine[1]),
Beijing 1985, Vol. 5

Zhong Xi Yi Jiehe Zazhi (Chinese Journal of Integrated Traditional and Western Medicine[1]),
Beijing 1988, Vol. 8

Zhong Xi Yi Jiehe Zazhi (Chinese Journal of Integrated Traditional and Western Medicine[1]),
Beijing 1989, Vol. 9

Zhong Xi Yi Jiehe Zazhi (Chinese Journal of Integrated Traditional and Western Medicine[1]),
Beijing 1990, Vol. 10

Zhong Xi Yi Jiehe Zazhi (Chinese Journal of Integrated Traditional and Western Medicine[1]),
Beijing 1992, Vol. 12

Zhong Xi Yi Jiehe Zazhi (Chinese Journal of Integrated Traditional and Western Medicine[1]),
Beijing 1993, Vol. 13

Journal of Traditional Chinese Medicine (Zeitschrift für Traditionelle Chinesische Medizin[2]),
Beijing 1983, Vol. 3

Journal of Traditional Chinese Medicine (Zeitschrift für Traditionelle Chinesische Medizin[2]),
Beijing 1993, Vol. 13

---

[1] Das Chinese Journal of Integrated Traditional and Western Medicine erscheint erst seit 1995 auch in englischer Sprache.

[2] Die Zeitschrift für Traditionelle Chinesische Medizin erscheint seit 1992 in deutscher Sprache im Verlag für Ganzheitliche Medizin Dr. Erich Wühr GmbH.

Praxis der Chinesischen Arzneimitteltherapie (Band 1-3)

Frau Prof. Shang Xianmin und andere erfahrene Praktiker der chinesischen Arzneimitteltherapie schildern in diesem Handbuch für die tägliche Praxis ihre umfangreichen Erfahrungen mit dieser Therapiemethode der TCM.

Das Buch ist nach westlichen Indikationen in drei Fachbereiche gegliedert: Innere Erkrankungen, gynäkologische Erkrankungen und pädiatrische Erkrankungen. Jede Indikation wird bezüglich Ätiologie und Pathogenese, Diagnose und Differentialdiagnose, Differenzierung chinesischer Syndrome mit Zeichen und Symptomen, der therapeutischen Prinzipien und der entsprechenden Arzneimittelrezeptierung beschrieben. Wichtige Bemerkungen kommentieren die jeweiligen Rezepturen.

Dieser Aufbau des Buches macht es besonders für ein pragmatisches Vorgehen in der täglichen Praxis geeignet: Anhand der westlichen Indikationen findet man die infragekommenden chinesischen Syndrome, die dann mit Hilfe der beschriebenen Symptome und Zeichen weiter selektiert werden können. Schnell und sicher kommt der Praktiker so zur richtigen Rezeptierung. Die Anmerkungen dienen dem vertiefenden Studium und der Beachtung von Besonderheiten der jeweiligen Rezeptur.

ISBN 3-927344-02-8, Gebunden, 389 Seiten, DM 136,-

Praktische Erfahrungen mit der Chinesischen Arzneimitteltherapie

von
Shang Xianmin et al.

Übersetzung aus dem Englischen von
Stefan Hager

Band 1
Praxis der Chinesischen Arzneimitteltherapie

Verlag für Traditionelle Chinesische Medizin Dr. Erich Wühr
Kötzting / Bayer. Wald

Materia medica der Chinesischen Arzneimitteltherapie

von
Geng Junying et al.

mit einer Einführung von
Erich Wühr

Band 2
Praxis der Chinesischen Arzneimitteltherapie

Verlag für Traditionelle Chinesische Medizin Dr. Erich Wühr
Kötzting / Bayer. Wald

Dieses Buch beschreibt Geschmacksrichtungen, Temperaturverhalten, Funktionskreiswirkungen, therapeutische Wirkungen, Indikationen und Kombinationen sowie Vorsichtsmaßnahmen und Kontraindikationen der 322 wichtigsten chinesischen Arzneimittel.

Das Ziel dieses Werkes ist es, praxisbezogene Informationen schnell und sicher verfügbar zu machen. Es dient vor allem der Analyse von bewährten und klassischen Rezepturen bezüglich ihrer Einzelbestandteile.

Das Buch enthält eine umfassende „Einführung in die Chinesische Arzneimitteltherapie" und zwei ausführliche Stichwortverzeichnisse über „Therapeutische Wirkungen" und „Indikationen und Kombinationen", die ein schnelles Auffinden von Arzneimitteln mit gleicher Wirkungs- bzw Indikationsausrichtung ermöglichen.

Die „Materia medica" ist somit für Einsteiger, Studierende der TCM und Therapeuten, die Chinesische Arzneimitteltherapie anwenden, ein unerläßliches und praxisbezogenes Hilfsmittel für den Behandlungsalltag.

ISBN 3-927344-04-4, Gebunden, 404 Seiten, DM 136,-

Dieses Buch ist der Band 3 unserer Reihe „Praxis der Chinesischen Arzneimitteltherapie". Es ist ähnlich wie der „Materia medica" (Band 2) aufgebaut. Der erfahrene TCM-Arzt. Prof. Geng Junying beschreibt 140 klassische und bewährte Rezepturen, die entsprechend ihren therapeutischen Wirkungen kategorisiert sind.

Für jede Rezeptur werden die Symptome des Disharmoniemusters, das durch die Rezeptur behandelt wird, in ihrer Bedeutung für die Formulierung einer Chinesischen Diagnose und eines therapeutischen Prinzips analysiert. Ebenso werden die therapeutischen Wirkungen der Bestandteile einer Rezeptur tabellarisch dargestellt. Anmerkungen zur individuellen Modifizierung der Rezeptur gestatten eine Anpassung an unterschiedliche Patienten.

Dieser Aufbau macht das Buch zusammen mit den beiden anderen Büchern der Reihe zum praxisorientierten Lehr- und Nachschlagewerk der Chinesischen Arzneimitteltherapie.

ISBN 3-927344-06-0, Gebunden, 256 Seiten, DM 116,-

Klassische und bewährte Rezepturen der Chinesischen Arzneimitteltherapie

von
Geng Junying, Huang Wenquan,
Ren Tianchi und Ma Xiufeng

Band 3
Praxis der Chinesischen Arzneimitteltherapie

Verlag für Traditionelle Chinesische Medizin Dr. Erich Wühr
Kötzting / Bayer. Wald

Sie können diese Bücher direkt beim Verlag bestellen oder in jeder Buchhandlung. Wenn Sie mehr zur TCM wissen wollen, dann fordern Sie einfach kostenlos eine Infomappe oder ein Probeexemplar unserer Zeitschrift sowie ein Verlagsverzeichnis an.

Verlag für Ganzheitliche Medizin Dr. Erich Wühr GmbH
Müllerstraße 7, 93444 Kötzting / Bayer. Wald,
Tel.: 09941/905050, Fax: 09941/905051

Dan Bensky ·
all Barolet

inesische
rzneimittelrezepte
und Behandlungs-
strategien

Die Bunischen TCM-Arztes und Autors Dan Bensky „Materia mand Strategies" sind die englischsprachigen Standardwerke n Arzneimitteltherapie in westlichen Ländern. Nun wird erstmalig ne Übersetzung der „Formulas and Strategies" vorliegen. Das Buch enth umfassende Informationen aus original-chinesischen Quellen verschiedenster Herkunft. Bensky beschreibt über 600 Formeln in 18 Kapiteln und untersucht sie bezüglich ihrer therapeutischen Wirkungen und ihrer Indikationen. Er analysiert überdies ausführlich die Wechselwirkungen der Einzelbestandteile.

Eine Liste von Modifikationen erlaubt es, die jeweilige Rezeptur auf die spezifischen Bedürfnisse eines Patienten einzustellen. Zusammenfassende Tabellen am Ende eines jeden Kapitels vergleichen die wichtigsten Rezepturen. In einem umfassenden Kommentar werden verschiedene Interpretationen der Arzneimittel angesprochen. Das vorliegende Werk stellt das ideale Hilfsmittel zur Analyse und zur Auswahl von Rezepturen in der täglichen Praxis dar.

Dan Bensky: Chinesische Arzneimittelrezepte und Behandlungsstrategien

Verlag für Ganzheitliche Medizin Dr. Erich Wühr GmbH, 1996, ca. 600 Seiten, ISBN-Nr. 3-927344-09-5

Preis: DM 248,–

**Bestellen Sie jetzt direkt beim Verlag oder in Ihrer Buchhandlung!
Tel.: 0 99 41/90 50 50 · Fax: 0 99 41/90 50 51**